本书由大连市人民政府资助出版

U0270858

磁共振伪影与假象

主　编　沙　琳　赵一平

科学出版社

北　京

内 容 简 介

本书由二十多位磁共振诊断医师共同撰写，分上、下两篇，共7章，图片800余幅。上篇主要介绍磁共成像基本振原理、磁共振伪影与假象形成的原理及表现，下篇按系统介绍磁共振伪影与假象的表现、矫正及验证策略。本书既注重伪影与假象表现的描述，也注重其形成原理的介绍，更提出了验证与矫正的策略，使读者能从原理上了解伪影与假象形成的机制，熟悉这些伪影与假象的表现，并掌握一定的验证与矫正方法，能够做到触类旁通、去伪存真，提高工作的准确率。

本书可供影像科医师、技师、医学工程人员、影像专业的本科生及研究生参考阅读。

图书在版编目 (CIP) 数据

磁共振伪影与假象 / 沙琳，赵一平主编 . —北京：科学出版社，2019.4
ISBN 978-7-03-061018-8

Ⅰ.①磁…　Ⅱ.①沙…②赵…　Ⅲ.①核磁共振成象－研究　Ⅳ.①R445.2

中国版本图书馆 CIP 数据核字（2019）第 068994 号

责任编辑：于　哲 / 责任校对：郑金红
责任印制：徐晓晨 / 封面设计：龙　岩

科学出版社出版
北京东黄城根北街 16 号
邮政编码：100717
http://www.sciencep.com

北京建宏印刷有限公司　印刷
科学出版社发行　各地新华书店经销

*

2019 年 5 月第　一　版　开本：787×1092　1/16
2021 年 8 月第三次印刷　印张：17 1/2　插页 2
字数：395 000

定价：119.00 元
（如有印装质量问题，我社负责调换）

主编简介

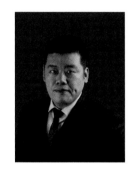

沙 琳 男，医学博士，硕士生导师，大连医科大学附属第二医院放射科副主任，主任医师，从事放射诊断、技术开发与教学工作近20年、致力于神经系统疾病的影像诊断与磁共振新技术开发应用。作为项目负责人，共获得省部级磁共振研究相关课题4项，作为主要完成人参与国家自然科学基金项目3项，2016年获省级科技进步二等奖一项。近5年来发表SCI论文5篇，中文核心期刊论文近20篇。现任中国医学装备协会磁共振应用专业委员会委员，《磁共振成像杂志》审稿专家，首届中国研究型医院学会感染与炎症放射学专业委员会青年委员，辽宁省细胞生物学学会神经肿瘤分会理事。

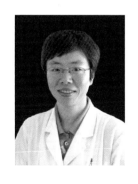

赵一平 女，医学博士，大连医科大学附属第二医院主任医师，硕士生导师，主要从事神经与骨肌系统疾病的放射诊断。中国性病艾滋病防治协会关怀与治疗工作委员会感染影像学分会委员，近年来参与3项省级与国家自然科学基金面上项目，曾获省级奖项3项。近5年作为第一作者，发表5篇CSCD论文及1篇SCI论文。

编著者名单

主　　编　沙　琳　赵一平

副主编　罗佳文　孙　闯　贺光军

编　　者　（以姓氏笔画为序）

王　倩　硕士　主治医师　大连市第五人民医院

王戎娜　硕士　副主任医师　大连医科大学附属第二医院

曲晓峰　博士　主任医师　大连医科大学附属第二医院

朱逸峰　硕士　医师　大连医科大学附属第二医院

刘亚洁　硕士　副主任技师　大连医科大学附属第二医院

孙　闯　博士　主治医师　大连医科大学附属第二医院

孙连鑫　硕士　医师　大连医科大学附属第二医院

孙海艳　硕士　主治医师　大连医科大学附属第二医院

牟　彬　硕士　医师　大连医科大学附属第二医院

杨　超　博士　副主任医师　大连医科大学附属第二医院

李　响　博士　副主任医师　大连医科大学附属第二医院

李雨师　硕士　医师　大连医科大学附属第二医院

李雪莹　硕士　主治医师　大连医科大学附属第二医院

沙　琳　博士　主任医师　大连医科大学附属第二医院

张喜友　硕士　副主任技师　大连医科大学附属第二医院

陈宏海　硕士　主管技师　大连医科大学附属第二医院

罗佳文　博士　主治医师　大连医科大学附属第二医院

周坤鹏　硕士　医师　大连医科大学附属第二医院

赵一平　博士　主任医师　大连医科大学附属第二医院

侯美丹　硕士　主治医师　大连医科大学附属第二医院

贺光军　《磁共振成像》杂志社

段亚阳　硕士　医师　大连医科大学附属第二医院

高晓宁　硕士　医师　大连医科大学附属第二医院

曹　倩　硕士　主治医师　大连医科大学附属第二医院

董　洋　硕士　副主任医师　大连医科大学附属第二医院

熊婧彤　硕士　医师　大连医科大学附属第二医院

翟方兵　硕士　副主任技师　大连医科大学附属第二医院

序

磁共振成像（MRI）技术目前临床上应用越来越广泛，已经成为临床疾病诊疗中不可或缺的重要检查手段。MRI的问题之一就是容易产生多种多样的伪影与假象，很多放射科医生和临床医生对于磁共振成像的伪影缺乏认知，从而可能导致漏诊或误诊，制约MRI的应用。究其原因，主要有以下几个方面：①MRI成像原理包括伪影产生的原理较为复杂，使相对熟悉以X线为成像基础的放射科医生和临床医生对此感到难以理解；②MRI作为一种成像方法，不同的厂家研发的序列名称区别很大，并且逐年更新；③MRI新序列的研发以理工科专家为基础，与我国医学生的基础教育相差甚远。

因此，放射科医生和临床医生急需一本关于MRI伪影认知与临床病例相结合的著作，使医生们不仅能够了解简单的磁共振成像原理、常见伪影与疾病的鉴别，而且能够有的放矢地应用MRI于临床，同时也可以促进MRI技术百尺竿头、更进一步！

以大连医科大学附属第二医院沙琳博士为首的相关专家团队，对MRI伪影与假象做了深入细致的研究，基于研究结果及临床实践，撰写此专著，详细描述了各类MRI伪影与假象产生的原理、特点及其对策。此书的主要特点是将磁共振伪影与假象总结得恰到好处，针对性很强，深入浅出的讲解使读者更易掌握，并且与临床应用紧密结合在一起。

我对此书的出版表示祝贺，并且愿意将此专著推荐给广大放射科医生和临床医生。希望对大家的工作有所裨益！

首都医科大学附属北京友谊医院

主任医师　教授

杨正汉

前　言

与其他影像检查方法相比，磁共振成像（MRI）的一个重要特点就是伪影与假象众多，这与磁共振成像原理、检查序列及成像参数、影响图像质量因素众多相关，同时也与组织或病变的结构及组成成分有密切关系，上述成像的任何环节均可造成伪影与假象。除此之外，某些正常解剖结构可以表现为类似病变的影像，某些疾病的特殊表现亦难以作出鉴别诊断。所以，磁共振检查技师与诊断医生都应熟悉磁共振的伪影与假象，争取做到"去伪存真"。对于磁共振检查技师而言，检查过程中应及时发现伪影与假象并作出正确的验证与矫正；对于诊断医生而言，作出正确诊断的一个重要前提就是排除这些伪影与假象的干扰。

笔者在实际工作中发现，有很多年轻影像工作者对于伪影与假象的认识不足，常造成错误诊断。因此，笔者团队将工作中发现的一些磁共振伪影与假象进行总结，并对部分提出了验证与矫正策略方法。毋庸置疑，本书所列举的绝非所有伪影与假象，此次编著未涵盖心脏、乳腺等部分内容，对涵盖部分的内容也绝非全面；再者磁共振检查序列层出不穷，新序列的应用即有可能出现新的伪影，更为主要的原因是笔者对磁共振的深入理解能力亦有限，编著此书的主要目的是希望磁共振工作者能够认识到熟悉磁共振伪影与假象的重要性，并对常见的伪影与假象有所了解，有助于处理工作中遇到的此类问题，而更多此方面的内容尚须与大家共同探讨、学习并交流。在此真心恳请各位专家、同道多提宝贵意见。

本书由大连市人民政府资助出版，在此表示感谢！

大连医科大学附属第二医院

主任医师　教授

沙　琳

2019年3月

目 录

上篇 基 础 篇

下篇　临　床　篇

上　篇

基　础　篇

第一章

磁共振成像基本原理

第一节　物　质　基　础

宇宙是由物质组成的，任何物质的终极结构组成都是电子、质子和中子。构成物质的基本微粒有分子、原子和离子。对物质的研究要从其最基本的结构开始。

一、认识原子核

（一）原子的结构

原子由原子核和其周围轨道中的电子构成。其中原子核又由质子和中子构成，质子带正电荷，中子不带电，所以原子核显示正电荷。核外电子显示负电荷，电子与质子电量相等，电性相反，因此尽管原子里含有带电微粒，但原子不显电性。需要注意的是，原子核中一定有质子但不一定有中子，如 ^1H。

（二）原子核的磁性

不是所有的原子核都有磁性的。原子核内质子和中子的数目决定了该原子核是否为磁性原子核，如果两者质量数相等，则在质量平衡的条件下做任何空间方向上的快速均匀分布，总的角动量为零，不能产生磁性，称之为非磁性原子核。当然，也有许多原子核内质子数和中子数是不成对的，质子自旋运动产生的角动量将不能保持零状态，就会产生磁性，称之为磁性原子核，如 ^1H，^{14}N，^{31}P 等。

（三）自旋和核磁

构成磁性原子核的质子带有正电荷，始终在做圆周运动，称之为自旋（图1-1）。根据法拉第电磁感应定律，将产生一定的微小磁场。这种由带有正电荷的磁性原子核自旋产生的磁场称为核磁。以前也把磁共振成像（magnetic resonance imaging，MRI）称为核磁共振（nuclear magnetic resonance，NMR）。

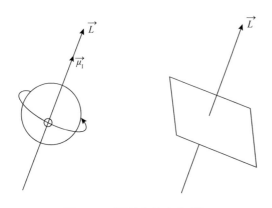

图1-1　原子核自旋产生磁矩

二、人体内的元素

（一）人体内原子的含量

构成人体组织的化学成分非常复杂，主要包括蛋白质、脂肪、糖类、水，以及钾、钠、钙、磷、铁、铜、硒等元素的化合物。人体内含量最多的分子是水，约占人体重量的65%，人体内各个脏器及皮下均有大量的脂肪成分。人体内还有大量的有机大分子，如蛋白质、酶、磷脂等，这些物质中都含有大量的氢原子，因此，氢原子是人体内含量最多的原子。

（二）选择氢核用于常规磁共振的理由

1.氢原子核在人体内的摩尔浓度最高。

2.氢原子核的磁化率最高，可以产生较强的磁共振信号。

3.氢原子在人体内分布最广泛。

（三）对人体的研究可以利用 ^1H 磁共振成像进行探索

在自然条件下，人体内的氢原子尽管有磁性，但都是随机任意存在、杂乱无章的，各个方向的角动量将相互抵消为零而不显示磁性。当把人体置于强大的人工磁场内，人体内的氢原子核将会被磁化，呈现有规律的排列。一种是与主磁场方向平行且方向相同，另一种是与主磁场方向平行但方向相反。因为处于平行同向的质子略多于处于平行反向的质子，所以人体组织内就产生一个与主磁场方向一致的宏观纵向磁化矢量。磁共振成像就是利用这个能产生纵向磁化矢量的氢核进行人体成像的。

第二节　磁共振现象

一、静磁场的概念

静磁场又称为恒磁场、主磁场，即磁场强度和方向保持不变，一般用 B_0 表示。通常以符号加0下标的形式表示和静磁场有关的参数。

（一）磁体设计分类

1.永磁型磁体　该型磁体由自然界中铁磁性物质组成，磁场持续存在，不能关闭。

目前，永磁型的磁体场强一般在0.5T以下。

2.常导型磁体　是根据线圈内的环形电流产生磁场的原理设计的，产生的磁场可以开启和关闭。目前，该型磁体基本被永磁型和超导型磁体所取代。

3.超导型磁体　应用超导材料制成的导线在绝对零度条件下，导线的电阻趋于零，可以承载巨大电流，依据电磁理论，可以产生一个强大的磁场，磁场可以开启和关闭。水平磁场，易产生高磁场，亦可以根据研究对象设计相应的磁场强度。超导型磁体是用于人体研究的磁共振设备的主流。1.5T和3.0T占市场份额主导。

（二）磁场强单位

常用单位有两个：高斯和特斯拉。

1.高斯（Gauss，G）　距离5A电流通过的直导线1cm处检测到的磁场强度定义为1G。地球南北极处的地磁强度约为0.7G。

2.特斯拉（Tesla，T）　目前是磁场强度的法定单位。

两个单位的换算关系是：1T = 10 000G。

（三）静磁场坐标系

以临床最常用的水平磁场超导型磁体为例，介绍磁共振系统的坐标系，便于解释说明。主磁场方向定义为Z轴，X轴及Y轴与Z轴垂直，X轴在人体左右方向上，Y轴在人体前后方向上。

（四）静磁场的作用

质子将沿着静磁场（B_0）的方向排列，产生净磁化矢量。

质子在自旋的同时，以B_0的磁力线为轴进行进动或称旋进。没有B_0时，质子绕自身的轴旋转，产生一个自身的小磁场。当我们把自旋质子放入B_0内时，质子开始不仅绕自身的轴进行自旋，同时也绕B_0的轴进行旋转，这样的运动称为进动（图1-2）。

（五）拉莫尔方程（Larmor方程）

进动是氢质子自旋产生的小磁场与静磁场相互作用的结果。其进动频率与静磁场的关系可用拉莫尔方程数学表达。计算公式：

$$\omega = \gamma \times B_0$$

式中：ω为Larmor频率；γ为磁旋比，是一个常数，氢质子的旋磁比为42.5MHz/T；B_0为静磁场场强，单位为T。

从式中可看出进动频率与主磁场场强成正

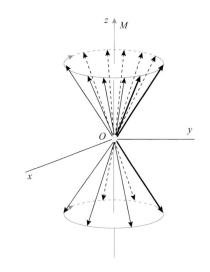

图1-2　进入静磁场后氢质子的变化——平行磁场方向分布（顺着磁场方向的氢质子分布较多，逆着磁场方向的氢质子分布较少）

比。如果B_0的强度为1.5T，氢质子的进动频率约为64MHz，在3.0T磁场下，氢质子的进动频率约为128MHz。

二、射频脉冲

射频脉冲是一种使用短时的交变电磁波（通常用B_1表示），在电磁波谱中处于无线电波的频率范围。在磁共振成像中，以一定的频率通以交变电流后，在螺线管内可以得到不断变化方向的电流，按照右手法则，在螺线管内部就可以得到以相同频率不断变化方向的磁场B_1，以时间为横坐标，就得到电磁波形。通常以符号加1下标的形式表示和射频相关的参数。射频脉冲的能量较低，因此不会发生电离辐射。

（一）射频脉冲的作用

1.静磁场中氢质子的纵向磁化矢量与静磁场的方向平行，依法拉第电磁感应定律，不能切割磁力线产生电流，因而不能获取信号。如果在垂直于纵向磁化矢量（M_z）的方向发射一个射频脉冲，并且射频脉冲的进动频率与氢质子的进动频率相同，则会导致氢质子绕Z轴的快速进动，逐步地螺旋向下翻转到XY平面，这种运动称为章动。

2.形成横向磁化矢量。处于静磁场（B_0）中的自旋质子所建立的M_z在受到90°射频脉冲作用后，翻转到XY平面，每个质子仍以一定频率绕B_0轴进动，并且所有质子的磁化矢量指向同一方向。因此，在XY平面内质子同步运动，使每个质子的磁化矢量叠加而在宏观上形成了一个新的磁化矢量，即横向磁化矢量（M_{xy}）。

（二）旋转坐标系

为了研究的方便，提出旋转坐标系概念。基于磁体系统的X轴上，随B_1以氢质子的进动频率进行圆周运动，简化了原本很复杂的M_{xy}运动形式：由Z轴向Y轴发生偏转。偏转的角度与射频作用的时间及射频的强度有关。计算公式：

$$\theta = B_1 T$$

式中：θ为翻转角度，B_1为射频场的场强，T为射频的作用时间。通过控制射频脉冲的强度和作用时间，确定M_z的翻转角度。

综上所述，当人体置于一个强大的静磁场中，体内的氢质子将会在平行于B_0方向上排列，且质子绕B_0轴进行进动产生M_z。此时，向人体发射一个与氢质子的进动频率相等的射频脉冲，微观上，人体内的氢质子吸收能量发生跃迁；宏观上，M_z被翻转到XY平面，形成M_{xy}。这就是磁共振现象。如果在XY平面内设置一个线圈，进动的M_{xy}将在线圈内产生电流，接收电流即磁共振信号。

第三节　磁共振信号

磁共振信号的采集是一个复杂的过程，首先了解一下弛豫的概念。

弛豫（relaxation）是指自旋质子的能级由激发态恢复到其稳定态的过程。弛豫过程包含同步发生但彼此独立的两个过程：纵向弛豫（longitudinal relaxation），即纵向磁化矢量（M_z）逐步恢复到最大值的过程；横向弛豫（transverse relaxation），即横向磁化矢量（M_{xy}）逐步减小直至消失的过程。

一、纵向弛豫

1.纵向弛豫机制　在纵向弛豫过程中，吸收了射频脉冲能量跃迁到高能级的自旋质子要把能量释放到周围的晶格（晶格是指原子之间相互配对形成的晶体框架）中，以回到它们的稳定状态。因此，纵向弛豫也称为自旋-晶格弛豫（spin-lattice relaxation）。人们用 T_1 弛豫来表示纵向弛豫。

2.纵向弛豫时间　T_1 弛豫过程中 M_z 是时间的函数，其数学表达：
$$M_z(t) = M_0(1 - e^{-t/T_1})$$

式中：M_z 为 t 时刻的纵向磁化矢量值，M_0 为平衡态时的净磁化矢量值，t 为弛豫时间，T_1 为纵向弛豫时间常数。在 MR 成像中 T_1 并不代表纵向弛豫的全过程。纵向弛豫 M_z 恢复至平衡态的 63% 时所经历的时间称之为 T_1（图1-3）。

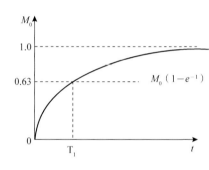

图1-3　纵向弛豫时间

人体内不同组织的 T_1 值是不同的，这是形成图像上组织间对比度的基础。静磁场（B_0）的强度不同，同一组织的 T_1 值也是不同的。B_0 场强越大，组织的 T_1 值越大。

二、横向弛豫

1.横向弛豫机制　横向弛豫过程没有能量交换，而是质子进动频率的差异导致质子间运动的不同步所致。其弛豫过程大概受两方面的影响：①静磁场的不均匀性的影响。一部分质子以拉莫尔频率进动，一部分质子以稍快于拉莫尔频率进动，一部分以稍慢于拉莫尔频率进动。经过一段时间以后，三种质子在 XY 平面内的运动将处于不同相位，M_{xy} 变小，直至进动方向完全相反，M_{xy} 为零。②自旋质子间的相互作用。相邻质子自旋时彼此产生的小磁场叠加到主磁场上会影响其进动频率，造成进动频率的差异，导致在 XY 平面内进动的净磁化矢量为零。因此横向弛豫也称为自旋-自旋弛豫（spin-spin relaxation）。人们用 T_2 弛豫表示横向弛豫。

2.横向弛豫时间　T_2 弛豫过程符合公式：
$$M_{xy} = M_0 e^{-t/T_2}$$

式中：M_{xy} 为 t 时刻的横向磁化矢量值，M_0 为平衡态的磁化矢量值，t 为弛豫时间，T_2 为弛豫时间常数。人们定义 90° 射频脉冲关闭后，在 XY 平面内建立的 M_{xy} 衰减至最大值的 37% 时所经历的时间称之为 T_2 值。同样地，人体不同组织的 T_2 值不同，而且同一组织的 T_2 值比 T_1 值小，在相同场强下，T_2 的衰减速度要比 T_1 的恢复速度快 5～10 倍（图

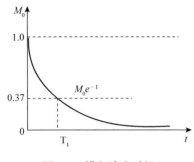

图1-4 横向弛豫时间

1-4）。

有效弛豫时间或T_2^*称为准T_2。前面讨论的组织的T_2是在绝对均匀的静磁场中的弛豫，T_2衰减主要取决于自旋-自旋相互作用。但任何磁体产生的磁场都不可能是绝对均匀的，把不均匀的B_0中的横向弛豫称为T_2^*弛豫。

三、自由感应衰减

自由感应衰减（free induction delay，FID）信号，使用一个90°射频脉冲来激发自旋质子，使纵向磁化矢量（M_z）翻转到XY平面，关闭后，自旋质子在XY平面内进动，并且处于相同的相位，横向磁化矢量（M_{xy}）开始随时间衰减，其变化过程会引起接收线圈内产生电流，即磁共振信号。我们把呈指数衰减的震荡信号称为自由感应衰减信号，信号的强度与组织的T_1，T_2及组织的质子密度有关（图1-5）。

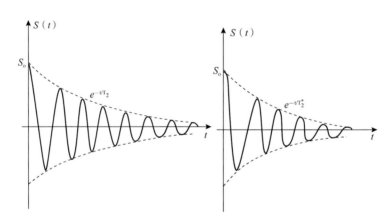

图1-5 自由感应衰减

四、加权图像

以上介绍的几种弛豫一般是同时发生的。如果不加选择地混杂在一起，就无法分辨组织信号的强弱反映的是组织的哪一个特性，因此，我们通过成像脉冲序列的选择和成像参数的调整，使MR图像主要反映组织某方面的特性，而尽量抑制组织的其他特性对图像的影响，这就是加权成像。T_1加权成像（T_1WI）是指图像中组织信号强度的高低主要反映人体组织的纵向弛豫差别，T_2加权成像（T_2WI）是指图像中组织信号强度的高低主要反映人体组织的横向弛豫差别；而质子密度加权成像主要反映人体内不同组织之间的质子含量差别。

第四节　磁共振图像的空间定位

一、梯度磁场

人体内的自旋氢质子具有相同的进动频率，当以相同的进动频率的射频脉冲进行激发时，其体内所有的氢质子都将发生共振，产生磁共振信号，但却不能区分是来自于层面或容积内的各个不同位置上的磁共振信号。为了获取磁共振信号的空间位置信息，引入了梯度磁场的概念。梯度磁场是一个随位置、以线性方式变化的磁场，与静磁场叠加后，可以暂时造成磁场的不均匀，使沿梯度方向的自旋质子具有不同的磁场强度，产生不同的共振频率，从而获得关于位置的信息。因此，对成像区域进行氢质子进动频率的选择性激发，可达到空间定位的目的。

梯度磁场由置于磁体内的额外线圈所产生，称之为梯度线圈，位于磁体内的梯度线圈一般成对出现，每对线圈内的电流大小相等，但极性相反。

为获得各个方向的空间位置信息，需要在 X, Y, Z 方向上分别施加一个梯度，根据它们的功能称之为层面选择梯度、频率编码梯度和相位编码梯度。习惯上我们取层面选择方向为 Z，频率编码方向为 X，相位编码方向为 Y。对于不同的成像平面，X, Y, Z 的取向是不同的。这三个梯度场从原理上来说是相同的，只是方向不同而已。下面我们来具体说明是如何实现空间定位的。

二、层面选择

对于二维磁共振图像，首先要进行层面及其层厚的选择。

（一）层面位置选择

假设我们要进行横断面的层面选择（slice selection），需要在 Z 轴方向上施加一个梯度场。假设梯度场强从头到脚逐渐增大，则 Z 轴方向上形成一个从头到脚的梯度变化的磁场，如果向受检体发射一个特定频率的射频脉冲，沿 Z 轴方向上与射频脉冲具有相同频率的自旋质子被激发，将会接收到来自于人体内、与 Z 轴方向垂直的相应位置层面的信号，而与射频脉冲的进动频率不同的氢质子将不会发生共振，不会产生磁共振信号。在实际成像中，通过改变射频脉冲的中心频率就可以激发不同的层面，获取层面内的磁共振（MR）信号。

（二）层面厚度选择

为了获得一定厚度的层面，需要射频脉冲具有一定的频率范围，这个频率范围称之为带宽（band width）。通过对 Z 轴梯度场、射频脉冲频率和带宽的调整，其层厚和层面将发生如下变化：

（1）梯度场不变，射频脉冲的带宽增加，则层厚增宽，反之则层厚减小。

（2）梯度场不变，射频脉冲的频率增加，则层面的位置向梯度场高的一侧移动，否则，向梯度场低的一侧移动。

（3）梯度场强增加，射频脉冲的带宽不变，则层厚变薄，否则，层厚变厚。

通过层面和层厚的选择，我们就完成了横断层面的信号采集。需要说明的是，磁共振成像还可以利用前后方向的梯度场进行标准冠状面成像，利用左右方向的梯度场进行标准矢状面成像，实际上利用 X、Y、Z 三组梯度场的有机组合进行层面和层厚选择，磁共振成像可以在任意断面上进行成像。

三、空间编码

经过层面的选择，我们采集的 MR 信号包含的是整个层面影像，还不能确定层面内的每个像素的空间位置，还需要对信号进行空间编码。层面内的空间编码包括频率编码和相位编码。

（一）频率编码

简单地说，频率编码的目的就是为了区分信号来自于扫描矩阵中的哪一列。具体地说，就是在磁共振采集的时刻，沿 X 轴施加一个频率编码梯度，使层面内的氢质子具有不同的进动频率，这样采集的 MR 信号中就包含有不同频率的空间信息，经傅里叶转换后不同频率的信号就被区分出来，这种类型的编码方式称为频率编码，因为频率编码梯度也用于读取信号，也叫作读出梯度。频率编码梯度使沿 X 轴的空间位置信号具有频率特征而被编码，最终产生和空间位置相关的不同频率的信号。

（二）相位编码

当我们用梯度场造成氢质子进动频率的改变来实现层面选择（即层的选择）和通过频率编码确定信号来自于扫描矩阵中的哪一列（即列的选择）时，如果再能实现行的选择就可以确定信号来自于哪一个体素，进而实现信号的空间定位。行的选择通过相位编码来实现。

和频率编码梯度场一样，相位编码也使用梯度场，它施加在层面激发之后，频率编码读出信号之前。当施加一相位编码梯度场后，由于进动频率的不同，一段时间后，不同位置上的氢质子的相位会出现一定差异。此时关闭相位编码梯度场，各个位置上的磁场强度差别消失，氢质子的进动频率也恢复一致，而之前的相位差别被保留下来。此时，采集到的 MR 信号就带有不同的相位信息。同样地，通过傅里叶变换可区分出不同相位的信息，至此，完成 MR 信号的空间定位。

需要指出的是，由于傅里叶变换本身的特性，它区分不同频率 MR 信号的能力很强，但区分 MR 信号相位差别的能力较差，只能区分相位相差 180° 的 MR 信号，所以 MR 信号的相位编码需要进行重复多次进行，如一个 256×256 的扫描矩阵，就需要进行 256 次激发和相位编码，也就是需要相位编码梯度场制造出 256 个 180° 的相位差别才能完成相位编码。这是磁共振成像需要较长时间的原因。每次使用的相位编码梯度的大小和时间都有一定的改变，而频率编码梯度恒定不变，并且可以一次完成所有列的频率编码。需要注意的是，相位编码和频率编码的方向是可以变换的，一般取图像矩阵中数值小的方向作为相位编码方向。

第五节　磁共振图像的重建

磁共振现象是原子核的核物理特征，是磁共振成像的基本条件。那是不是发现了磁共振现象后就实现了磁共振成像呢？答案是否定的。磁共振成像需要在磁共振现象的基础上，实现设备的横向磁矩的测量，空间位置的编码等，是计算机科学高度发展的结果。将采集的复合信号转换成图像信号的过程即计算机重建。在磁共振成像里运用比较多的数学变换就是傅里叶变换。

一、傅里叶变换

傅里叶变换（Fourier transformation，FT）是用于计算含有各个频率的复合信号的一种数学算法。其功能是将信号从空间阈值转换为频率阈值。MR信号是由大量的不同频率的信号叠加在一起的复合信号，傅里叶变换可以区分复合信号中不同的频率成分及一个信号的频率成分和相位成分，提取具有相位、频率特征的MR信号的强度，以不同的灰度值表现出来形成MR图像。

二、K空间

K空间是一个数学概念，也称为傅里叶空间、傅里叶频率空间。它是以空间频率为单位的空间坐标所对应的频率空间。对K空间的数据进行傅里叶转换，就能对原始数据中的空间定位编码信息进行解码，分解出不同频率、相位和幅度的MR信号，不同的频率和相位代表不同的空间位置，而幅度则代表MR信号强度，把不同频率、相位及信号强度的MR数字信息分配到相应的像素中，就得到了MR图像数据，即重建出MR图像了。

空间频率是指空间一定方向上的单位距离内波动的周期数。如果空间频率仅位于一个平面内，则K空间为一个二维空间，用K_x、K_y代表两个相互垂直方向的空间频率。如果空间频率位于三轴方向，则K空间为一个三维空间，用K_x、K_y和K_z代表三个相互垂直方向的空间频率。

对于二维空间来说，从K_x方向看，即在每一条相位编码线的频率编码方向上，其数据是由从回波信号的采样得到的。所有的回波信号随时间顺序呈现以下变化规律：波形的幅度从零逐渐增高直到波峰处，而后又从波峰处逐渐降低到零，如果把MR信号从波峰劈开，基本是镜像对称的，这是傅里叶变换的对称性质决定的。当然，对于二维空间来说，K_x、K_y方向都具有镜像对称的特点。

K空间的点对图像质量的影响是由它在K空间的位置决定的。也就是说，K空间每一点的信号对图像质量的贡献是不一样的，K空间中心部的信号具有较低的空间频率，主要决定图像的对比度；K空间边缘部分的信号具有较高的空间频率，主要决定图像的分辨力。

需要指出的是，K空间的数据阵列与图像的像素阵列不是一一对应的。K空间阵列中每一个点上的信息均含有全层的MR信息，而图像阵列中的每个点（即像素）仅包含层面内单个体素的信息。

三、K轨迹

MR信号在K空间的投影曲线称为K轨迹，又称傅里叶线。K空间中各点的数据是沿着一定的轨迹顺序填充的，这种按某种顺序填充数据的方式称为K空间的轨迹。

K空间的填充轨迹代表了成像中MR信号的采集过程。目前常规MRI序列中，K空间最常采用的填充方式为循序对称填充，即从K空间相位编码方向的一侧开始，逐渐向K空间中心填充，然后再从K空间中心向相位编码方向的另一侧填充。另一种K空间的填充方式为中央优先采集填充，即扫描一开始先编码和采集填充$K_y = 0$附近的一部分相位编码线，决定图像的对比，然后再采集决定图像解剖细节的K空间周边的相位编码线。这种填充方式在透视实时触发技术进行的三维动态增强扫描和对比增强磁共振血管成像中应用较多，发挥较大优势。此外，还有采用其他填充轨迹的K空间，如用于平面回波成像（EPI）序列的迂回轨迹、用于螺旋成像的螺旋状轨迹及用于螺旋桨或刀锋成像技术的放射状填充轨迹等。其中，近几年应用较多的螺旋桨（刀锋）技术由于K空间采用了放射状的填充轨迹，K空间中心区域有了很多的信息重复，因此可以大大减少运动伪影。

四、磁共振图像的对比

生物体不同组织之间信号强度的差异形成了组织的图像对比。

图像对比的主要参数

不同组织、器官的含水比例是不同的，这标志着人体不同组织、器官含氢质子的数目不同。质子密度（proton density，PD）代表单位体积组织所含氢质子的数量。由于MR信号的强度与质子密度大小有关，所有不同组织、器官的MR信号强度有差异。人体不同组织的T_1、T_2值也是不同的，因此可以通过T_1、T_2值来建立人体组织的分布图像，形成磁共振图像对比。

磁共振成像中产生组织间对比差异的主要参数有：

（1）纵向弛豫时间的固有差异，即组织间T_1值的固有差异（表1-1）。

（2）横向弛豫时间的固有差异，即组织间T_2值的固有差异。

（3）组织间氢质子密度的固有差异。

因此，磁共振图像主要有T_1图像、T_2图像和质子密度图像。

（1）在MR的T_1加权图像上，组织的T_1值越短，信号强度越高。

（2）在MR的T_2加权图像上，组织的T_2值越长，信号强度越高。

（3）在MR的质子密度加权图像上，质子密度越高，信号强度越高。

骨皮质和空腔（含气腔）的质子密度很低，在几乎所有成像序列中均无信号，呈黑色。

表1-1　常见组织在不同磁场强度下的T_1弛豫时间

组织或器官（体液）	1.0T场强的T_1值（ms）	1.5T场强的T_1值（ms）
脂肪	220	250
肝	420	490
肾	587	650
脾	680	778
肌肉	730	863
脑白质	680	783
脑灰质	809	917
脑脊液	2500	3000

（刘亚洁　贺光军　张喜友）

第二章

磁共振成像常用脉冲序列及临床应用

所有MR信号的获取都要通过一定的脉冲序列。我们把MRI过程中射频脉冲、梯度场和信号采集时刻等相关各参数的设置及其在时序上的排列称为MRI的脉冲序列（pulse sequence），它决定着图像信号的加权、图像质量及对病变显示的敏感程度。

一般的脉冲序列通常由射频脉冲、层面选择梯度场、相位编码梯度场、频率编码梯度场（也称读出梯度场）和MR信号五部分构成。

为了获得不同信号对比的加权图像，临床上使用的脉冲序列种类较多，分类方法也有多种。根据基本原理的不同，可将常用的脉冲序列分为以下两类：

（1）自旋回波类脉冲序列：包括常规自旋回波脉冲序列、快速自旋回波序列、反转恢复序列等。

（2）梯度回波类脉冲序列：如常规梯度回波序列、扰相梯度回波序列、稳态自由进动成像序列、快速自旋梯度回波序列、平面回波成像序列等。

其中仅有三种类型的脉冲序列是最基本的：自旋回波（spin echo，SE）、反转恢复（inversion recovery，IR）和梯度回波（gradient echo，GRE），其他类型的脉冲序列实际上是这三种基本类型的变异型。

第一节　自旋回波类脉冲序列

一、常规自旋回波脉冲序列

（一）基本结构及原理

自旋回波（SE）序列是MRI的经典序列，采用90°和180°的组合脉冲形式对人体组织进行激发。它由一个90°射频脉冲后紧随一个180°重聚相位脉冲组成，90°脉冲产生一个最大的横向磁化矢量，然后利用180°重聚相位脉冲产生一个自旋回波。从90°射频脉冲到接受回波信号的时间称回波时间，即TE；两个90°射频脉冲之间的时间间隔称重复时间，即TR。

序列参数TR控制着纵向磁化恢复的程度，因而决定着图像的T_1加权程度（T_1对比）。当选用短 TR 时，能突出组织之间的 T_1 对比。

TE 控制着横向磁化衰减的程度，因而决定着图像的 T_2 加权程度（T_2 对比）。当选用长 TE 时，能突出组织间的 T_2 对比。

序列中 90°脉冲使质子受到激励而发生磁共振现象，纵向磁化被翻转到横向平面（XY 平面），质子进动处于同相位（in phase），产生横向磁化；当停止发射后，随着质子发生弛豫并失去相位一致性（out of phase），横向磁化很快消失，纵向磁化开始恢复，此过程产生的信号为自由感应衰减信号（FID），不能被立即接收到；继而，序列在 1/2 TE 处施加一次 180°重聚相位脉冲，使失去相位的质子在 TE 处相位重聚，重新形成横向磁化，并遵循法拉第电磁感应定理，在接收线圈内感应出一个电流（MR 信号）并被读出。

在 SE 脉冲序列中，如在 90°射频脉冲后仅使用一次 180°重聚相位脉冲，则仅取得一次回波（单回波），常用于获取 T_1WI；如在 90°射频脉冲后使用两次 180°重聚相位脉冲，则能取得双回波，其中使用长 TR、短 TE 取得第一次回波产生 PDWI，使用长 TR、长 TE 取得的第二次回波用于产生 T_2WI。

（二）优缺点

该序列的主要优点是图像信噪比高，图像组织对比好，对磁场的不均匀敏感性低，磁化率伪影轻微，用途广，可获得对病变显示敏感的真正 T_2WI。主要缺点是扫描时间相对较长，进行体部检查时容易产生伪影，难以进行动态扫描。

（三）临床应用

该序列目前多用于获取 T_1WI，是颅脑、颈部、骨关节、软组织、脊柱脊髓等部位的常规 T_1WI 序列之一。对于体部，已逐渐被梯度回波序列取代。

二、快速自旋回波序列及其衍生序列

（一）快速自旋回波序列

1. 基本结构及原理　自旋回波序列在一次 90°射频脉冲激发后利用一个 180°重聚焦脉冲采集一个自旋回波信号，一幅 256×256 的图像至少需要 90°射频脉冲激发 256 次。如果在一次 90°脉冲后施加多次 180°重聚相位脉冲，取得多次回波并进行多次相位编码，使扫描时间大为缩短，这种技术称为弛豫增强快速采集（rapid acquisition with relaxation enhancement，RARE），临床上称为快速自旋回波［GE 公司（fast spin echo，FSE）；西门子或飞利浦公司（turbo spin echo，TSE）］。

在一个 TR 期间内，由多次 180°重聚相位脉冲获取的回波组成回波链（echo train），180°脉冲的次数称为回波链长度（echo train length，ETL）。在 FSE 序列中，两个相邻 90°脉冲中点的时间间隔被称为 TR，回波链中相邻的两个回波中点的时间间隔被称为回波间隙（echo spacing，ES），90°脉冲中点到填充 K 空间的那个回波中点的时间间隔称为有效回波时间（effective TE）。

FSE序列产生的一系列回波，因其TE各不相同，因此信号成分也不相同。实际上选择的TE是有效TE，系统将根据所选的有效TE调整每次180°重聚相位脉冲后的相位编码梯度的斜率，使有效TE附近取得的回波最强，对图像信号加权起主要作用，而其他TE取得的回波对图像信号的加权不产生明显干扰。如果选择的ETL值过大，仍可能影响图像信号加权，而且随着ETL值的增大，在每一TR期间内能完成的扫描层数将减少。

2.特点与优缺点　FSE图像与常规SE图像非常接近，只是在FSE的T_2WI上脂肪仍显示为高信号，必要时可用脂肪抑制技术进行抑制。此外，FSE序列通常不能与呼吸补偿联用，在胸腹检查时图像中伪影增加。

FSE序列的主要优点是扫描时间比常规SE序列显著缩短，在其他参数不变的前提下，ETL越长，采集时间越短，因而便于使用大矩阵、增加NEX；FSE序列也是利用180°聚焦脉冲产生回波，180°脉冲可以剔除静磁场固有的不均匀，因而对磁场不均匀性敏感，不易产生磁化率伪影。此外，该序列使T_2信号权重增加，更利于显示病变。

FSE序列的主要缺点：①流动和运动伪影增加；②在T_2WI上脂肪信号高而难与水相鉴别；③由于回波链中每个回波的幅度不同，在傅里叶变换时将发生相位错误，导致图像模糊，ETL越长，图像越模糊；④对出血不敏感；由于180°脉冲能量很大，传递到人体组织的能量将在短时间内快速积聚，特殊吸收率（SAR）将明显升高，可引起体温升高等不良反应。

3.临床应用　FSE序列可以选用更长的TE获取重T_2WI，可用于MR胰胆管造影、诊断血管瘤和囊肿等（图2-1）。

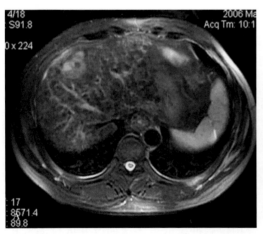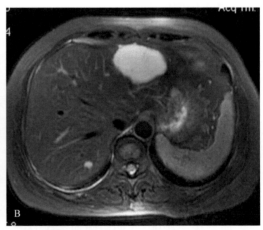

图2-1　FSE T_2WI脂肪抑制序列

图A为肝硬化、原发肝癌；图B为肝脏多发囊肿

（二）快速自旋回波衍生序列

1.快速恢复快速自旋回波序列（fast recovery FSE，FRFSE）　在回波链的最后一个回波采集后，再施加一个180°重聚焦脉冲，将使横向磁化矢量重聚，再施加一个负90°脉冲，把180°脉冲重聚的横向磁化矢量偏转回B_0方向，从而加快了组织的纵向磁化。因此与FSE相比，FRFSE增加了长T_2组织的信号，增加了SNR和T_2权重，可以采用较

长的ETL（图2-2）。

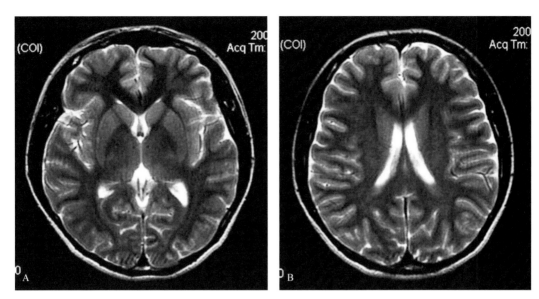

图2-2　应用FRFSE序列获取的颅脑T₂WI横断面图像（图A、B）

2.半傅里叶采集单次激发快速自旋回波序列（half-Fourier acquired single-shot turbo spin echo，HASTE）　HASTE是一个单次激发快速成像序列，并结合半傅里叶采集技术，使一幅256×256矩阵的图像数据在1s内即可采集完毕。

半傅里叶采集方式不是采集所有的相位编码行，而是仅采集正相位编码行、零编码及少数几个负相位编码行的数据，然后利用K空间的数学对称原理对正相位编码数据进行复制，最终由采集数据及复制的数据重建成一幅完整图像。由于仅采集一半多一点的数据，扫描时间降低了近一半。

单次激发序列是指在一次90°激发脉冲后使用一连串的180°复相脉冲，采集一连串的回波信号，快速形成图像。

HASTE序列最突出的优点是因为仅需一次激发便可完成采集，所以可有效地减少生理运动性伪影，特别适合于不合作的患者（危重、婴幼儿）的扫描。由于在HASTE中使用大量180°脉冲，其磁化传递作用和滤过效应明显，使HASTE序列对富含水的病灶如囊肿、血管瘤等会产生信号增强作用。

HASTE序列主要用于生成T₂WI，可用于不能配合患者的神经系统超快速T₂WI、不能均匀呼吸又不能屏气的腹部超快速T₂WI、腹部水成像如MRCP和MRU等（图2-3）。

三、反转恢复脉冲序列

目前无论是反转恢复（IR）还是快速反转恢复（fast inversion recovery，FIR）序列，一般采集的都是自旋回波。

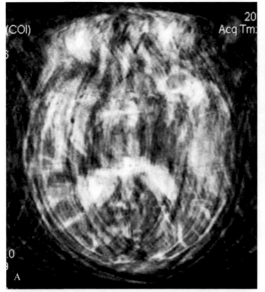
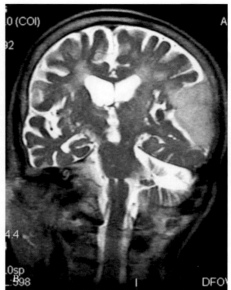
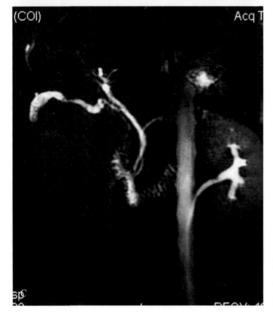

图2-3　躁动患者常规扫描（图A）伪影重，应用HASTE扫描（图B）图像质量改善，并显示出左侧颞顶叶脑实质外占位；（图C）应用HASTE序列获取胰胆管水成像

（一）反转恢复的理论基础

如果用180°射频脉冲对组织进行激发，将使组织的纵向宏观磁化矢量偏转180°，即偏转到与静磁场相反的方向上，因此该脉冲也称为反转脉冲。由于180°后组织纵向弛豫时间延长，组织间的纵向弛豫差别加大，即T_1对比增加。在组织的纵向弛豫过程中，其纵向磁化矢量从反向（与主磁场反向）最大逐渐变小到零，而后从零开始到正向（与主磁场同向）逐渐增大到最大。如果当某组织的纵向磁化矢量到零的时刻给予90°脉冲激发，则该组织没有纵向宏观磁化矢量，也没有横向磁化矢量产生，该组织就不产生信号，利用这一特点可以选择性抑制一定T_1值的组织信号。

（二）反转恢复序列的结构

反转恢复序列是一个 T_1WI 序列，包括一个 180° 反转脉冲、一个 90° 激发脉冲与一个 180° 复相脉冲。

该序列先施加一个 180° 反转预脉冲，在适当时施加一个 90° 脉冲，90° 脉冲后马上施加一个 180° 聚焦脉冲，采集一个自旋回波。实际上 IR 序列就是在 SE 序列前施加一个 180° 反转预脉冲。

在 IR 序列中，把 180° 反转脉冲中点到 90° 脉冲中点的时间间隔称为反转时间（time of inversion，TI），把 90° 脉冲中点到回波中点的时间间隔定义为 TE，把相邻的两个 180° 反转预脉冲中点的时间间隔定义为 TR。TI 是 IR 序列图像对比的主要决定因素，尤其是 T_1 对比的决定因素。

IR 序列的主要优点是 T_1 对比度好，SNR 高。缺点是扫描时间长。

IR 序列可形成重 T_1WI，可在成像过程中完全去除 T_2 的作用，可精细地显示解剖结构，如脑的灰白质，因而在检测灰白质疾病方面有很大优势（图 2-4）。

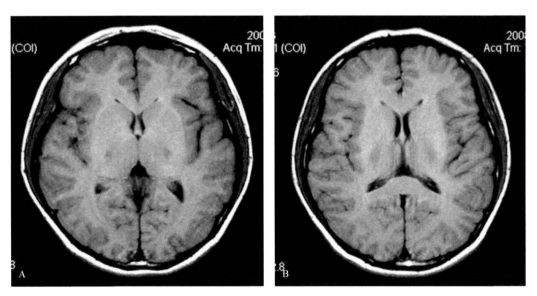

图 2-4 应用 IR 序列获取的颅脑 T_1WI 横断面图像，灰白质有良好的对比（图 A、B）

（三）快速反转恢复序列

快速反转恢复序列也称 TIR（turbo inversion recovery）序列或反转恢复快速自旋回波（IR-FSE 或 IR-TSE）序列。

FIR 序列是一个 180° 反转预脉冲后随一个 FSE 序列构成。由于 FIR 序列中有回波链的存在，成像速度明显加快，在其他成像参数不变的前提下，TA 缩短的倍数等于 ETL。

FIR 序列主要有以下几种方式及应用：

1.STIR FIR 序列 短反转时间反转恢复（short TI inversion recovery，STIR）FIR 序列主要用于 T_2WI 的脂肪抑制，因为脂肪组织的纵向弛豫速度很快，即 T_1 值很短，在 TR

足够长的前提下，180°反转脉冲后，脂肪组织的纵向宏观磁化矢量从反向最大到零所需要的时间为其T_1值的70%，这时如果施加90°脉冲，由于没有宏观纵向磁化矢量，就没有宏观横向磁化矢量的产生，脂肪组织的信号被抑制。

利用STIR技术进行脂肪抑制比较适合于低场强MRI检查。

STIR序列可用于抑制骨髓、眶窝、腹部等部位的脂肪信号，更好地显示被脂肪信号遮蔽的病变，同时可以鉴别脂肪与非脂肪结构。另外，由于脂肪不产生信号，STIR序列也会降低运动伪影（图2-5）。

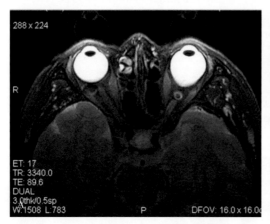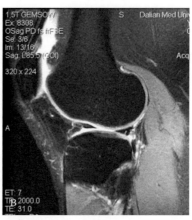

图2-5　STIR序列用于抑制眶窝（图A）、骨髓（图B）的脂肪信号

2. T_2-FLAIR　在进行脑部或脊髓T_2WI时，当病变相对较小且靠近脑脊液时（如大脑皮质病变、脑室旁病变），呈略高或高信号的病灶常被高信号的脑脊液掩盖而不能清楚显示，液体抑制反转恢复（fluid attenuated inversion recovery，FLAIR）即黑水序列可以有效地抑制脑脊液的信号。FLAIR序列采用长TI、长TE，产生液体信号为零的T_2WI，是一种水抑制的成像方法，实际就是长TI的FIR序列。在有些设备上该序列被称为T_2-FLAIR。

FLAIR序列是IR序列与FSE结合的组合序列。在FSE序列前，先给予一个180°脉冲对纵向磁化矢量进行翻转，选择较长的TI时间，使游离水（T_1较长）的纵向磁化矢量处于零水平时启动后续的FSE序列，达到选择性抑制水信号的作用。这时，脑脊液呈低信号，脑脊液信号的降低将突出脑组织中病变组织的高信号，使脑组织中水肿的组织或肿瘤组织仍像T_2加权一样呈高信号。

目前FLAIR序列常用于脑的多发硬化、脑梗死、脑肿瘤等疾病的鉴别诊断，尤其是当这些病变与富含脑脊液的结构相邻时（图2-6）。

3. FIR T_1WI序列　在短ETL的FSE T_1WI序列的每个90°脉冲前施加一个180°反转脉冲，以增强图像的T_1对比，在GE和飞利浦设备上称为T_1 FLAIR。在临床上主要用于脑实质的T_1WI。

4. 单次激发快速反转恢复序列　利用180°反转预脉冲与单次激发FSE相结合可得到反转恢复单次激发FSE序列（IR-SS-FSE）序列，主要用于不能配合检查的患者。

5. 多反转预脉冲序列　在序列每执行一次使用2个或3个180°反转预脉冲，称为双

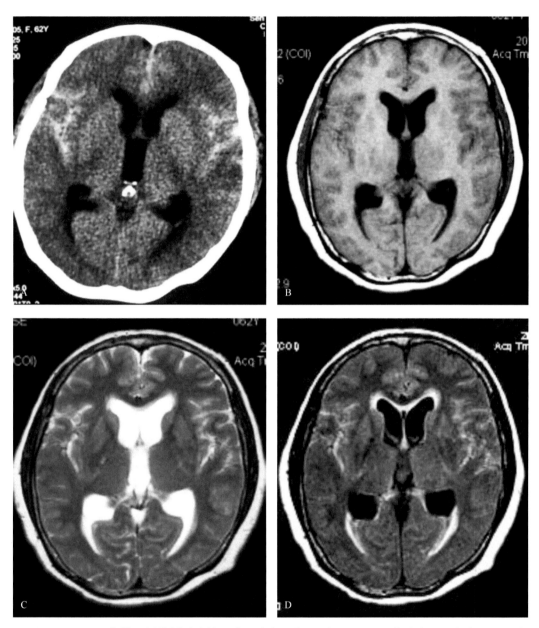

图2-6 CT示急性双侧外侧裂池蛛网膜下腔出血（图A），T_1及T_2图像均未见异常（图B、C），T_2-FLAIR图像（图D）脑沟内自由水信号被抑制后显示出蛛网膜下腔出血灶

反转或三反转脉冲技术，利用该技术可以依据T_1值的不同选择性抑制2种或3种组织的信号。

多反转预脉冲技术既可以与FSE序列结合使用，也可以与快速梯度回波序列结合使用。利用双反转快速自旋回波序列，可以选择性地抑制脑脊液和脑白质（或脑灰质）的信号而突出脑白质（或脑灰质）的信号，更清楚地显示脑白质（或脑灰质）。利用双反转快速自旋回波序列还可以进行心脏的黑血成像，利用三反转快速自旋回波序列还可在此基础上进行脂肪抑制。

6.基于Propeller或Blade技术的FSE及FIR序列　螺旋桨技术（Propeller，GE公司）和刀锋技术（Blade，西门子公司）是K空间放射状填充技术与FSE或FIR序列相结合的产物。

Propeller技术的基本序列是FSE（TSE）或FIR（TIR），具有回波链，回波链中每个回波需要进行频率编码与相位编码，在某个角度上平行地填充于K空间，这一组填充信息称为Propeller（螺旋桨）的叶片或刀锋（Blade）；在下一个TR期间采集另一个回波链，这个回波链的频率编码与相位编码与前一个相比已经发生了旋转，需要旋转一定角度后再平行地填充于K空间，形成螺旋桨的另一个叶片；如此反复进行直至填满整个K空间，每次填充过程中不同角度的叶片都会经过K空间中心区域，这样K空间中心区域的数据会被重复多次采集，提高了图像的信噪比并减少了运动伪影。

在临床上Propeller FSE（Blade FSE）T$_2$WI主要用于不能控制自主运动的患者，最多用于颅脑检查，也用于腹部成像。因为通常采用较长的ETL，有可能会降低图像对比。

DWI通常采用SE EPI序列，由于对磁场的不均匀性非常敏感，在颅底区域常有严重的磁敏感伪影，有义齿或手术后术区残留有顺磁性物质时，金属伪影非常明显，甚至影响整个颅脑观察。由于Propeller技术采用FSE序列，可明显减轻磁敏感伪影，对有义齿或术后患者，可明显减轻金属伪影，有利于小脑及脑干等部位的观察。

第二节　梯度回波类脉冲序列

梯度回波（gradient recalled echo，GRE）序列也是非常基本的MRI脉冲序列。随着高场MRI设备的发展，SE序列由于成像时间长等原因，其应用呈逐渐减少的趋势。GRE脉冲序列由于扫描速度快且能提供较满意的信噪比（SNR），因而成为目前临床应用最广泛的扫描技术之一。

梯度的回波信号不是由180°射频脉冲产生，而是由改变梯度场来产生。在频率编码（读出梯度）方向上施加一个先负后正的梯度脉冲，使质子群先发生相散，后在反相梯度场中发生重聚，由此接收到一个回波，称为梯度回波。

一、梯度回波序列的基本特点

1.激发脉冲翻转角小于90°，成像速度加快　GRE序列一般采用小于90°的射频脉冲对组织进行小角度激发，组织可以残留较大的纵向磁化矢量，纵向弛豫所需要的时间明显缩短，因而可选用较短的TR，从而明显缩短TA。

2.采用读出梯度场切换产生回波，进一步加快了采集速度　GRE序列仅需要利用读出梯度场的切换来读出回波，在目前梯度场性能大大提高的情况下，采集一个完整的梯度回波需要的时间很短。在TE缩短的前提下，同样的TR间期（保持总采集时间不变）可以采集更多的层面，或缩短TR（保持采集层数不变）从而缩短总采集时间。

3.反映的是T$_2^*$弛豫信息，而不是T$_2$弛豫信息　GRE序列由于缺乏180°聚焦脉冲，不能抵消主磁场的不均匀造成的质子失相位，获得的只能是组织的T$_2^*$弛豫信息而不是

T₂弛豫信息。

4.对磁场不均匀性敏感　在GRE序列中，回波的产生依靠梯度场的切换，不能剔除主磁场不均匀造成的质子失相位，因此对磁场不均匀比较敏感，容易产生磁化率伪影，特别是在气体与组织的交界面上。

5.图像固有信噪比较低　GRE序列利用梯度场切换产生回波，因而不能剔除主磁场不均匀造成的质子失相位，在相同的TE下，GRE序列得到回波的幅度将明显低于SE序列；GRE序列采用小角度激发，射频脉冲激发所产生的横向磁化矢量也比SE序列小。因此，GRE序列图像的固有信噪比将低于SE序列（图2-7）。

6.血流呈高信号　GRE序列的回波是利用梯度场的切换产生的，而梯度场的切换不需要进行层面选择，受小角度激发产生宏观横向磁化矢量的血流，在有效梯度场和采集线圈的有效范围内不表现为流空而呈现相对高的信号。

7.低比吸收率（SAR）　小角度激发给组织施加的射频脉冲能量小，SAR值降低。

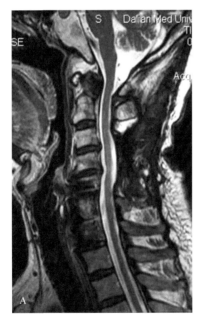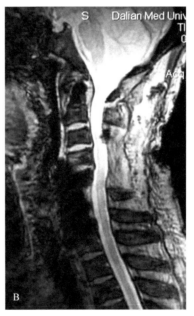

图2-7　颈椎金属置入术后快速自旋回波（图A）与梯度回波（图B）比较，可见梯度回波图像对磁场不均匀更敏感，信噪比低（小脑结构的对比明显不如自旋回波序列）

二、梯度回波序列中的回波信号类型

在小角度脉冲激发的TR间期中，随着Mₓᵧ的变化，通过射频脉冲和读出梯度的不同设计，可以采集不同的回波信号，构成不同的GRE序列：①扰相GRE序列（spoiled GRE）；②普通稳态自由进动（SSFP）序列或称为稳态进动快速成像（FISP）序列；③激励回波或刺激回波（stimulated echo）的GRE序列；④双回波SSFP（dual echo SSFP）序列；⑤平衡式SSFP（balance SSFP）序列。

三、扰相梯度回波序列

扰相GRE序列各公司名称不一，GE称SPGR（spoiled gradient recalled echo）序列，西门子公司称小角度激发（fast low angle shot，FLASH）序列，飞利浦公司称T_1-FFE(fast field echo）序列。

（一）基本原理

当GRE序列的TR明显大于组织的T_2值时，下一次α脉冲激发前，组织的横向弛豫已经完成，即横向磁化矢量几乎衰减到零，这样前一次α脉冲激发产生的横向磁化矢量将不会影响后一次α脉冲激发所产生的信号。如果成像序列使用的TR短于组织的T_2，当施加下一个RF激发脉冲时，前一次α脉冲激发产生的横向磁化矢量没有完全衰减，将对下一次脉冲产生的横向磁化矢量产生影响，主要以带状伪影的方式出现。

为了消除这种伪影，必须在下一次α脉冲前去除这种残留的横向磁化矢量。采用的方法是在前一次α脉冲激发的MR信号采集后，在下一次α脉冲来临之前对质子的相位进行干扰，使其失相位加快从而消除这种残留的横向磁化矢量。干扰的方法主要是施加扰相位梯度场，可以只施加层面选择方向或三个方向都施加扰相射频脉冲或RF扰相梯度，施加后将造成人为的磁场不均匀，加快了质子失相位，从而消除这种横向磁化矢量。

（二）临床应用

1.二维扰相GRE腹部屏气T_1WI　为上、中腹部脏器检查的常规序列之一。该序列还可以进行动态增强扫描。该序列的缺点是屏气不佳者呼吸运动伪影明显。

2.二维扰相GRE T_1WI双回波序列　在每个TR间期，利用梯度场切换两次，通过设定特定的TE，获得不同的TE的两个回波信号，用于重建TE不同的两组图像。也称同/反相位成像（in phase/out of phase imaging），可用于病灶内少量脂肪的检出。

3.三维扰相GRE T_1WI序列　用于颅脑T_1WI可进行平扫和增强扫描。临床上主要用于增强扫描，平扫主要用作脑功能成像的结构图，特别是需要进行脑三维表面重建时。

无论时间飞跃（TOF）MRA还是相位对比（PC）MRA，均可采用扰相GRE T_1WI序列。三维TOF MRA可以抑制背景中静止组织的信号，有效地反映血液的流入增强效应，在临床上主要用于头颈部的血管成像，其优点在于无须对比剂就可清楚显示血管结构。

对比增强MRA（CE-MRA）一般也采用三维扰相GRE T_1WI序列，其T_1权重很重，可有效抑制背景组织的信号，注射对比剂后T_1值明显缩短的血液呈明显高信号。它比用于体部动态增强的三维扰相GRE T_1WI序列所用的激发角度更大，T_1权重也更重，血管外软组织因饱和效应基本不显示，血管结构显示清晰。对于直径较大的血管如头颈部、体部、四肢的血管病变来说，CE-MRA完全可以作为首选的检查手段，避免不必要的DSA检查。

临床多采用三维扰相GRE T_1WI脂肪抑制序列来显示关节软骨。在该序列图像上，透明软骨呈较高信号，而纤维软骨、韧带、肌腱、关节液、骨及骨髓均呈低信号，形成良好的对比。

4.三维扰相GRE T$_2$*WI序列　磁敏感加权成像（SWI）常采用三维扰相GRE T$_2$*WI序列，临床上可用SWI技术显示小静脉及一些顺磁性物质的沉积，为疾病的诊断及其程度的判断提供有价值的信息。

5.三维容积内插快速扰相GRE T$_1$WI序列　该序列近来发展很快，已成为体部动态增强非常重要的序列。不同厂家名称不同，西门子公司称为"容积内插体部检查"（volume interpolated body examination，VIBE）；飞利浦公司称为"T$_1$高分辨力各向同性容积激发"（T$_1$ high resolution isotropic volume excitation，THRIVE）；GE公司经过不断改进，推出"肝脏容积加速采集"（liver acquisition volume acceleration，LAVA）。

临床上，该序列主要用于软组织器官的动态增强扫描，可用于乳腺、四肢软组织等没有明显宏观生理活动且对动态增强扫描时间分辨力要求不高的部位。利用该序列进行多时相动态扫描，可以获得增强曲线，有助于病变的定性诊断，也可通过减影技术更清晰地显示病变特征。该序列也可用于存在呼吸运动或对动态增强扫描时间分辨力要求较高的脏器，包括胸部、肝、胆、胰、脾、肾等的动态增强扫描。

四、普通稳态自由进动序列

普通稳态自由进动（steady state free precession，SSFP）序列是临床上常用的GRE序列之一，在GE公司的设备上普通SSFP序列即称为GRE序列；西门子公司的设备上该序列称为稳态进动快速成像（fast imaging with steady state procession，FISP）序列；飞利浦公司的设备上该序列被称为CFFE（conventional FFE）序列。

（一）基本结构及原理

普通SSFP序列不但不去除残留的横向磁化矢量，而且在回波采集前后施加一对大小相同、方向相反的重绕相位编码梯度场，使每个TR间期残留的横向磁化矢量达到稳态，可对以后的回波信号做出贡献。每个TR间期中，在回波采集结束后，在相位编码方向上施加一个与相位编码梯度场大小相同、方向相反的梯度场，可消除相位编码梯度场对横向磁化矢量的影响，使后者保持稳态。

（二）临床应用

1.长TR二维普通SSFP T$_2$*WI序列　可用于大关节病变尤其纤维软骨的检查。

2.三维普通SSFP序列　三维普通SSFP序列用于大关节疾病的检查，可以进行MPR图像重建，可进行任意断面的重建；短TR、短TE的普通SSFP序列可用于三维的时间飞跃法（TOF）MRA检查，血流呈现高信号。

五、平衡式稳态自由进动序列

该序列公司不同名称不同，西门子公司称真稳态进动快速成像（true fast imaging with steady-state precession，True FISP）；GE公司称稳态采集快速成像（fast imaging employing steady state acquisition，FIESTA）；飞利浦公司称为平衡式快速场回波（balance fast field echo，B-FFE）。

（一）基本结构及原理

B-SSFP序列在层面选择方向、相位编码方向和频率编码方向都施加了与相应编码梯度大小相同方向相反的梯度场，使由于这三个编码梯度场造成的质子群失相位得到纠正，从而达到横向磁化矢量的真正稳态或平衡。

（二）临床应用

该序列常用于制造液体和软组织之间的对比，不适用于实质性脏器内部实性病变的检查。主要应用于以下几个方面：

（1）利用三维 True FISP 序列进行内耳水成像、MR 脊髓造影（MRM）。

（2）可以进行同反相位成像。

（3）用于大血管病变如动脉瘤、主动脉夹层等的检查。

（4）在肝、胆、胰、脾病变的检查中，有助于胆道梗阻、胆囊病变及门静脉病变等的检出，但不适用于肝实质病变的检出。

（5）用于尿路病变的检查，包括肾盂、输尿管和膀胱病变。

六、双激发B–SSFP序列

该序列是B-SSFP的改进序列，采用两次射频脉冲激发来采集两组回波，这两次激发时 M_{xy} 处于不同相位，得到两组图像，把这两组图像融合成一组最终的图像，可消除因磁敏感效应产生的条带状伪影。

该序列在西门子设备上称CISS（constructive interference in the steady state），在GE设备上称FIESTA-C（FIESTA-cycled phase），飞利浦设备无此序列。

双激发B-SSFP序列多采用三维采集模式，主要用于内耳水成像、脑神经及脊神经根的显示等。

七、其他梯度回波序列

（一）采集刺激回波的GRE序列

在西门子设备上该系列称为PSIF，意为该序列是FISP序列的反过程；飞利浦设备上称为 T_2-FFE；GE设备上称为CE-GRASS（contrast enhanced GRASS）。

普通SSFP（西门子公司称FISP）序列是在每个TR间期的SSFP-FID的过程中利用读出梯度场的切换采集一个梯度回波，如果不采集SSFP-FID的回波，而是在SSFP-Refocused过程中来采集一个刺激回波，这种回波的采集方向正好与FISP序列相反。PSIF序列将产生很重的 T_2 加权对比。

PSIF序列目前主要用于大关节的三维 T_2WI。

（二）同时采集两种回波的GRE序列

双回波SSFP序列是指在一个TR间期内，分别在SSFP-FID和SSFP-Refocused过程中各采集一个回波信号，然后把这两种信号融合在一起进行图像重建。

目前只有西门子公司的设备上使用该序列，称为DESS（dual echo steady state）。DESS序列同时采集FISP信号和PSIF信号，获得SNR较高且T_2权重较重的图像。

该序列多用于大关节的三维成像，关节液呈很高信号，透明软骨呈中等高信号，形成较好的对比。

（三）多回波合并的GRE序列

该序列在西门子设备上被称为多回波合并成像（multiple-echo data image combination，MEDIC）序列，GE设备上该序列的二维采集模式称为MERGE（multiple echo recalled gradient echo），三维采集模式称为COSMIC（coherent oscillatory state acquisition for the manipulation imaging contrast）。

MEDIC序列在一次小角度射频脉冲激发后，利用读出梯度场的多次切换，采集多个梯度回波，这些梯度回波采用同一个相位编码，这些回波都合并起来填充在K空间的同一条相位编码线上，相当于采集单个回波的梯度回波序列进行了多次重复，信噪比有很大提高，因此可以增加采集带宽，从而加快采集速度，提高了空间分辨力并减少了磁敏感伪影。

该序列多用于颈椎间盘、膝关节、脊神经根的检查，可较好地显示脊髓的灰白质、关节面的缺损和脊神经根等（图2-8）。

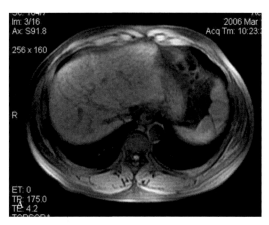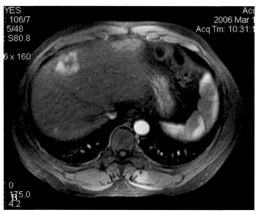

图2-8 利用FSPGR序列进行腹部T_1WI快速扫描图像（平扫及增强）

八、平面回波成像序列

平面回波成像（echo planar imaging，EPI）是一种超快速成像方法，在梯度回波基础上发展而成。EPI技术采集到的MR信号也属于梯度回波，是目前最快的MR信号采集方式。

（一）EPI技术

EPI技术是在一次射频脉冲激发后，利用读出梯度场的连续正反向切换，每次切换产生一个梯度回波，因而将产生多个梯度回波组成的回波链。

由于EPI回波链是由读出梯度场的连续正反向切换产生的，因此，产生的信号在K空间内填充是一种迂回轨迹。这种K空间迂回填充轨迹需要相位编码梯度场与读出梯度场相互配合方能实现，相位编码梯度场在每个回波采集结束后施加，其持续时间的中点正好与读出梯度场切换过零点时重叠。

（二）分类

EPI序列的分类方法主要有两种，一种是按照一幅图像需要进行射频脉冲激发的次数进行分类，另一种是根据其准备脉冲进行分类。

1.按激发次数分类　按照一幅图像需要进行射频脉冲激发的次数，EPI序列可分为单次激发EPI和多次激发EPI。

（1）单次激发EPI（single shot EPI，SS-EPI）序列：SS-EPI是指在一次RF脉冲激发后连续采集的梯度回波，即在一个RF脉冲激发后采集所有的成像数据，用于重建一个平面的MR图像。它是目前采集速度最快的MRI序列。

（2）多次激发EPI（multishot EPI，MS-EPI）序列：MS-EPI是指一次射频脉冲激发后利用读出梯度场连续切换采集多个梯度回波，填充K空间的多条相位编码线，需要多次射频脉冲激发和相应次数的EPI采集及数据迂回填充才能完成整个K空间的填充。MS-EPI所需要进行的激发次数，取决于K空间相位编码步级和ETL。

SS-EPI和MS-EPI各有优缺点：SS-EPI的成像速度明显快于MS-EPI，因此更适用于对速度要求很高的功能成像；由于ETL相对较短，MS-EPI的图像质量一般优于SS-EPI，SNR更高，EPI常见的伪影更少。

2.按EPI准备脉冲分类　EPI本身只能算是MR信号的一种采集方式，并不是真正的序列，需要结合一定的准备脉冲方能成为真正的成像序列。主要包括以下3种：

（1）梯度回波EPI（GRE-EPI）序列：是最基本的EPI序列，是在90°脉冲后利用EPI采集技术采集梯度回波链，一般采用SS-EPI采集信号，用作T_2^*WI。

（2）自旋回波EPI（SE-EPI）序列：是EPI与自旋回波序列结合。如果EPI采集前的准备脉冲是一个自旋回波序列方式，则该序列被称为SE-EPI序列。180°脉冲将产生一个标准的自旋回波，而EPI方法将采集一个梯度回波链，一般把自旋回波填充在K空间中心，而把EPI回波链填充在K空间其他区域。由于K空间中心填充的是自旋回波信号，因此认为该序列得到的图像能够反映组织的T_2弛豫特性，一般被用作T_2WI或水分子扩散加权成像（diffusion-weighted imaging，DWI）序列。

（3）反转恢复EPI（IR-EPI）序列：EPI与IR脉冲序列结合，形成IR EPI序列，在EPI采集前施加180°反转恢复预脉冲，可产生典型的T_1WI。

（三）临床应用

1.单次激发GRE-EPI T_2^*WI序列　主要用于MR对比剂首次通过灌注加权成像和基

于血氧水平依赖（BOLD）效应的脑功能成像。

2. 单次激发SE-EPI T_2WI序列　主要用于脑部超快速T_2WI，可用于不能配合的患者；用于腹部屏气T_2WI，成像速度快，即使屏气不佳也没有明显的呼吸运动伪影，但磁化率伪影明显；在该序列基础上施加扩散敏感梯度场即可进行水分子扩散加权成像（DWI）和扩散张量成像（DTI）。

3. 多次激发IR-EPI T_1WI序列　一般用于心肌灌注加权成像，也可用于腹部脏器的灌注加权成像。

第三节　磁共振弥散加权成像

一、弥散基本概念及成像原理

弥散是所有分子所具有的、因热搅动所致的随意运动，即布朗运动。这种运动是任意和无规律的。弥散使MR的信号失去聚合，信号减弱。分子弥散的程度用弥散系数（diffusion coefficient，D）来表示，D值越大，弥散的速率越大，反之则变小。根据分子的弥散是否受到阻碍将其分为自由弥散和限制性弥散两种。限制性弥散在不同的方向上可有利于分子弥散或限制分子弥散，这种现象叫作各向异性弥散（anisotropic diffusion，AD），脑白质内水分子的弥散属于AD。分子弥散与方向无关时称为各向同性弥散（isotropic diffusion）。

分子的弥散效应非常微弱，必须在常规脉冲序列上加上一对极性相反、强大的弥散敏感梯度才能得到DWI。检测弥散效应最简单的脉冲序列是将一对标记和非标记梯度脉冲对称性置于常规SE 180°脉冲的两旁，这些脉冲起着使质子失相位和相位重聚的作用，此时SE的信号衰减呈一个与D成比例的指数曲线形式衰减，信号衰减的自然对数与b系数的图解可得到D的计算值。b为弥散敏感系数，可以表示如下：

$$b = \gamma^2 G^2 \delta^2 [\Delta - (\delta/3)]$$

式中：γ为旋磁比，G为梯度场强，δ为持续时间，Δ为间隔时间。b是用来表示弥散对比的程度，由公式可知它依赖于梯度场强的强度、持续时间和间距。振幅大、持续时间短的弥散敏感梯度可得到较大的b值，b值越大，对弥散的敏感性越高，常规T_2加权像（T_2WI）上b值为0。因D参数具有各向异性，必须使用不同的梯度场强度和b值获得多个DWI图像才能得到真正的D值。通常在测量时要X、Y、Z轴3个不同方向分别加以梯度磁场。表示如下：

$$D(X, Y, Z) = \{\ln [S_{n(X, Y, Z)}/S_{1(X, Y, Z)}]\}/(b_1 - b_n)$$

弥散加权像是在某一b值下测得的信号强度成像。在活体中，由于细胞膜、细胞器等的存在，D表现为受限弥散，所测得的D值也不完全代表弥散，还包括微循环中血流、脉搏搏动、呼吸、脑脊液搏动等其他因素，所以用表观弥散系数（apparent diffusion coefficient，ADC）来表示人体中所测得的D值。应用上述公式可以在MR图像上计算出每个像素的ADC值，按一定的比例灰阶成像。目前由于快速成像序列如平面回波成像

（EPI）技术的应用，全脑20层DWI图像仅需几十秒便可以完成（图2-9）。

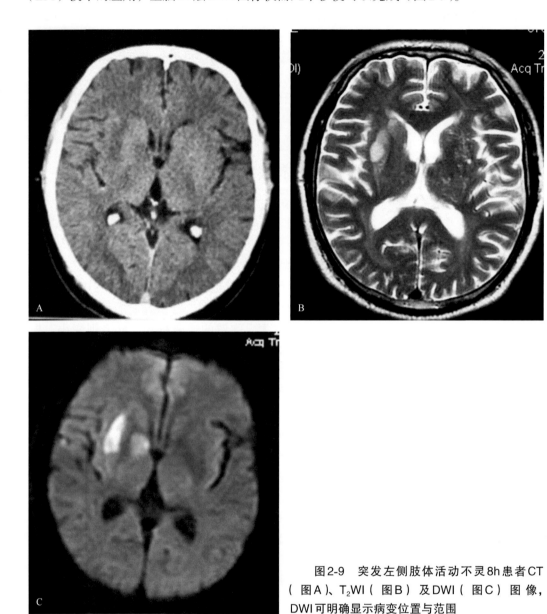

图2-9 突发左侧肢体活动不灵8h患者CT（图A）、T₂WI（图B）及DWI（图C）图像，DWI可明确显示病变位置与范围

二、弥散异常高信号的可能发生机制及可在高b值弥散加权图像表现异常高信号的病变

目前，弥散成像的临床应用愈加广泛，已从初期的中枢神经系统扩展到体部各脏器，其中以神经系统中对脑缺血的研究最为深入。关于脑缺血时ADC值下降的确切生物物理学机制仍不清楚。目前存在细胞毒性水肿、微循环障碍、温度、膜通透性变化等学说，多数实验的结果都支持细胞毒性水肿学说。在常规T_1、T_2及质子加权像上早期脑

缺血无异常变化，说明组织总水含量在这个阶段并无增加，提示弥散异常可能是由于细胞内外水分配比例的变化。

随着弥散成像临床应用日益普遍，笔者在临床工作中发现除了早期脑梗死颅脑的多种疾病均可在高 b 值弥散图像上表现为异常高信号，如脑肿瘤（胶质瘤、脑膜瘤等），表皮样囊肿，脑脓肿，脑出血，脑白质病（多发性硬化、脱髓鞘炎性假瘤等）。许多学者也发现了这种现象，显然这些病变在弥散图像上表现为异常高信号并非全为细胞毒性水肿所致。

弥散加权成像 EPI 技术的应用可以帮助分析组织水分子和周围分子环境的关系。水分子的正常弥散在所有的 MR 序列中都会引起信号的衰减，只不过这种衰减在常规 MR 成像中的作用微乎其微。弥散加权成像是一种对 MR 像素内微观分子运动敏感的成像方法，它与组织的 T_1、T_2 值无关，而只与组织的弥散和灌注有关。部分脑肿瘤组织结构致密，细胞密度高，细胞外水分子的弥散运动受到限制，病变的 ADC 值降低，在弥散加权图像上表现为高信号。表皮样囊肿的内容物为固态胆固醇结晶和角化蛋白，其有着实质性肿瘤的本质。推测正是由于这种内容物的性质限制了水分子的弥散运动，使其表现为弥散加权的异常高信号。脓液是一种含有很多炎性细胞、细菌、坏死组织及蛋白分泌物的黏稠液体。黏稠度高使脓液的大体运动速度和其内水分子的弥散速度都减慢，因此有学者推论：脓液的高黏度性和多细胞性导致了弥散加权图像的高信号。脑出血时，氧和血红蛋白在 DWI 上呈现高信号，这被认为是红细胞中水分子活动受限制造成的。人体灰质区扩散表现为各向同性，而皮质下白质区表现为与髓鞘形成相关性的各向异性。因此，扩散成像在多发性硬化（multiple sclerosis，MS）等脱髓鞘病变的诊断与随诊疗效上存在潜在的价值。韩鸿宾的研究发现多发性硬化可以在弥散加权图像上表现为异常高信号，并且总结临床不同分期不同分型多发性硬化扩散加权成像的表现，定量研究了病灶的表观扩散系数与扩散各向异性指数（anisotropy index，AI）及其演变规律。可以看出凡可造成水分子弥散运动受限的病变均可在弥散加权图像上表现为异常的高信号。脑梗死时的细胞毒性水肿只是造成水分子弥散受限的一种原因（图 2-10）。

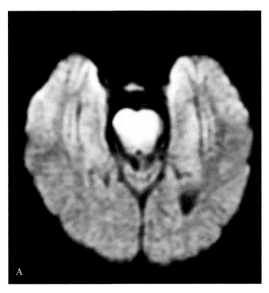
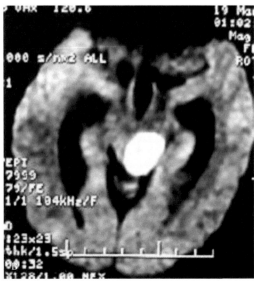

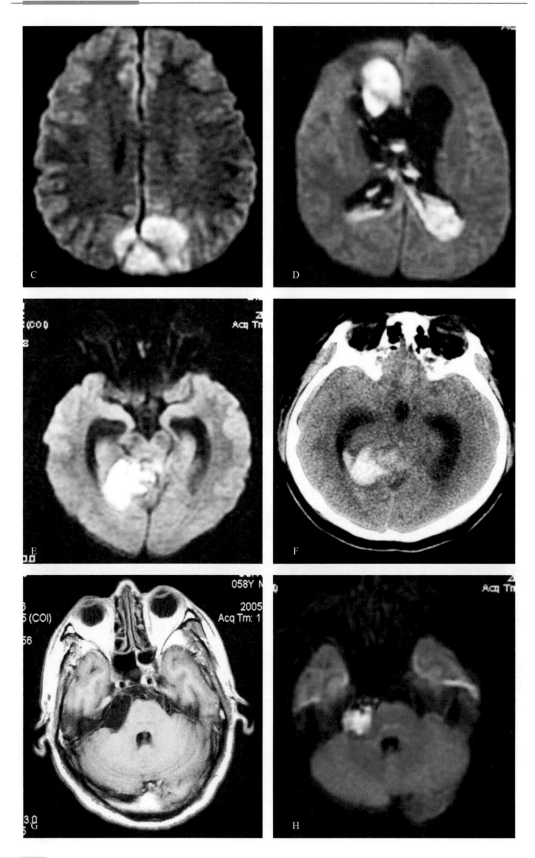

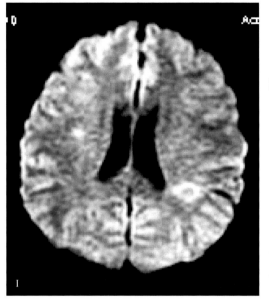

图2-10　图A为脑干脑桥腹侧早期脑梗死（发病18h），DWI表现为异常高信号，临床表现为"闭锁综合征"。图B为手术证实脑干胶质母细胞瘤患者，DWI表现为明显异常高信号。图C为手术证实大脑镰旁脑膜瘤患者DWI图像，病变为异常高信号。图D为脑室内脓肿患者（脑室引流证实），脑室内脓肿区表现为DWI异常高信号。图E示右枕叶DWI高信号病灶，图F为同一患者的CT图像，证实DWI高信号为出血所致。图G示右桥小脑脚囊性占位，T_1为低信号，DWI为高信号（图H），手术证实为表皮样囊肿。图I为临床确诊多发性硬化患者DWI图像，可见脑室周围的硬化斑为弥散异常高信号

三、弥散张量成像

（一）基本概念及特点

弥散张量成像（diffusion tensor imaging，DTI）是一种用于研究中枢神经系统解剖神经束弥散各向异性和显示白质纤维解剖的磁共振技术。相对各向异性（relative anisotropy，RA），各向异性比值（fractional anisotropy，FA）均为目前最常用的描述弥散各向异性指数，其值具有一致性，代表了水分子在弥散主向量轴上的运动强度。RA、FA在0～1的范围内变化。如果结果为0，意味着各向同性存在；如果结果为1，代表各向异性的最大值。弥散是一个矢量，不仅有大小，也有方向。

在DTI中，组织内水分子的位移情况至少在6个方向被测量，而弥散只在1个或3个方向被测定，可能会造成关于组织结构的错误结论。DTI是一种更高级的弥散加权成像形式，是DWI基础上的新的MR成像技术，它利用多种参数和数据处理，从量和方向上反映成像体素内扩散的变化，可以定向定量地评价脑白质的各向异性。另外，DTI图像可以经过特定的后处理软件用主要特征矢量图来显示，从而在图像中显示脑白质的方向和完整性，这就为研究脑白质的走行，揭示脑内各种脑病变包括脑梗死、脑肿瘤等病灶与脑白质纤维走行的关系提供了可能性，在显示脑白质纤维病变方面具有更大的优越性和潜力。纤维示踪图（fiber tractography）是目前唯一能在活体、无创和个体化地提供人脑白质纤维结构位置和走行特点的影像学技术，可以直观地显示肿瘤与其周围的大脑白质纤维之间的关系，从而可以更好地指导手术，以求能够最大限度地切除肿瘤组织和保护正常脑组织。DTI也有其局限与不足，表现在：①弥散梯度引起涡流，使纤维束方向不可确定，磁场不均匀性使图像扭曲变形，影响DTI定量分析；②较小纤维束显示不佳

或不能显示；③受水肿等因素影响受压与破坏判断不确切。DTI的精度不仅依赖于成像中脉冲序列的设置、成像方法的设计，还依赖于图像后处理算法。

（二）DTI在神经系统疾病诊断与治疗中的价值

对于高级别胶质瘤和转移瘤的DTI研究表明：高级别胶质瘤水肿周边正常白质的ADC值明显高于转移瘤组，而FA值要低于后者。因此，可以通过对水肿周边正常白质的ADC值和FA值的测量来区分高级别胶质瘤和转移瘤，尤其在单发转移瘤与高级别胶质瘤的鉴别诊断中可发挥作用。脑膜瘤是常见颅脑肿瘤之一，占颅内肿瘤的15%～20%，是一附着于硬脑膜缓慢生长的良性肿瘤，是由肿瘤性脑膜上皮（蛛网膜）细胞所构成，其中少数可为恶性。良恶性脑膜瘤的影像表现又是十分相似而难以鉴别。有研究报道，ADC值和FA值有助于脑膜瘤良、恶性的鉴别，恶性脑膜瘤肿瘤实质区ACD值明显低于良性脑膜瘤实质区；恶性脑膜瘤瘤周白质FA值低于或轻度低于良性脑膜瘤瘤周白质。良性脑膜瘤瘤周白质表现为纤维束受压移位或无明显变化；恶性脑膜瘤瘤周水肿区、瘤周白质均出现较明显的纤维束缺失。肌萎缩性侧索硬化症（ALS）是一种慢性渐发的疾病，是由各种神经元的损害及脊髓侧索硬化引起的肌肉萎缩疾病。病理和常规的影像学检查并不一定能观察到神经元的萎缩和丢失。有研究发现，在内囊后肢和大脑脚平面，ALS患者的FA值下降，提示存在皮质脊髓束变性。DTI可以在活体无创性地对锥体束及其潜在病变进行检测和评价，对确定ALS的诊断及加深对该病的认识可提供有用的信息。

第四节 磁共振灌注加权成像及临床应用

MR灌注加权成像（perfusion-weighted imaging，PWI）可以描述血流通过组织血管网的情况，通过测量一些血流动力学参数，来无创地评价组织的血流灌注状态。

灌注是指单位时间内通过一定组织的血容量，其定量单位为每分钟100g组织有多少毫升血液量［ml/（100g·min）］。正常成年人的平均脑血流量（cerebral blood volume，CBV）为40～60ml/（100g·min）。灌注既是组织的重要生理特征，又能反映病变血管的特征，从而为诊断提供重要的信息。

多种技术可以评价组织的灌注，包括PET、SPECT、CT等。MR灌注加权成像（PWI）以其无创、组织分辨率高等优点，已成为临床评价灌注的重要技术。

一、动态磁敏感对比增强基本原理

根据成像原理，PWI技术分为动态磁敏感对比增强（dynamic susceptibility contrast，DSC）和动脉自旋标记法（arterial spin labeling，ASL）。

DSC为经静脉团注对比剂后，采用快速成像序列，获得对比剂首次通过受检组织前、通过中和通过后一段时间内的一系列动态图像，从而评价组织的血流灌注情况。

顺磁性对比剂（如Gd-DTPA）进入血管后，血管腔内的磁敏感性增加，在局部产生梯度场，导致磁场不均匀，进而引起邻近氢质子共振频率发生改变，使质子失相位，T_2 或 T_2^* 值缩短，从而使 T_2WI 或 T_2^*WI 信号强度降低。脑组织由于存在血脑屏障，Gd-DTPA 不能通过毛细血管进入组织间隙，不影响组织的 T_1 时间，因此不产生 T_1 增强效应。

二、常用成像序列

对比剂通过脑血管系统的时间很短，为监测团注对比剂在脑组织中的首过效应，必须采用快速扫描序列。平面回波成像（EPI）拥有无可比拟的时间分辨率，可在保证时间分辨率的前提下进行全脑成像。用于 PWI 研究的 EPI 方法有两种：SE-EPI 和 GRE-EPI。SE-EPI 对毛细血管水平的血管内对比剂敏感，而 GRE-EPI 对较大范围的血管均敏感。因此，GRE-EPI T_2^*WI 是目前最常用的序列。

三、常用参数

目前临床上最常用的是脑部 PWI。DSC 评价的灌注参数主要有脑血容量（cerebral blood volume，CBV）、脑血流量（cerebral blood flow，CBF）和平均通过时间（mean transit time，MTT）。DSC 多计算脑血流灌注的相对值，而非绝对值。

CBV 是指单位体积脑组织中的血管腔的容积；CBF 是指单位时间内通过单位体积脑组织的血流量。从对比剂浓度-时间曲线容易得到 CBV，只须用积分法测曲线下面积即可。CBV 除以 MTT 即可得到 CBF。

常用的时间参数是平均通过时间（MTT），它是指对比剂通过兴趣区脑组织所需的平均时间，即从动脉进入静脉的时间，也即位于毛细血管内的时间。另一个时间参数是达峰时间（time to peak，TTP），即兴趣区脑组织血管内对比剂自到达至最大浓度间的时间间隔，对应曲线上为信号开始下降至最小值间的时间。MTT 与 TTP 呈正比关系，理论上 MTT 应是 TTP 的 2 倍。

四、临床应用

PWI 技术可用于评价急性卒中后仍有缺血危险的脑组织、肿瘤、变性疾病，还可用于这些疾病的疗效评价。

1.脑血管病　DSC PWI 可早期发现急性脑缺血灶（图 2-11），区分缺血半暗带和梗死组织，帮助临床决定治疗方案。半暗带组织局部脑血容量（rCBF）下降，而局部脑血容量（rCBV）正常或略增高，MTT 升高；梗死组织则 rCBF、rCBV 均下降，MTT升高。

2.脑肿瘤　血管形态和血管化程度是评价脑肿瘤类型、决定其生物学侵袭性的重要因素。DSC PWI 中的 rCBV 图可反映肿瘤总体血管化程度及其异质性，对星形细胞肿瘤分级具有更高的特异性和阳性预测值。通过 rCBV 增高，显示未强化肿瘤边界，协助手术方案或放疗靶区的制定。

3.身体其他部位的应用

（1）心肌：PWI可早期发现心肌缺血，结合延迟灌注成像可预测心肌存活性。

（2）肝脏：可用于肝硬化早期诊断、肝癌与肝转移瘤相鉴别、肝移植后血管并发症的监测。

（3）肺：与肺通气成像结合用于评价肺功能和肺栓塞、肺气肿等疾病。

（4）肾脏：主要用于评价肾功能和药物疗效。

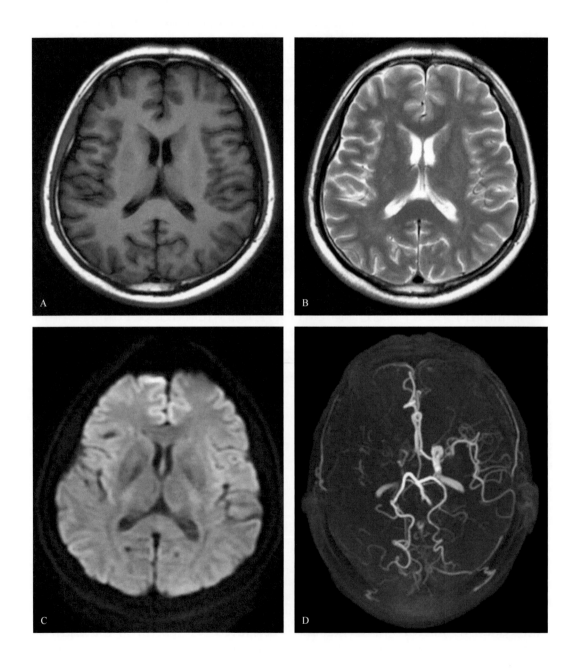

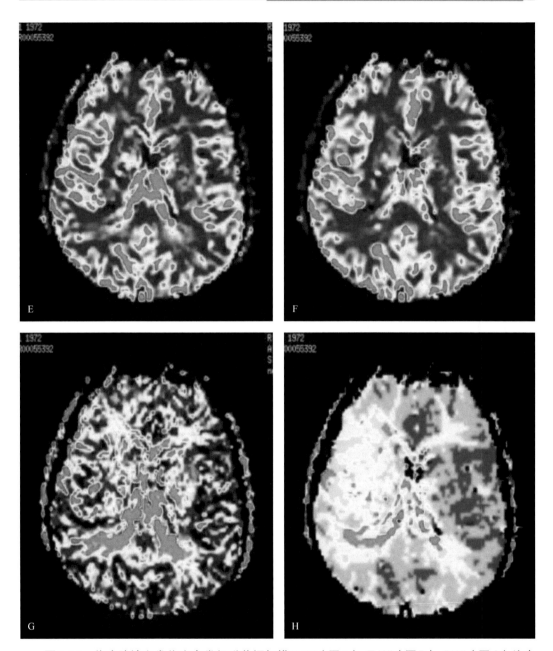

图2-11 临床脑缺血发作患者常规磁共振扫描T₁WI（图A）、T₂WI（图B）、DWI（图C）均未见异常，MRA（图D）检查可见右侧大脑中动脉严重狭窄，灌注成像病变区rCBF（图E）、rCBV（图F）基本正常，MTT（图G）及TTP（图H）病变区明显异常

第五节　磁敏感加权成像原理及临床应用

磁敏感加权成像（susceptibility weighted imaging，SWI）是一种以T_2^*加权梯度回波序列作为序列基础，根据不同组织间的磁敏感性差异提供对比增强机制的新技术。

SWI最初命名为高分辨率血氧水平依赖性MR静脉血管成像（high-resolution blood oxygen-level dependent MR venography，HRBV），2004年正式命名为SWI。该技术最早于2006年应用于西门子MR平台上，GE公司则于2008年推出类似的成像序列——梯度回波T_2^*加权血管成像（T_2 star weight angiography，SWAN）。

一、基本原理

有别于以往的质子密度、T_1或T_2加权成像，SWI主要利用组织间磁敏感差异形成影像对比。

磁敏感性反映的是物质在外加磁场作用下的磁化程度，常用磁化率来表示。常见的磁敏感物质有顺磁性物质（具有未成对的电子，磁化率为正）、抗磁性物质（无未成对电子，其磁化率为负）和铁磁性物质（拥有强大的正磁化率，去除外磁场后可被永久磁化）。无论是顺磁性还是抗磁性物质，只要能改变局部磁场，导致周围空间磁敏感差异，就能产生信号的失相位，造成T_2^*缩短，这样，磁敏感性不同的组织在SWI相位图上就可以被区别出来，在SWI图像上表现为低信号。

现有的磁共振扫描机尚不能直接得到SWI图像，需要进一步对由T_2^*加权梯度回波序列获得的SWI原始图像进行复杂的后处理。

所谓的SWI原始图像是使用T_2^*加权梯度回波序列扫描获得的幅值图像（magnitude image）和相位图像（phase image）。首先，在复数域中将幅值图和相位图进行重组，在原始相位图像施加一个低通滤波器，将低通滤波前后的复数图像相除，并提取相位角，可以有效消除磁场不均一性效应带来的相位伪影，得到的是高通的图像，即校正后的相位图。其次，以校正后的相位图建立一个相位蒙片，用相位蒙片对幅值图像进行多次加权叠加，使顺磁性物质引起的失相位区域的负性信号强度得以最大化。最后，对上述结果进行最小密度投影可以将分散在各个层面的静脉连续化，获得最小密度投影图像。

SWI独特的数据采集和图像处理过程提高了幅值图像的对比，对静脉血、出血和铁沉积高度敏感，甚至可以检测到小于一个体素的血管。

二、主要检查技术

SWI是一个三维采集、薄层重建的梯度回波序列，它采用高分辨力的3D GRE扫描序列、完全流动补偿、射频脉冲扰相等技术，具有三维、高分辨率、高信噪比等特点。

SWI为场强依赖性技术，外加静磁场越高，SWI的SNR和分辨力越好，目前SWI只能在1.5T及以上场强的磁共振设备上实现，且需要特殊的后处理软件。

三、临床应用

SWI通过引入相位信息来获得组织磁敏感性的对比度，对去氧血红蛋白等顺磁性成分敏感，对小静脉显示有独特优势。SWI图像可以更好地显示静脉血管、微出血及铁沉积。临床上主要用于中枢神经系统，如脑外伤、血管畸形（尤其是小血管及静脉畸形）、脑血管病、铁沉积及脑肿瘤的血管评价等（图2-12）。

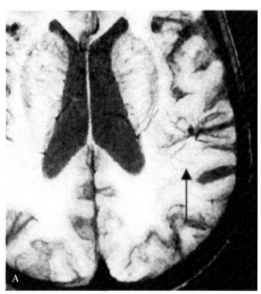
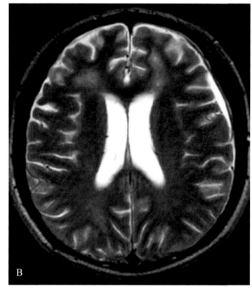
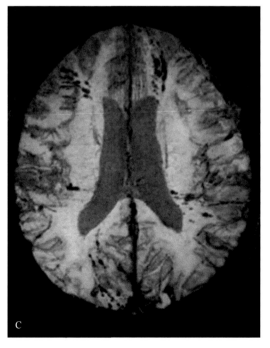

图2-12　SWI图像显示静脉血管畸形（图A）；脑外伤患者，T_2WI（图B）仅见脑实质散在水肿灶，SWI（图C）显示多发散在点状出血，提示轴索损伤

第六节　磁共振波谱技术及临床应用

磁共振波谱（MR spectroscopy，MRS）是医学影像学近年来发展较快的一种检查技术。随着MRI设备不断改进，软件开发及临床研究的不断深入，人们通过MRS对各种疾病的生化代谢的认识不断提高，临床应用日益广泛，为临床的诊断、鉴别、分期、治疗和预后提供更多有重要价值的信息。MRS以分子水平了解人体生理上的变化，从而可对疾病的早期诊断、预后及鉴别诊断、疗效追踪等方面做出更明确的结论，已成为目前唯——种无创伤性研究活体器官组织代谢、生化变化及化合物定量分析的技术方法。

一、基本原理

在理想均匀的磁场中，同一种质子（如^1H）理论上应具有相同的共振频率。事实上，即使同一种核处在相同磁场中，它们的共振频率也不完全相同，而是在一个有限的频率范围内。这是由于原子核外的电子对原子核有磁屏蔽作用，它使作用于原子核的磁场强度小于外加磁场的强度，其屏蔽作用大小用屏蔽系数s来表示，被这种屏蔽作用削弱掉的磁场为sB，与外加磁场方向相反。外加磁场越强，sB越大，原子核实际感受到的磁场强度与外加磁场强度之差越大。

此外，s还与核的特性和化学环境有关。核的化学环境指核所在的分子结构，同一种核处在不同的分子中，甚至在同一分子的不同位置或不同的原子基团中，它周围的电子数和电子的分布将有所不同，因而受到电子的磁屏蔽作用的程度不同。

在相同外加磁场作用下，样品中有不同化学环境的同一种核，由于它们受磁屏蔽的程度（s的大小）不同，它们将具有不同的共振频率，在频谱上产生的共振峰位置也不同，这种现象称为化学位移（chemical shift）。在正常组织中，代谢物在物质中以特定的浓度存在，当组织发生病变时，代谢物浓度也会发生改变。MRI主要是对水和脂肪中的氢质子共振峰进行测量和脂肪中的氢质子共振峰进行测量，在1.5T场强下水和脂肪共振频率相差220Hz（化学位移），但在这两个峰之间还有多种浓度较低代谢物所形成的共振峰，如NAA、Cr、Cho等，这些代谢物的浓度与水和脂肪相比非常低。MRS需要通过匀场抑制水和脂肪的共振峰，才能使这些微弱的共振峰群得以显示。

MRS在所需信号的激发、空间定位、数据采集等上均与MRI类似，只是最终的表现形式不同，MRS是将按时间域分布的函数转变成按频率域分布的谱线。MRS由一系列谱峰组成，每个峰的面积对应于所探测原子核的数量，因此MRS可以定量检测采样容积内的化学物质的浓度。谱线的横轴代表共振频率，通常用百万分率（parts per million，ppm）来表示，纵轴代表化合物的信号强度，其峰高度或峰下面积与该化合物的浓度成正比。

二、MRS的特点

（1）用谱线及数值来表示代谢物的信息，而非解剖图像。

（2）对磁场强度及磁场均匀度要求高。

（3）外加磁场强度升高，有利于提高MRS质量及信噪比，可以更好地区分各种代谢物。

（4）信号弱，需要多次平均才能获得足够的信噪比，检查时间相对较长。

（5）所得代谢物的含量都是相对的，常用两种或以上的代谢物含量比值来反映组织的代谢变化。

（6）^{1}H-MRS选择三甲基硅烷作为参照物。

三、MRS空间定位技术

空间定位技术是将检测范围局限在一定容量的感兴趣区（ROI）内的技术。准确采集ROI体素内的信号而不被ROI以外的信号污染，是MRS成功的关键前提。MRS空间定位技术一般分为单体素采集技术和多体素采集技术。

（一）单体素采集技术

单体素空间定位采用三个互相垂直的层面选择脉冲，采集的仅为与三个层面均相交的点（或体素）内的信号。

常用的单体素采集技术有点分辨波谱技术（point resolved spectroscopy，PRESS）和激励回波探测法（stimulated echo acquisition mode，STEAM）。

1.点分辨波谱技术（PRESS） PRESS序列是运用一个90°脉冲、两个重聚180°脉冲，产生一个自旋回波的ROI，而相应的打击梯度（通常是一对）伴随在180°脉冲的两旁。

因为运用了重聚相位的180°脉冲，减少了STEAM序列的信号丢失。PRESS序列选择长TE（＞50ms）会导致T_2代谢物的丢失，且信噪比下降。

2.激励回波探测法（STEAM） STEAM序列是连续运用三个互相垂直的90°脉冲，采集三个脉冲相交的激发区域的回波，而其他回波信号由一个施加在混合时间内的大的打击梯度去相位将信号去除。

STEAM序列能够形成精确的体素，一次激发就可采集，不需要相位再循环；缺点是有近一半的信号丢失，信噪比较低。STEAM主要用于^{1}H-MRS。

（二）多体素采集技术

多体素采集技术又称为化学位移成像（chemical shift imaging，CSI）或磁共振波谱成像（magnetic resonance spectroscopy imaging，MRSI），可分为二维及三维的多体素采集。

其优点是一次采集覆盖的范围较大，可以反映同一时间内各个不同部位代谢产物的空间分布，获得病灶不均一时的信息及周边情况，有利于对照，比单体素采集方法效率更高。可以通过计算机软件的计算，将感兴趣代谢物的MRS信号变化标记到相应的MRI图像上，重建出选定范围内的代谢物分布图，较直观地显示代谢物的分布变化。

多体素MRS通常采用PRESS技术。

四、MRS的伪影

（一）化学位移伪影

通常只影响单体素采集。常发生在谱线后处理拟合算法不正确时，标记错误；或在应用选层脉冲时体素的位置会有轻度的偏移，造成代谢物峰的增大或变小。

（二）磁敏感性伪影

是最易观察到的MRS伪影，常出现在3.5～4.0ppm处，被称为鬼影（ghost）；还有一类相关的伪影是涡电流伪影，常在谱线的1.0～2.0ppm处呈一个尖锐的下降。这类伪影通常与体素外的磁敏感性物质的影响有关，如出血等。

（三）运动伪影

大部分原因是在MRS采集过程中，由于患者移动造成的谱线结果不准确。

五、临床应用

（一）神经系统

中枢神经系统由于运动伪影少、脑组织内含脂肪组织少等特点，是MRS主要的应用范围。该技术主要用于脑肿瘤、神经退行性病变、代谢性疾病、癫痫、缺血缺氧性脑病、感染性疾病等疾病的诊断与鉴别诊断。

^{1}HMRS中人脑组织的主要代谢物有（图2-13）：

1. *N*-乙酰天冬氨酸（N-acetyl aspartate，NAA）　主要位于2.02ppm，是正常神经元的标志物，不会出现在神经胶质细胞中。NAA的水平反映了神经元细胞的代谢情况。NAA水平的降低可作为判断神经元丢失和损伤的可靠指标。

2. 胆碱化合物（choline，Cho）　Cho峰反映脑内总胆碱的储存量，主要位于3.20ppm，是细胞膜翻转的标志物。胆碱与细胞膜磷脂代谢有关，反映了细胞膜的转运状态。

3. 肌酸/磷酸肌酸（creatine，Cr）　主要位于3.02ppm，是能量储存、利用的重要化合物，标志着细胞的能量状态。

4. 肌醇（myo-inositol，mI）　主要位于3.56ppm（仅短TE序列可见），是胶质细胞的标志物，反映渗透压的异常。

5. 谷氨酸类化合物（glutamate，Glu/glutamine，Gln，统称Glx）　谷氨酰胺（Gln）

与谷氨酸（Glu）的复合物在MRS上的波峰常难以区分，其位于2.1～2.5ppm处。Glu是兴奋性神经递质，Gln是抑制性神经递质。

6.其他　脑内还会出现乳酸（lactate，Lac）、脂质（lipid，Lip）、丙氨酸（alanine，Ala）等。乳酸是葡萄糖无氧酵解的产物，正常脑组织中不可见。Lac峰的出现常提示正常细胞的有氧代谢不能正常进行，周围组织缺血、缺氧等病变。

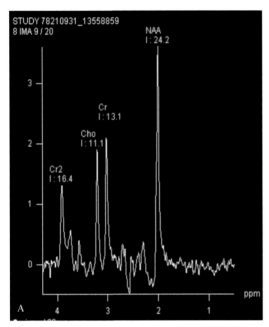

Metabolite	Pos./ppm	Integral	Ratio
NAA	2.02	38.86	0.39
Cr	3.06	59.56	0.59
Cho	3.25	41.36	0.41
Cr2	3.96	0.00	0.00
Cr+Cho	3.16	100.92	1.00

图2-13　脑实质正常氢质子波谱曲线（图A）与量化数值（图B）

（二）前列腺

前列腺癌是老年男性常见的一种恶性肿瘤，通常生长缓慢，预后相对良好。MRI成像和[1]HMRS能无创地评价前列腺癌的解剖分布及肿瘤生物学特征，在前列腺癌诊断、分级及治疗后观察上具有重要的应用价值。

前列腺癌的代谢变化有：

1.枸橼酸盐（citrate，Cit）　位于2.6～2.7ppm处。Cit是前列腺活体细胞线粒体内三羧酸循环的重要代谢产物，为精液的主要成分。正常和增生的前列腺组织有分泌和浓缩Cit的能力，Cit含量高；前列腺癌组织此能力减小或丧失，Cit含量低。临床上常测定（Cho+Cre）/Cit的比值。

2.总胆碱（total Choline，tCho）　位于3.2ppm处，包括胆碱、磷酸胆碱等，均与细胞膜的合成和降解有关。

3.肌酸（creatine，Cre）　包括肌酸和磷酸肌酸，参与体内的能量代谢。由于其共振峰（3.0ppm）与Cho共振峰（3.2ppm）部分重叠，不易分离，往往与Cho合并计算。

4.其他　在活体前列腺MRS上可以分辨的其他代谢物还有脂质（共振峰位于0.5～2.2ppm）、肌醇（共振峰位于3.6～3.7ppm）等。

第七节　磁共振血管成像技术及临床应用

随着MR技术的发展，磁共振血管成像（magnetic resonance angiography，MRA）已成为临床上常规的MR检查技术之一，在脉管系统疾病诊断中发挥着重要作用。在颅内血管检查中，MRA的血管分辨率已接近常规X线造影。目前，MRA的临床应用十分广泛，已经不单纯用来显示血管的解剖结构，也深入到了功能基础研究中。

一、血流动力学

依靠血液流动产生MR信号的MRA中血流的对比是血液运动的结果，血流动力学对MRA血管显示有重要作用。

体内血流是复杂、多变的，但可以用简单的流动模型来表示。在流体动力学中，线流和它的流动图经常能够逼真地显示血液流动图。常用的流速图有栓流和层流。在栓流中，所有的粒子都以相同的速度平行地向前运动，栓流的流动图为特征性的钝形。因为所有粒子都沿着同心做片层运动，所以称之为层流。层流的流动图为抛物线形，管腔中心是速度最快的流动粒子。

血管形状的改变如纡曲、狭窄、分叉，血流信号都会发生变化。当血管形状不是长圆柱状时，局部的流动图发生变化，在血管分叉处常会发生流动分离。流动分离是与主流分离的局部再循环区的形成。当层流从一个较大的血管进入较小的血管中时，另一个重要的流动现象——流入效应发生。在较小血管入口处，开始时，流动图是钝形，流动一段距离后，变成了完全的抛物线形。作为流入效应的结果，在不同位置测量测得的流速图和速度分布是不同的。

黏滞性是液体内部的摩擦力，与流动阻力不同，黏滞性仅由液体的性质决定，与血管形状没有关系。由于血液内红细胞与邻近细胞和血管壁的摩擦阻碍，血液的黏滞性是水的4倍。

在放射学术语内，"涡流"泛指混乱的流动模式，通常在MRA中与信号丢失密切相关。在物理学中，涡流有更明确的定义，是指液体内剧烈的混乱，与旋涡的形成有关。是否形成涡流是由雷诺数（Re）决定的：

$$Re = \rho v D / \mu$$

式中：ρ为液体密度，v是平均速度，D是血管直径，μ是黏滞性。当雷诺数 ≥ 2000时，液体就形成涡流。雷诺数与管腔直径、平均速度成正比，与黏滞性成反比。在活体内，真正的涡流很少，在达到涡流前，非线性流动就会导致相位不一致，造成MRA中信号的丢失。

从流体动力学的简单讨论中可以得出，不同的流动图像对MRA的效果有重要影响。只有在对流体表现和MRA原理充分理解的基础上，才能够正确地进行MRA序列设计、选择合适的成像参数、获得最佳的流动对比，并对MRA图像出现的流动相关伪影做出准确的解释。

二、MRA的分类

MRA技术根据成像原理可分为两类：依靠血液流动产生MR信号的MRA和对比增强MRA（contrast enhancement MRA，CE-MRA）。前者的基本原理是利用血液的流动产生的流入性增强或相位效应形成MR信号。目前，其主要技术方法有两种：时间飞跃（time-of-flight，TOF）技术和相位效应（phase effects，PC）技术。PC法对磁共振机器的硬件设备要求相对较高，成像时间长（是相应TOF法的3～4倍），因此，目前临床常用的MRA方法为TOF法。

三、基本原理

（一）时间飞跃MRA

该技术基于血流的流入效应。其一般采用TR较短的快速扰相GRE T_1WI序列进行采集，成像容积或层面内的静止组织被反复激发而处于饱和状态，磁化矢量很小，从而抑制了静止的背景组织；而成像容积之外的血流没有受到射频脉冲的饱和，当血液流入成像容积或层面时就具有高信号，与静止组织之间形成较好的对比。

（二）相位对比MRA

相位对比MRA是利用流动所致的宏观磁化矢量（M_{xy}）的相位变化来抑制背景、突出血管信号。相位编码采用双极梯度场对流动进行编码，即在RF脉冲激发后，在层面选择梯度和读出梯度之间施加两个方向相反、大小和持续时间相同的梯度场。对于静止组织，两个梯度场的作用刚好完全抵消，第一个梯度场造成的M_{xy}相位变化被第二个梯度场完全纠正，到TE时刻静止组织的M_{xy}相位变化等于零；而流动质子群由于在两次施加梯度场时位置发生了改变，第一个梯度场造成的M_{xy}相位变化不可能被第二个梯度场完全纠正，到TE时刻流动质子群的M_{xy}相位变化得到保留，因此与静止组织存在相位差别，形成相位对比。

施加双极梯度场期间，流动质子群积聚的相位变化与其流速有关，流动越快则相位变化越明显，利用获得相位差异来显示血管影像，得到PC MRA图像。

（三）对比增强MRA（CE-MRA）

是通过静脉内团注顺磁性对比剂，利用对比剂在动脉内短暂的高浓度状态使血液的T_1弛豫时间明显缩短，同时使用快速GRE脉冲序列和特殊的K空间填充技术采集数据，获得的源图像经计算机后处理形成血管造影像（图2-14）。

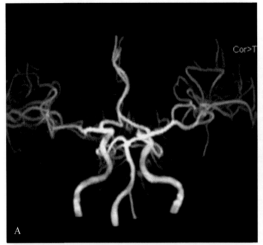

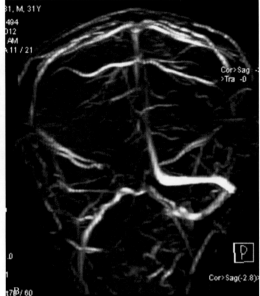

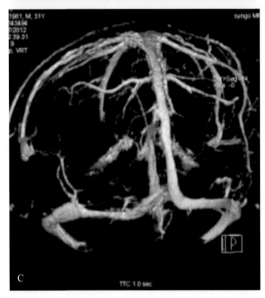

图2-14　颅脑TOF-MRA（图A）、PC-MRA（图B）及CE-MRA（图C）图像

四、成像技术

（一）TOF MRA技术

TOF MRA技术基于血流的流入效应，可采用2D或3D技术进行采集。

1. 2D TOF MRA技术　是对整个被扫描区域以连续多个单层面激发的方式采集数据，并进行图像重建，获得整个被扫描区域的血管影像。其成像范围大，采集时间短，对很大的流速范围内都很敏感，尤其是对非复杂性慢血流更敏感，可同时显示动、静脉或利用预饱和带显示其中之一。一般采用扰相GRE T_1WI序列，选择最短的TE以减少流动失相位，选择角度较大的射频脉冲以增加背景组织的饱和。

2. 3D TOF MRA技术　针对整个容积进行射频激发和信号采集，空间分辨率更高，原始图像的层厚可以小于1mm，但扫描时间相对较长。一般也采用扰相GRE序列，选择最短的TE以减少流动失相位。由于体素小，受涡流的影响相对较小，但是容积内血流饱和较明显，不利于慢血流的显示。

（二）PC MRA 技术

PC MRA是以流速为编码，以相位变化作为图像对比的特殊成像技术。图像分为速度图像和流动图像。速度图像的信号强度仅与流速有关，不具有血流方向信息，血流越快，信号越高。流动图像也称相位图像，信号性质不仅与流速有关，同时还具有血流方向信息，正向血流表现为高信号，流速越大信号越强；反向血流表现为低信号，流速越大信号越低；静止组织表现为中等信号。采用减影技术后，背景静止组织没有相位变化信号几乎完全剔除。由于血流的相位变化只能反映在流速编码梯度场方向上，为了反映血管内血流的真实情况，需要在前后、左右、上下方向施加流速编码梯度场。

常规PC MRA为速度图像，可以显示血流信号，从而显示血管结构。流动图像主要用作血流方向、流速和流量的定量分析。

（三）CE-MRA 技术

1.扫描时机的掌握是CE-MRA技术的关键。扫描序列过早或过晚启动都会严重影响CE-MRA的质量，甚至导致检查失败。序列启动的原则是"在目标血管中对比剂浓度最高的时刻采集填充K空间中心区域的MR信号"。主要方法有循环时间计算法、透视触发技术和智能自动触发技术。

2.后处理技术：利用三维序列采集的原始图像进行图像后处理重建，常用方法有最大密度投影（MIP）、多平面重建（MPR）、容积再现（VR）、表面阴影显示法（SSD）等，其中MIP、MPR最为常用。

五、临床应用

（一）TOF MRA 的临床应用

在临床上的应用最为广泛，主要用于脑部血管、颈部血管、下肢血管等病变的检查。对于脑部动脉的检查多采用3D TOF MRA技术，颈部动脉的检查采用2D或3D技术，下肢血管多采用2D技术。上述部位静脉病变检查多采用2D技术。

（二）PC MRA 的临床应用

PC MRA临床应用相对较少，主要用于脑动脉瘤的显示、心脏血流分析、门静脉血流分析、静脉病变的检查和肾动脉病变的检查。

（三）CE-MRA 的临床应用

临床上对于大、中血管的检查，CE-MRA几乎可以替代DSA，目前主要应用于：
1.颅脑、颈部血管　主要用于脑部和颈部动脉狭窄或闭塞、动脉瘤、血管畸形等的检查，可作为常规MRA的补充，以增加可信度。

2.主动脉　主要用于主动脉瘤、主动脉夹层、主动脉畸形等的检查。

3.肺动脉　主要包括肺动脉栓塞和肺动、静脉瘘。对于肺动脉栓塞，可以很好地显示亚段以上的血管栓塞；对于动、静脉瘘，可以显示供血动脉和引流静脉。

4.肾动脉　主要应用于肾动脉狭窄的检查。

5.肠系膜血管和门静脉　主要用于肠系膜血管的狭窄或血栓、门静脉高压及其侧支循环的检查。

6.四肢血管　主要用于四肢血管的狭窄、动脉瘤、血栓性脉管炎及血管畸形等的检查。

（翟方兵　贺光军　曹　倩）

第三章

磁共振伪影与假象

第一节　伪影的概念与特点

伪影是指磁共振图像中与实际解剖结构不相符的信号。伪影可以来源于成像设备的本身或被检组织本身，也可以来源于成像设备和被检组织间的错误关联，也可以来源于外部的干扰。磁共振图像中每个点的信息，都由频率和相位编码决定，当接收信息的频率和相位编码受到外界干扰时，将导致图像伪影的出现。一般表现为图像的变形、重叠、缺失、模糊，亮度失真、对比度失真等。带有伪影的磁共振图像主要造成3个方面的问题：①使图像质量下降，甚至无法诊断；②掩盖病灶，造成漏诊；③出现假病灶，造成误诊。

相对于X线、CT等成像方法，磁共振成像由于高磁场本身的物理限度和序列优化的程度，更容易产生伪影。磁共振成像一般采用二维傅里叶变换成像方法。这是建立在给定层面内质子的进动频率和相位决定其在频率和相位方向的空间位置基础上的。如果两者的对应关系被打破，便会出现伪影信号。理想的MRI前提是数据采集过程中质子空间位置不变，主磁场绝对均匀一致，梯度脉冲波形为方波，层面、层厚方向的组织均匀一致，射频脉冲稳定、均匀等。实际上，上述条件基本上是办不到的，所以出现伪影在所难免。伪影较轻时不会对诊断造成影响，但严重时不但影响诊断，甚至会导致检查失败。

随着磁场强度的增高，虽然可以改善图像质量，有着长足优势，但与此同时伪影的问题也愈发突出。磁共振伪影产生的原因多种多样，机制也都很复杂，正确地认识各种伪影和掌握伪影的处理策略相对很难，但要充分发挥高场磁共振的优势又是至关重要的。磁共振伪影依照其来源可有如下分类，见图3-1。

有的伪影基本不会影响诊断，不需处理，有的则会严重影响诊断甚至导致检查失败，因此需要磁共振工作者熟悉伪影的特性并能够尽可能纠正伪影。有些伪影我们能够通过措施纠正去除；有些伪影只能由工程师处理，但需要我们认识。日常工作中常见的伪影有：卷褶伪影、化学位移伪影、截断伪影、部分容积伪影、ghost影（鬼影）、射频非均匀伪影、射频交叉伪影、ASSET伪影、电解质伪影、运动伪影等。接下来我们从伪影表现、形成机制和应对策略几个方面讲述常见的伪影。

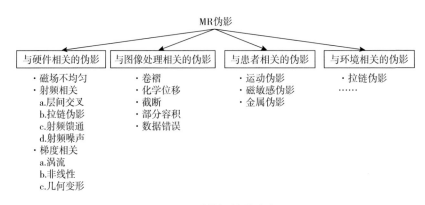

图3-1　磁共振伪影分类

第二节　化学位移伪影

化学位移伪影分为两种，第一种是狭义上的化学位移伪影，主要发生于高场磁共振中，伪影宽度可达几个像素；第二种也称为勾边伪影或黑线伪影，可出现于任何场强的图像中，但仅存在于梯度回波序列。为解释方便，我们分开叙述。

一、第一种化学位移伪影

由于化学位移现象的干扰，水和脂肪的界面将会在图像频率编码的方向上出现一条明亮或灰暗的信号带，也有的两者同时出现，这种伪影称为化学位移伪影。在人体内的氢质子成像中，水中的氢质子（水质子）比脂肪中的氢质子（脂质子）进动频率要快3.5ppm，在1.5T磁共振上相差42.5MHz/T×1.5T×3.5ppm≈224Hz，在3.0T磁共振中相差约446Hz。化学位移现象在高场磁共振上更加明显，使得同一体素内既含脂又含水的组织显示在不同的像素中。

（一）产生机制

在磁共振成像的频率编码方向上，磁共振信号是通过施加频率编码梯度场造成不同位置上的质子进动频率的差异来完成空间定位编码，不同的频率代表不同的位置。磁共振成像的中心频率一般都是以水质子的共振频率为中心的，由于相同梯度场下脂质子的进动频率低于水质子的进动频率，在傅里叶变换时，脂质子的低进动频率会被误以为是空间位置的低频率，这样重建后的脂肪组织的信号会在磁共振图像频率编码方向上向梯度场较低的一侧偏移（图3-2）。

以场强3.0T磁共振为例：脂质子和水质子的化学位移约447Hz，如果矩阵是256×256，频率编码带宽为±12kHz，那么每像素是24kHz/256≈94Hz/像素，化学位移相当于447Hz/94（Hz/像素）≈4.7个像素；如果把频率编码带宽增加到±20kHz，那么相当于156 Hz/像素，化学位移相当于447Hz/156（Hz/像素）≈2.9个像素；同样频率编码带宽和矩阵下1.5T磁共振的化学位移相当于224Hz/156（Hz/像素）≈1.4个像素。

化学位移伪影的根本是由于两种组织的拉莫频率不同造成的，因而与主磁场强度成正比。化学位移伪影在一般序列上都出现在频率编码方向，脂肪组织与其他组织的界面上，如果界面方向与频率编码方向垂直时，化学位移伪影更加明显；在EPI序列中可出现于相位编码方向（图3-3）。

（二）应对策略

（1）选用主磁场强度低的磁共振进行扫描。

（2）改变频率编码方向，使脂肪和其他组织的界面与频率编码方向平行。

（3）施加脂肪抑制技术，从根本上消除进动频率差异。

（4）增加频率编码带宽或降低分辨率，从而降低化学位移的幅度，前者更为常用。

（5）延长TE时间，造成更大的失相位，降低脂肪信号。

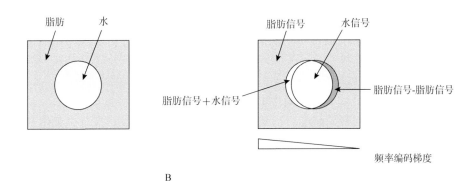

图3-2 化学位移伪影形成示意图

注：圆圈内表示含水丰富的组织器官，包绕在脂肪组织内，图A表示组织的真实位置，图B表示脂肪组织向低频一侧偏移，与含水器官的高频侧重叠，形成高信号，低频侧边缘由于信号缺失呈低信号

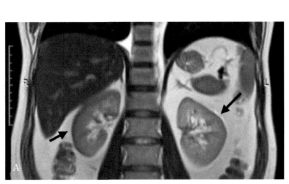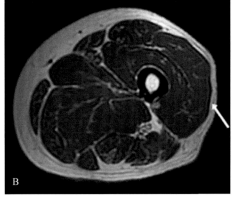

图3-3 图A为肾脏冠状面扫描，可见一侧肾脏边缘线状低信号，另一侧肾脏边缘条形高信号；图B为大腿横断面扫描，脂肪与肌肉交界处见线状低信号化学位移伪影

二、第二种化学位移伪影

在梯度回波的反向位图像上，脏器与脂肪组织的边界处会出现约一个像素宽度的黑线，勾勒于富水脏器的周边，这种伪影称为勾边伪影，也称黑线伪影。

（一）产生机制

因水质子和脂质子的进动频率相差3.5ppm，水质子略快，这种进动频率的差异与场强成正比。这意味着同一个体素中若同时含有水质子和脂质子，在射频脉冲激发完的瞬间，水质子和脂质子的横向磁化矢量一致，若此时采集回波信号，总的磁化矢量为两者之和，即处于同相位；由于水质子的进动频率较快，若干毫秒以后，水质子的相位将超过脂质子180°，水质子和脂质子的横向磁化矢量相反，若此时采集回波信号，总的磁化矢量为两者之差，即处于反向位。再经过相同的一段时间以后，水质子又会逐渐赶上脂质子，两者处于同相位状态，再进动一段时间，又变成反向位，如此反复。因为恒定场强下水质子和脂质子进动频率的差异是固定的，因此这种同相位和反向位也呈周期性规律变化，只要在不同的回波信号时间采集回波，就可以得到同相位或反向位图像，规律如下：

$$同相位 TE = 1000ms \div （3.5ppm \times 42.6MHz/T \times 场强 T）$$
$$反向位 TE = 同相位 \div 2$$

以上是第一个回波信号的时间，以后每个偶数倍的同相位时间都可以采集到同相位信号，每个奇数倍的反向位回波时间都可以采集到反向位信号。

从上面公式中可以轻易得到不同场强下的反向位回波时间（表3-1）。

表3-1　不同场强下同反向位回波时间

场强（T）	化学位移（Hz）	相位时间（ms）	
		反向位	同相位
1.0	149	3.3，10.0，16.7	6.7，13.3，20.0
1.5	224	2.2，6.7，11.2	4.5，8.9，13.4
3.0	447	1.1，3.3，5.5	2.2，4.4，6.7

实际上，只要回波时间接近上表的理论值，都算是反向位图像。假设一个体素的质子中，有60%来源于水质子，40%来源于脂质子，在反向位图像中，会仅剩20%的信号。一般的脏器信号主要来源于水质子，周围脂肪组织的信号来源于脂质子，在反向位图像中两者信号基本不受影响，但是脏器和脂肪交界处的体素仅剩20%信号，对于周围接近100%的信号强度会表现为一个黑点，若干黑点连为一条黑线，勾勒于脏器的边缘，这就是勾边伪影或者说黑线伪影的由来。

这种伪影也并非只有坏处，我们可以利用其特点为诊断服务。如上数据所说，在反向位图像上仅存20%的信号，而在脂肪抑制图像上会有60%的水质子信号，显然反向位图像信号衰减更明显，区分出水脂混合的组织的能力更强。所以，反向位图像经常被用于肾上腺、肝脏和肾脏等组织的含脂病变诊断。

两种化学位移伪影的来源虽然都是水质子和脂肪进动频率的固有差异，但两者有所不同：①第一种化学位移伪影可以出现于自旋回波序列，也可以出现于梯度回波序列，第二种化学位移伪影仅出现于梯度回波序列；②第一种化学位移伪影与回波时间无关，第二种化学位移伪影仅出现于反向位时间图像；③第一种化学位移伪影是沿着频率编码梯度的高低方向呈黑线、白线或黑线+白线的形式，第二种化学位移伪影总是表现为一条黑线；④第一种化学位移伪影仅出现于频率编码方向，第二种化学位移伪影可出现于任何方向的水脂混合信号；⑤第一种化学位移伪影因采集带宽不同，宽度可变，第二种化学位移伪影总是只有一个像素的宽度（图3-4）。

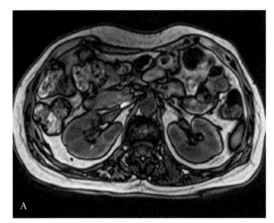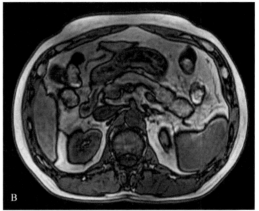

图3-4　肝脏、肾脏、胰腺等脏器周边可见勾边影，使脏器呈现类似浮雕的效果（图A、B）

（二）应对策略

（1）改变TE时间，采集同相位图像（可以通过采集带宽调节）。

（2）施加脂肪抑制技术，减小水脂混合信号与周围信号强度差。

（3）改用自旋回波类序列替代梯度回波序列。

第三节　磁化率伪影

一、磁化率及磁化率伪影

某种物质的磁化率是指该物质进入外磁场后的磁化强度与外磁场的强度比率，是表征物质磁介质性质的物理量。铁磁性物质表现为顺磁性，磁化率高，为正值；组成人体主要成分的水，微带抗磁性，磁化率很小，或为负值。不同的组织成分抗磁性磁化率不同，使得进入磁场中的人体处于非均匀性磁场中。两种磁化率差别较大的组织界面将会出现磁化率伪影。

磁化率伪影是指因受检区域磁化率的改变而导致的图像扭曲变形或图像信号混乱，也称为磁敏感伪影，因金属异物而导致的磁化率伪影也称为金属伪影。磁化率伪影对图像破坏较为严重，常影响诊断。根据导致磁化率变化的物质的性质，可分为铁磁性磁化率伪影和非铁磁性磁化率伪影两类。前者的图像表现为铁磁性物体周围大范围组织无信号和信号严重畸变、错位，畸变的边缘处常伴有高亮的尖角样变形；后者则表现为圆形低信号区或局部信号扭曲变形，但影响范围小，不影响周围组织影像。

二、产生机制

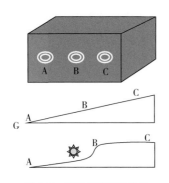

图3-5 磁化率伪影形成

产生机制见图3-5。磁共振成像的空间定位方法是建立在质子共振频率和物理位置确定的关系基础之上的。换言之，共振频率的改变只能是由线性梯度场的应用带来的线性场强变化所引起，否则空间编码方法就不能为信号源精确定位。因此，梯度场的非线性或成像区磁场的不均匀，都会破坏共振频率和物理位置的固定关系，从而导致图像的扭曲变形。所以，设备安装期间要花费大量时间进行匀场，以保证磁体中心的磁场尽可能均匀。但是，只有在被成像组织的磁化率相同的前提下，主磁场才能保证均匀一致。磁化率的改变必然改变磁场均匀性，引起磁场扭曲。

磁场中任何金属的出现均可导致磁场扭曲。铁磁性金属的磁化率较大，微量铁磁性金属便可引起周围磁场的极大改变。铁、钴、镍等铁磁性金属进入磁场后，磁力线将高度集中于这些金属，从而使磁场均匀性受到严重破坏；铂、钛、钆等金属集中磁力线的程度比铁磁性金属弱得多，但也影响主磁场均匀性；铜、金、锌等抗磁性金属对磁场的影响最小。非铁磁性金属不直接影响主磁场，但它在梯度场的作用下能产生感应电流，通过其局部场间接影响到主磁场。

三、磁化率伪影的表现

磁化率伪影的表现见图3-6。磁场均匀性破坏对图像的影响主要表现在两个方面：大片信号的丢失和图像的扭曲变形。扭曲变形的信号往往出现在信号丢失区远方。磁场增大处影像向外延伸，磁场减弱处影像被压缩，延伸和缩小区域的分率与正常图像差异较大。下面阐述这一现象的形成机制：

在层面选择方向。选层就是用一个带宽特别窄的射频脉冲来激发层面内的所有质子，被激发后的质子将在一个频率上进动。每个选层脉冲的中心频率都是由受激层面的物理位置决定的。也就是说，离中心的层面越远，激发所需的频率就越大。金属物体的影响范围一旦进入成像层面，就会导致局部磁场的升高，其磁场变化值通常大于选层梯度场的强度。因此，金属物体周围质子的共振频率就会随之提高，高出选层梯度场强下

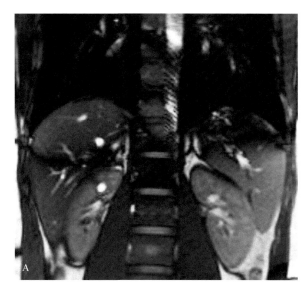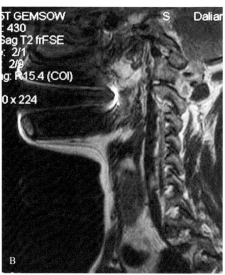

图3-6 图A为平衡式稳态自由进动序列，对磁场要求比较高，肝顶（肝肺交界区）更容易形成磁化率伪影，须提前加局部匀场纠正；图B为有义齿的患者，有明显的金属伪影

的应有共振频率，这意味着上述质子已不能被它对应的选层脉冲所激发（共振频率高出被激层面），但它却能被较远层面选层脉冲所激发。这样，那些较远层面的信号就表现为本层面本来的信号和易位后金属物体所影响的层面的信号之和，即这里出现强信号区而原层面信号完全丢失。由此可知，离金属物体越近共振频率的变化越大，它的信号将与更远距离的层面相叠加，产生更大的信号错位。

在频率编码方向。局部磁场的增加同样引起共振频率的增加，新的共振频率为原始频率加增量频率，而不同的频率意味着不同的空间位置，共振频率的变化使它在频率编码方向上脱离本来的图像位置而向高频率编码方向移动，即信号从一个体素消失在另外一个体素位置错误呈现。这个新体素的信号强度为它本来的信号强度与错位而来的体素信号强度之和。

综上所述，磁化率的改变不仅可以发生于不同层面间，也可以发生于同一层面内，引起信号强度和位置的改变，但仅限于层面选择方向和频率编码方向，与相位编码方向无关。

不同类型的回波序列对磁化率伪影的敏感性不同，按照敏感程度高低，排序依次为平面回波序列、梯度回波序列、常规自旋回波序列、快速自旋回波序列。磁化率伪影与磁场强度成正比，随场强增大成倍增加。

四、应对策略

（1）严格做好检查前的准备工作，清理所有可去除的金属异物，不仅为了图像质量，更因为安全因素。

（2）装有磁共振兼容性体内置入物的患者，尽量用场强低的磁共振检查。

（3）尽量用快速自旋回波序列替代其他类型回波序列。

（4）对于轻度的磁化率伪影，可以通过单独或组合使用增加梯度场强、增大信号采集带宽、缩短回波时间、减小层厚、扩大矩阵、施加预饱和带、使用局部匀场等解决。口服低剂量顺磁性对比剂可减少胃肠道气体与周围组织间的磁化率伪影。

（5）平面回波序列比较敏感，采用多次激发或并行采集技术可以减轻伪影；各种序列用Propeller技术能显著减轻伪影。

（6）改变编码方向。

（7）需要进行脂肪抑制时，尽量采用STIR或水脂分离成像技术。

（8）有条件的可以使用去金属伪影优化序列，如西门子公司的syngo WARP，GE公司的MAVRIC SL的序列。

第四节　部分容积伪影

在磁共振扫描中，凡小于层厚的病变，其信号受层厚内其他组织的影响，所测出的信号值不能代表病变的真正信号：如在高信号组织中小的低信号的病灶，其信号值偏高；反之，在低信号组织中的较小的高信号病灶，其信号值偏低，这种现象称为部分容积效应。部分容积效应导致信号强度不能以客观表达，同时影响病灶与正常组织的对比。

一、产生机制及表现

在磁共振成像中，成像平面内的分辨率总是高于层面选择方向（层厚）方向，即便是高分辨3D扫描也是如此。例如，常规头部扫描FOV为230mm×230mm，矩阵为320×256的扫描，可在平面内得到约0.7mm×0.9mm的分辨率，而典型的层面厚度却在5～7mm；颅内黑血斑块成像序列是各向同性3D高分辨扫描序列，其典型分辨率也只是0.8mm×0.8mm×0.8mm，层厚也未低于层面内的分辨率。

理想的断层图像应从无限薄的组织层面内获取。但在实际的磁共振成像系统中，由于受层面选择射频脉冲的带宽、层面选择梯度场和SNR（随层面的变薄或体素的变小而下降）的多重限制，组织层面就不可能取得太薄。这是层厚方向的分辨率总是低于层面方向的主要原因。组织层面的增厚又会导致图像沿层厚方向分辨率的下降，因为图像所显示的磁共振信号是组织体素内所有质子磁共振信号的平均值，而不是某一点准确的信号值（图3-7）。

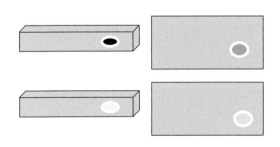

图3-7　部分容积伪影形成示意图

上图为水模中有黑色低信号的小圆球，成像结果是黑色与灰色水模信号的中和，黑色圆球的信号增高；下图为水模中有白色高信号的小圆球，成像结果是白色与灰色背景的信号中和，白色圆球的信号减低

除层面厚度外，选择性射频脉冲的波形不理想也能加剧部分容积效应。理想的射频脉冲应使选定层面内的质子均受到等强度的激励，而层面外的质子不

被激发，这就要求射频脉冲的频谱具有矩形包络。但是，常用的激励脉冲为高斯形或钟形，因而层面方向所受射频照射先天不一致。如果它的波形进一步变差，还可使激励范围扩大到相邻层面，从而进一步增强部分容积效应。

当成像层较厚、病变较小且位于层与层之间时，图像最易受到部分容积效应的影响。这时低信号的病变位于高信号的组织中，即周围组织的信号将掩盖小病变。为尽量减少部分容积伪影的影响，一般应选择薄层面进行扫描。当对图像要求较高的部位成像或对小病变成像时更应如此。层厚的变薄将使信噪比下降，反过来影响图像的分辨率，所以层厚和信噪比是互相矛盾的，要两者兼顾，一般降低层厚的同时，应该增加重复采集次数提高信噪比（图3-8）。

二、应对策略

（1）减小层厚，增加层面方向的分辨率（注意信噪比的变化）。高场强磁共振和3D

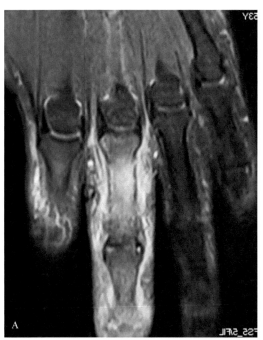

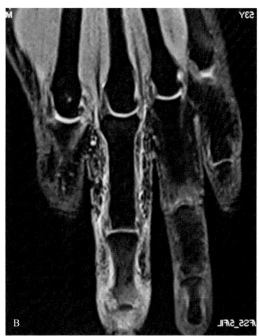

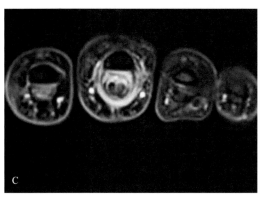

图3-8　图A层厚5mm图像显示骨髓水肿，图B在3mm层厚扫描图像上骨髓信号正常，图A骨髓高信号为邻近软组织高信号所致部分容积伪影所致（图C）

扫描更容易在保证信噪比的前提下获得薄层图像。

（2）改变选层位置，尽量使一个选层内完整包含小病灶。

第五节　截断伪影

截断伪影是指发生在图像组织边界的多条同心的环形明暗（黑白）相间的条纹，常与信号差异较大的组织边界线平行分布，并由分界处向两侧蔓延，随距离增大逐渐变小；另一种截断伪影表现为单纯的组织边界环状高信号影。截断伪影也称为环状伪影、振铃伪影。

一、产生机制

截断伪影发生在图像重建的过程中，其原因是信号强度的突变。下面通过图示说明其原理（图3-9），假设使用质地均匀的矩形水模成像，则K空间中心的相位编码线上应得到可由Sin函数表示的信号。在信号采样点数从64至128再至192和256的过程中，采样点数增加即所得Sin函数的波瓣增加，经傅里叶转换后频谱的波纹幅度降低、个数增多，更接近于矩形。采样点的增多，将使数据中的频率分量越丰富、对应图像的分辨率也越高，采样点数越少的小矩阵采集不能还原信号中的高频分量。而高分量的丢失相当于对信号的截断，这就是截断伪影名称的由来。随着采样点数的增加，信号还原能力增强，相邻采样点数的信号差变小，过渡越细腻真实，截断的宽度将会减小。这种采样点数就是相位编码步级数，所以随着相位编码的增加，组织界面信号截断带的宽度和伪影信号的强度都会减小。

颅骨与脑组织的边界、骨盆内组织器官与骨的边界，以及脑脊液与脊髓的边界等，

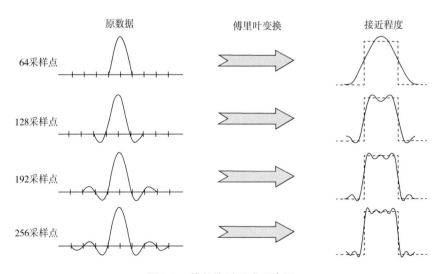

图3-9　截断伪影形成示意图

因为信号差异较大，更容易产生截断伪影，特别是颈椎矢状位T₁WI的颈髓低信号带，很容易与脊髓空洞症混淆。截断伪影一般出现于相位编码方向，因为频率编码方向的分辨率一般都比较高。此外，截断伪影对高信噪比的图像敏感，特别是空间分辨力较低的图像（图3-10）。

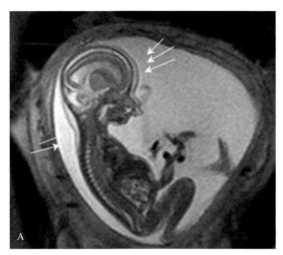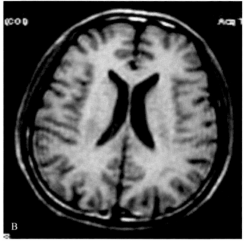

图3-10 胎儿磁共振检查及颅脑检查所见的截断伪影（图A、B）

二、应对策略

（1）增加分辨率，特别是相位编码方向的分辨率。

（2）缩小FOV（相当于缩小体素尺寸，从而增加分辨率）。

第六节 卷褶伪影

当受检部位的大小超出FOV的范围时，FOV以外的影像将会折叠到图像的另一侧，这种折叠称为卷褶伪影，也称为折叠伪影、包绕伪影或混叠伪影。它使被折叠区的图像模糊，可供诊断的有效区域缩小，分为二维卷褶和3D卷褶。

一、产生机制

磁共振信号在图像上的位置取决于信号的相位和频率。相位和频率分别由相位编码和频率编码获得。信号的相位和频率具有一定的范围，仅能对FOV以内的组织进行空间编码，当FOV以外的组织信号融入FOV以内时，将会发生相位和频率的错误，把FOV一侧的组织信号误算为另一侧的组织信号，从而形成卷褶伪影。

以频率编码的信号采集为例（图3-11），假设频率编码在X方向，a、b、c、d四点成等距分布，a、b、c三点均位于FOV以内，且b点位于磁场中心，d点处于FOV以外。

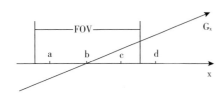

图3-11　卷褶伪影形成

在频率编码梯度场Gx作用下，a与c两点由于梯度场强相同，方向相反导致两处质子以频率相同、相反相位进行进动，d点质子梯度场更强，因此进动频率比a和c更高。取样后a和c两点质子因相位相反容易区分，但c和d却难以区分。假设d点信号频率为fd，采样中心频率为fb，此时fd＞½fb，即fb＜2fd，即采样频率小于最大频率的2倍，所以不能从信号采样中恢复原始信号，必定发生卷褶。此时卷褶区的低频信号（伪影信号）的频率为fb～fd，因此c和d两点得到相反的信号，而a和d两点信号频率相同不能区分。其结果就是图像重建后d点信号落在FOV以内的a点，即卷褶。相位编码方向的卷褶与频率编码方向的卷褶类似。

卷褶既可以出现在相位编码方向也可以出现在频率编码方向，但是频率编码方向默认使用低通滤波和两倍过采样，前者滤除频率编码方向上的由相距太远的组织发出的信号，后者相当于两倍FOV，所以卷褶常发生在相位编码方向。三维序列中，由于层面方向定位也使用相位编码，所以卷褶也可以发生在层面方向上，主要表现为起止的少数层图像上出现对侧组织的重叠影像（图3-12）。

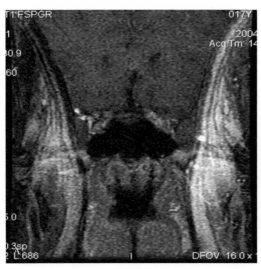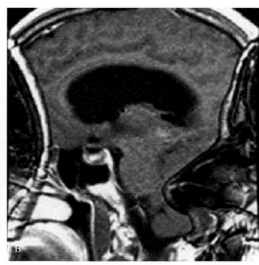

图3-12　鞍区扫描参数设置不当形成卷褶伪影（图A、B）

二、应对策略

（1）增大FOV，使其略大于受检部位，最简单易行，但会降低分辨率。

（2）增加相位编码过采样，包括全部受检部位〔西门子设备过采样（over sample）技术，可以在1%～100%选择，成比例增加扫描时间；GE设备称NPW，相当于100%过采样，但NEX减半，如果是2个NEX，施加NPW技术后实际上只执行1个NEX，但相位编码范围增大1倍，采集的总相位编码线数目没有改变，因此不增加采集时间，但信噪比减低〕。

（3）改变相位编码方向，将被检部位的短轴作为相位编码方向。

（4）添加饱和带，抑制FOV以外的组织信号。

（5）3D卷褶：删除最前和最后几张图像，或增加层面方向过采样。假设一个序列共60幅图像，起始的6幅图像有卷褶伪影，那么增加20%的过采样即可。

第七节 层面交叉伪影

层面交叉伪影是指多层面、多角度成像中，所选层面相互交叉，交叉部分信号丢失表现为黑色条带影。一般在腰椎、颈椎的横轴位及视神经的矢状位出现。

一、产生机制

以腰椎成像为例，在横轴位定位时，由于各间盘切面不平行，定位线一定会存在交叉点，这个点实际上是两个平面相交所形成的线（有一定宽度）。如果这个交叉点落在解剖组织以内，那么他们相交处的质子就会被反复激励进入饱和状态，后一次采样的层面内就会表现为信号丢失的条带影，和饱和带的影像一样（图3-13）。

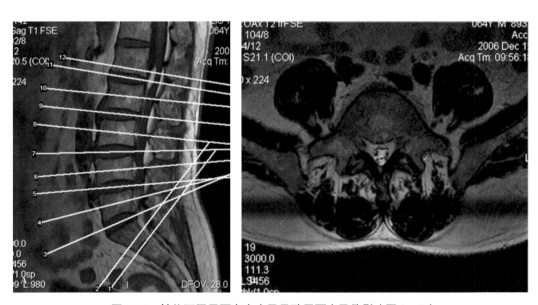

图3-13 轴位不同层面存在交叉导致层面交叉伪影（图A、B）

二、应对策略

（1）交叉伪影一般位于椎间盘切面的后方，不影响诊断，可以不处理。

（2）定位时，调整定位线角度，尽量使交叉点落在被检组织以外。

（3）定位线必须交叉时，可以增加分次采集次数。采集顺序使用间隔采集模式，避免相邻交叉层面同时采集。

（4）视神经的矢状面扫描时，可以分成两个序列左右分别扫描。

第八节　层间重叠伪影

层间由于层间距太小等因素影响，二维采集时扫描层面附近的质子也会受到激励，这样就造成了层面间的信号相互影响、失真，也称为层间干扰或层间污染。

一、产生机制

理想的射频脉冲是在线性梯度场的作用下，仅仅激发成像的矩形层面，但在实际成像过程中，受梯度场线性和射频脉冲波形限制，成像层面边界外的质子同样会被激发，相邻层面间的质子被反复激发饱和，将会导致各个层面的平均信号幅度降低和对比度的降低；如果二维激发采集为间隔模式，可能导致相同窗宽窗位下图像一层亮一层暗。

层面重叠伪影与层面交叉伪影类似，两者信号损失都来自于层间重叠的质子被重复激发饱和，不同之处在于前者发生于平行的层面之间；后者发生于交叉的层面之间，前者表现为所有或部分成像层面整体信号的损失（受分次采集方式及层间距影响），后者表现为交叉层面局部信号的丢失（图3-14）。

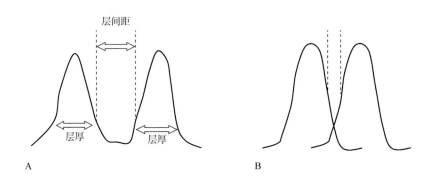

图3-14　层间重叠伪影（图B层间距过小导致层间重叠伪影）

二、应对策略

（1）增加层间距。

（2）增加分次采集次数。层面激发采集顺序使用间隔模式，避免相邻层面同时采集。如果序列的TR时间过短，可出现奇数层图像偏亮和偶数层偏暗的情况，可以增加

TR时间让质子充分弛豫或再次增加分次采集次数。

（3）需要薄层小间距成像时，尽量使用三维序列进行采集。由于三维采集增加了层间的相位编码，可以保证无层间干扰。

第九节　射频非均匀伪影（近线圈效应）

射频非均匀伪影是由于接收线圈有效范围内射场的不均匀而形成的图像明暗不均的现象。其图像表现因所用的线圈和成像部位有所差异。为提高图像的信噪比，日常的磁共振检查大多数都使用表面线圈和多通道相控阵线圈。与体线圈相比，前者在整个采集容积内的磁共振信号是不均匀的，越靠近线圈采集到的信号越高，越远离线圈采集到的信号越低，线圈平面垂直方向的信号有明显差异，这种现象被称为近线圈效应。

实际上两者是异曲同工，前者是从射频脉冲激发时的不均匀的角度表达，后者是从射频信号采集时的不均匀的角度表达。在一幅图像中，两者的成分都有，很难区分是前者还是后者，也有的资料将两者合二为一。

一、产生机制

射频场因射频线圈的各向异性而均匀性下降，也因射频电磁波在体内传播时不同组织的不同衰减而下降。一般来说，体线圈等大发射线圈或全容积线圈内可形成较均匀的射频场；部分容积线圈或表面线圈等小线圈的射频场均匀性较差。越靠近线圈表面，射频场越强；越远离线圈表面，射场越弱，从而使线圈相垂直的信号不均匀，距离越远信号越弱、显示越差。另外，传播媒介对射频电磁波有一定的吸收作用。人体作为一种特殊的导体和电磁波介质，射频进入人体后因穿透深度增加而被逐渐吸收衰减，由于人体组织的非均匀性，它将使进入体内的电磁波很快失去均匀性。

根据互易原理，同一线圈作为发射或接收的基本特性参数是相同的，线圈接收信号的方向性与发射信号的方向性完全相同。因此上述情况不但适用于射频发射，也适用于射频接收。人体对射频的屏蔽作用随射频能量提高而增强，因此场强越高，射频能量越高，射频不均匀越明显。

在用表面线圈获得的脊柱图像上，贴近表面线圈的皮下组织和椎间盘组织显示为高信号，而远离线圈表面的胸腹部组织则因射频的非均匀性和近线圈效应总显示为低信号，这是对射频的非均匀性和近线圈效应加以利用的唯一情况。除此之外，都需要对这一现象进行纠正。射频的发射本身受设备硬件、射频衰减、人体吸收等固有因素的影响不可改变，因此可从射频接收的角度考虑纠正这一现象。

二、应对策略

（1）图像后处理时，采用滤过技术纠正线圈的敏感度差异使离线圈不同远近的组织信号尽量一致。如GE磁共振的SCIC技术，一般仅在线圈未包裹受检部位时使用。如用CTL线圈扫描腰椎，只能用SCIC，本质上改变了图像的对比度。

（2）利用表面线圈与体线圈的敏感度信息对比。相对于其他线圈，体线圈的发射和接受比较均匀，在正式成像扫描前，分别用体线圈和表面线圈对受检部位进行大范围快速校准扫描，进行对比，获得表面线圈的敏感性差异信息，正式成像时将差异信息计算在内，以纠正近线圈效应。如GE磁共振的PURE技术，一般在受检部位被线圈包裹时选择。

第十节　电解质伪影

图像中心的信号偏高或偏低，一般认为是射频不均匀导致的。由于射频波的驻波效应和人体组织间导电特性的差异，3.0T上使用的射频波长（26cm）是1.5T射频波长（52cm）的一半，与人体腹部直径接近，容易在腹部盆腔区域出现信号明暗不均，而随着腹水的出现和磁场强度增加，该效应会更加明显（图3-15）。

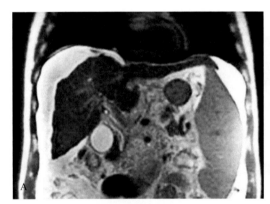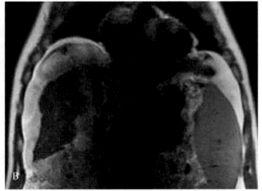

图3-15　图A为1.5T采集，图B为3.0T采集，可见高场下同一腹水患者的电解质伪影更为严重

一、产生机制

在磁共振领域中，我们常常关注主磁场B_0和射频磁场B_1，而忽略了同时存在的电场。根据麦克斯韦方程，B和E是以相互垂直的方向相互激励振荡，形成统一的电磁场，并沿着由近到远的方向形成电磁波传播开去。当电磁波遇到人体时，将发生：①波长变短；②产生感应电流；③在组织交界面上形成波的折射和反射。电解质效应就是用于描述电磁场中的电场与人体等物质相互作用的结果（图3-16）。

在3.0T及以上场强的超高场磁共振中，我们常常可以见到由于B_1场不均匀带来图像上的异常亮或暗的区域，虽然这个伪影的本质还并不完全清楚，但由于射频波长是场强的函数，所以我们往往认为该类伪影与电解质效应相关，我们称为电解质伪影。如图3-17，在1.5T及以下场强，射频波长大于52cm，足以穿透人体。当场强增加，射频波

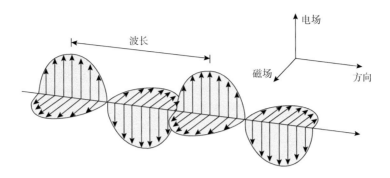

图3-16　电解质伪影形成

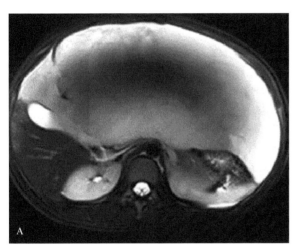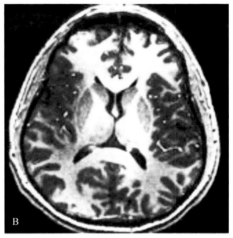

图3-17　1.5T磁共振检查时，射频波长可以穿透人体，没有电解质伪影的出现；3.0T时，射频波长不足以穿透腹部盆腔等组织，会有电解质伪影；而到7.0T时，波长仅有11cm，在头部图像上也会有高亮的电解质伪影

长缩短，与解剖组织大小相仿。理论上，方向相反的折射波与入射波在相隔1/4波长处发生相消干涉和相长干涉形成图像上的暗区和亮区，这就是驻波。

介电共振如何影响这些亮区和暗区的程度仍然是有争议的。相对高的电导率的组织有"skin-depth"的现象，可以抑制驻波现象。在高电导率的水模中，中心区域介电共振最小，相应图像区域变亮。虽然电解质效应引起的驻波只能解释这一现象的一小部分，随着场强的增加，所带来的电解质效应和相关的伪影将越来越受重视。

二、应对策略

（1）使用多点激发的射频场。

（2）在腹部盆腔检查中使用电解质垫。

（3）采用PURE/SCIC进行图像均匀性校正。

（4）使用1.5T及以下场强的磁共振检查。

第十一节 运动伪影

一、运动伪影产生机制及影响因素

按照磁共振成像的序列设计，磁共振的硬件组成部分按照一定的顺序启动工作并经过数据的处理后得到MR图像的信号数据。氢质子在磁场环境下形成的进动频率是与空间上的位置一一对应的，但因为磁共振硬件组成从启动到进入工作状态并持续一段时间，所以要得到高质量的磁共振图像一个重要的前提就是必须保证成像的对象在磁共振硬件组件从启动到进入工作期间保持稳定不动的状态。人体内部存在多种生理性、不可控制的运动，比如呼吸、心脏跳动、动脉搏动、脑脊液搏动等。在肢体等受心跳和呼吸影响小的区域，MR成像受这类伪影的干扰较小，得到的图像质量较好。在颅脑、胸部和腹部等部位，呼吸、心跳和动脉搏动会导致部分器官及组织发生周期性运动，发生空间的位移。总之，MR的成像工作时间长，如果组织器官接受射频脉冲与弛豫产生MR信号时的位置不一致，就会导致空间编码的错误。因为普通的序列一般要持续几分钟，在这几分钟内系统会相继启动射频线圈：层面选择梯度线圈、相位编码线圈、读出梯度线圈。在不同的时间点，其运动对图像的影响会明显不同。其中，在常规SE序列中，运动对图像质量的影响，也就是空间定位信息的错误编码会非常明显。相位编码线的获取时间也就是TR时间在传统的SE序列中相对较长，比如2000ms，比一般的心动周期800ms（心率75次/分）的时间要长，在MR信号形成和采集过程中，其各个像素点的空间位置不断发生变化。而在读出频率方向上，每次读出的持续时间只有几到几十毫秒，明显短于一般的生理周期，甚至比一些患者躁动不配合的运动速度还要快。因此，一般的运动伪影都是发生在相位编码方向上，而在读出方向上空间编码的错误信息不会非常明显。

二、运动伪影的共同特点

（1）主要出现在相位编码方向上。

（2）伪影的强度取决于运动结构的信号强度，后者信号强度越高，相应的伪影越亮。

（3）伪影复制的数目、位置受基本正弦运动的相对强度、TR、NEX、FOV等的因素影响（图3-18）。

产生伪影的运动的方式分为非周期性和周期性两大类：①非周期性运动包括吞咽动作、眼球转动、躁动等不规律的自主运动。这类运动往往具有不可预知和随机的，很难完全控制。②周期性运动是指呼吸运动、血液和脑脊液流动、胃肠蠕动、心脏和大血管搏动等生理性非自主运动。因为这类伪影都有运动规律和一定的周期性，所以有多种行之有效的技术措施可以很好地去除或改善。

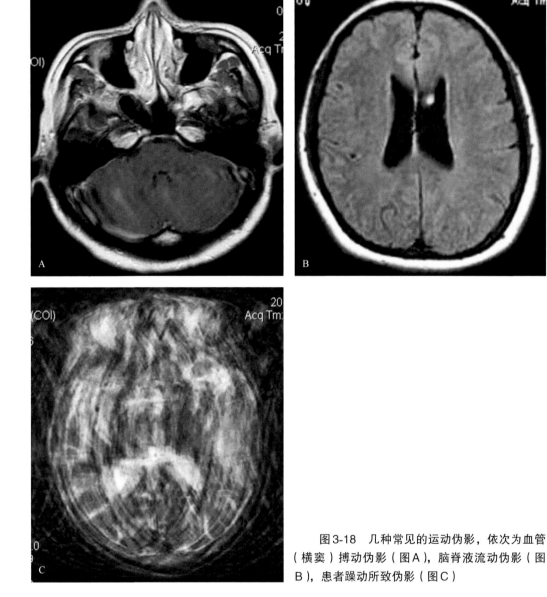

图3-18　几种常见的运动伪影，依次为血管（横窦）搏动伪影（图A），脑脊液流动伪影（图B），患者躁动所致伪影（图C）

三、常见的运动伪影

（一）非周期性自主运动伪影

非周期性自主运动伪影是指不具有周期性且受检者能够自主控制的运动造成的伪影，如吞咽、眼球转动、肢体运动等造成的伪影。

应对策略：

（1）检查前争取患者的配合，告知检查流程和重要性，保证扫描期间保持不动，必要时予以固定。对于不能配合检查的躁动患者或儿童，可以提前予以镇静。

（2）使用能够去除运动伪影的技术，如西门子公司的Blade序列和GE公司的Propeller序列。

（3）缩短图像采集时间，尽量采用快速梯度回波序列和平面回波序列等，先做最重要的序列，力争在最短的时间内确定病情，而不是大而全的检查。如怀疑急性梗死的躁动病人，应先做扩散加权成像。

（4）吞咽运动伪影可以在喉部施加预饱和带，饱和伪影的来源。

（二）周期性自主运动伪影

1.呼吸运动伪影　呼吸运动是磁共振腹部成像中最常见的问题，由运动导致的伪影会降低磁共振图像的质量，严重影响临床医生做出正确诊断。与其他的成像手段（超声、CT）相比，MR对患者的运动特别敏感。这主要是因为由MR获取数据得到一幅图像的时间明显更长，这段时间远远超过了大多数生理运动的时程，如患者不自主的运动、心脏和呼吸运动、胃肠蠕动、血管搏动和血液、脑脊液流动。在获取一幅图像的同时，呼吸运动会导致重建图像内含有鬼影和模糊。伪影的存在严重影响医学诊断，易造成误诊甚至错诊。

应对策略：

（1）使用呼吸门控技术［包括呼吸触发技术（用于T_2WI）和呼吸补偿技术（用于T_1WI）或导航回波技术］。在实际工作中，T_1WI采集往往使用快速屏气序列，仅在时间较长的T_2WI采集中使用呼吸触发技术或导航回波技术。西门子设备一般采用膈肌导航技术，GE设备一般采用呼吸触发技术。一般人平静吸气后即开始呼气，从一次平静呼气末到下一次吸气前有一段时间呼吸运动相对停止，如果利用这一段时间进行磁共振成像，将明显减少呼吸运动伪影。所以，一般以呼吸末为触发点，开始进行射频脉冲的激发和采集，到下一次吸气前停止扫描。

（2）采用快速成像序列屏气扫描。正常成年人憋气时间通常为20～30s，这对患者来说是极具挑战的，同时也限制了图像质量、图像分辨率和覆盖范围。所以常用于梯度回波的T_1WI采集。

（3）非快速采集时联合使用Blade（Propeller）技术。

（4）施加脂肪抑制技术，信号越高造成的伪影就越严重，腹壁脂肪对图像影响极大；在前腹壁施加预饱和带抑制腹壁皮下脂肪的信号。

（5）施加腹带、减小呼吸幅度等措施可以减小肝脏的位移，从而降低伪影。

（6）增加NEX在一定程度上能够减轻呼吸伪影，但呼吸不配合时反而加重伪影。

2.心脏和大血管搏动伪影　搏动伪影是磁共振图像伪影中常见的一种类型，它是运动相关伪影的一种，其在头部、胸部、腹部、四肢等检查中均常见。通常由于从事磁共振诊断的医师对常见部位搏动伪影的表现有一定的了解和认识，因此一般情况下对心脏和大血管搏动伪影不需要进行处理与矫正，但在某些情况下，搏动伪影会使图像质量明显下降且对诊断造成影响，严重时甚至可以造成错误的诊断。

心脏和大血管搏动伪影是运动相关伪影的一种。在MR图像上通常表现为相位编码方向上一串与心脏或大血管形状近似相同条状或类圆形伪影，具有很强的周期性，心脏和大血管信号越高，搏动伪影越明显，在成像区域靠近血流上游的层面搏动伪影较明显，如腹部横断面图像中主动脉搏动伪影以上方层面较明显，而腔静脉搏动伪影则以下方层面较明显。邻近心脏和大血管的部位，在梯度回波和增强扫描等亮血序列中时更容易出现伪影。

应对策略：

（1）改变编码方向：通过运动伪影形成的机制可知心脏和大血管搏动伪影主要出现在相位编码方向上，改变相位编码与频率编码的方向就会改变搏动伪影的方向（旋转90°），如果搏动伪影恰巧影响了对病变的观察，可以通过此种方法改变伪影的方向，通过两次图像的对比可以明确病变的实际情况。此种方法实际上并没有消除伪影，只是改变了伪影的方向。这种方法是最为实用且容易操作的方法，对于绝大多数的搏动伪影利用这种方法都可以明确搏动伪影是否存在及病变的实际情况。

（2）使用心电门控或心电触发技术：心脏和大血管搏动是周期性有规律的运动，因此可以改变成像序列，使图像的采集与心脏和大血管的周期性搏动相配合，采用心电门控或心电触发可以使心脏和大血管在每个TR周期信号的产生、采集、编码都处于近似相同的位置，即达到了相对静止的目的，进而消除搏动伪影。通常心电门控仅用于心脏和大血管的成像序列。笔者在实际工作中发现心电门控技术还可以在多部位的检查中应用，例如在胸椎的横断面T$_1$加权图像由于心脏和胸主动脉搏动伪影的影响图像质量往往很差，由于椎体的前方靠近心脏，椎体的左前方有胸主动脉，无论相位编码的方向如何设置，椎体都要受到心脏或大血管搏动伪影的影响，利用改变相位编码方向的方法无法清晰显示要观察部位的实际情况。利用门控技术（实际工作中我们给患者使用指脉）可以同时消除心脏与胸主动脉的搏动伪影，图像质量明显改善。

（3）改变TR：假设动脉搏动伪影与动脉实际位置之间的位移为ΔY，成像视野在相位编码方向上的长度为FOVy，单条相位编码线的持续时间为TR，每条相位编码线的重复采集次数为1，人体生理运动周期为T。动脉搏动伪影的绝对位移与NEX，FOVy，以及TR成正比，而与T成反比，表示如下：

$$\Delta Y = NEX \times TR \times FOVy/T$$

通过此式可以看出增加NEX，TR，FOVy都可以增加伪影的绝对位移。但在具体的序列中，这些参数并非都可改变。例如在腹部的T$_1$加权序列，目前普遍采用屏气的扰相梯度回波（FSPGR），增加NEX使成像时间成倍增长，无法完成屏气检查。比较适宜的办法是适当改变TR：缩短TR，使伪影与产生伪影的动脉间距离缩小，延长TR，使搏动伪影的绝对位移增加，在合适的情况下可以使伪影位于成像物体之外。在成像的诸多序列中，T$_2$加权图像的TR时间要比相应序列的T$_1$加权序列的TR时间长，由公式可以推算出在T$_2$加权图像上伪影的绝对位移大，当TR大于心动周期T时可以推算出搏动伪影会位于FOV之外。例如T$_2$加权图像采用的TR为2000ms，比一般的心动周期800ms（心率75次/分）的时间要长，搏动伪影会位于FOV之外，这可以解释为什么T$_2$加权图像的血管搏动伪影没有T$_1$加权图像血管搏动伪影明显。

（4）施加饱和带：饱和带实际上是频率覆盖范围很广的射频脉冲，被饱和带覆盖的区域组织不会产生MR信号。如果利用饱和带将心脏和大血管覆盖，则被覆盖的动脉血管不会产生MR信号，更不会产生搏动伪影。也可以在成像区域的上下游血管处添加饱和带，使流入或流出的血液预饱和。

（5）使用流动补偿技术，对较慢血流造成的伪影有较好效果：如颅脑 SE T_1WI 增强扫描施加该技术后来自于静脉窦的搏动伪影可明显减少。

3.血管和脑脊液流动伪影　血管流动伪影和搏动伪影类似，和脑脊液流动也有相似之处，但往往发生于静脉等慢血流的血管，和心动周期有一定关系，主要发生于沿频率编码方向的血管，伪影沿相位编码方向分布。原因是由于沿频率编码方向血流中的质子群积累了相位偏移，傅里叶转换把这种偏移误认为是相位编码上的位置信息导致的。纠正方法参考搏动伪影和脑脊液流动伪影。

脑脊液流动伪影在颅脑和脊柱检查中常见，一般不影响诊断。但严重时会影响诊断结果，需要重视。脑脊液流动伪影有三种表现形式，应对策略各有不同：

（1）脑脊液流动造成质子群失相位而造成信号丢失。如椎管内囊肿或颅内囊肿的信号一般会高于脑脊液的信号，就是这个原因导致的。应对策略：①采用流动补偿技术；②采用超快速梯度回波序列，如平衡式稳态自由进动序列；③采用心电门控技术。

（2）脑脊液流空效应和流入增强效应。表现为部分自旋回波的信号减低或完全消失，如 FSE 的 T_2WI 序列；Flair 序列低信号下的局限性高信号影。流空效应一般不需要处理，必要时可以缩短 TE 减轻伪影；采用 EPI 序列或超快速梯度回波序列也可减轻流空效应。Flair 的流入增强效应可以通过参数设置增加分组采集和激发层厚改善。

（3）脑脊液流动伪影。脊柱扫描时，频率编码方向为头足方向，当脑脊液沿着该方向流动时，质子群将积累相位的偏移，在 T_2WI 序列上表现为重叠于脊髓之上的细条状的高信号影。应对策略：①采用流动补偿技术；②改变编码方向；③采用心电门控技术。

第十二节　其他磁共振伪影

一、拉链伪影

（一）第一种拉链伪影

自由感应衰减还没有完全衰减之前，180°脉冲的侧峰与它产生重叠，位于频率编码方向的相位编码轴的中线上，因此也称零线伪影。可以使用扰相梯度回波去除（图3-19）。

（二）第二种拉链伪影

来自于外部环境或系统内部的射频干扰，干扰信号进入磁共振接收器后形成的图像上的一个亮点、一条或多条拉链影，仅出现于相位编码方向。如果干扰源频率与设备工作频率接近且单一稳定，则表现为一个亮点；若两者频率接近但不稳定（变化不大），则亮点被拉伸为一条线；两者接近但特别不稳定时表现为多条平行的拉链伪影。应关闭扫描件的门窗，去除可能来自于外部的干扰源，重新扫描，如非偶发须报修工程师解决。

二、射频溢出伪影

射频溢出伪影是信号幅度超出了数模转换器的动态范围之后形成的伪影，图像分辨率基本不受影响，无明显结构错位，但是图像均匀性下降，周围有弱光环，对比度褪色严重，也称对比度褪色伪影（图3-20）。

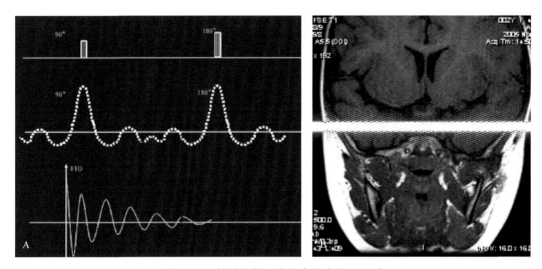

图3-19 拉链伪影形成及表现（图A、B）

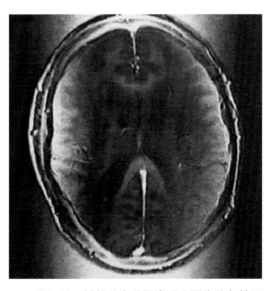

图3-20 射频溢出伪影表现为图像均匀性下降，周围有弱光环

应对策略

一般重新自动预扫描，设备会自动调整接收阻尼系数和（或）减小接收增益，即可去除。如非偶发需报修工程师解决。

三、非线性梯度伪影

大范围扫描时，由于线性梯度场范围的限制，两端会导致信号定位的不准确（局部图像变形），特别是在全腹或脊柱扫描时出现（图3-21）。

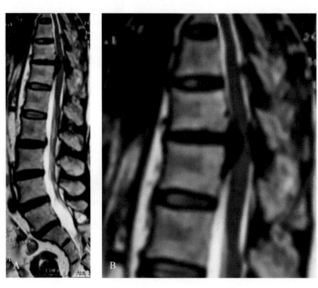

图3-21 脊柱大范围扫描两端定位不准确、图像变形（图A、B）

应对策略

首先应排除远端的金属异物，进行线性梯度校正，然后缩小FOV或分成两段扫描后再拼接图像。如非偶发须报修工程师解决。

四、灯芯绒伪影（白噪声）

灯芯绒伪影为封闭磁体内放电辐射造成的伪影，放电辐射导致K-平面数据丢失、重建MR图像上出现覆盖整个图像的荆棘状伪影，可以为单一方向，也可以为多个方向交叉排列（图3-22）。

应对策略

应关闭照明灯等放电辐射源、消除可能出现的静电（我国北方干燥，冬季容易出现

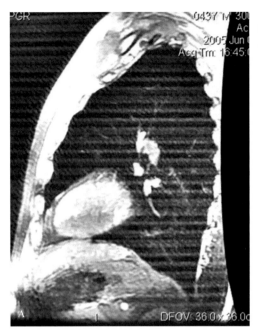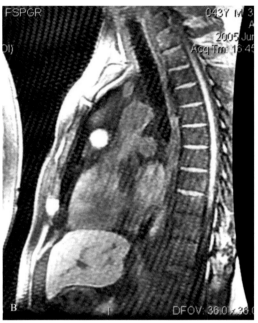

图3-22 灯芯绒伪影——单一方向（图A）或覆盖整个图像（图B）的荆棘状伪影

静电，增加湿度可减少静电发生），或查看线圈及设备插头有无松动。如非偶发须报修工程师解决。

五、Annefact伪影

该伪影来源于FOV以外的非线性梯度中的信号，表现为相位编码方向的条带影或点状影，常在脊柱扫描时线圈单元开放过多时出现（图3-23）。

应对策略

应选择和FOV相符的线圈单元，关闭FOV以外的线圈。

六、斑马状伪影

快速梯度回波序列中，要求在每个TR间期内回波的横向磁化矢量稳定一致，如果磁场不均匀就会造成横向磁化矢量沿磁场波动方向波动变化，在图像上表现为波纹状变化。常见于扰相梯度回波或平衡稳态自由进动序列图像的边缘（图3-24）。

应对策略

可以通过局部匀场、减小频率编码或增加接收带宽解决。

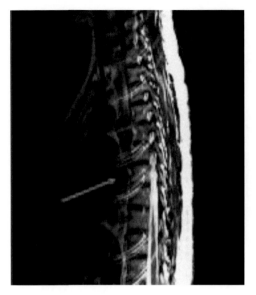

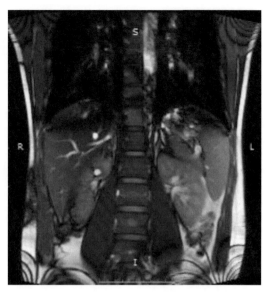

图3-23　Annefact伪影——相位编码方向的系列条带影

图3-24　斑马状伪影-图像边缘见波纹状变化

七、并行采集伪影（ASSET伪影）

（一）产生机制

ASSET采集K空间时，在相位方向上隔行采集。每一个线圈单元采集一半的相位方向的信息，存在明显的相位卷褶，需要利用线圈敏感性数据重建图像并去掉卷褶。Calibration的信息与采集的信息不匹配将导致伪影出现。

（二）分类及应对策略

1. FOV设置过小　类似卷褶伪影，但多出现在图像中心，图像中心条带状伪影，信噪比明显降低。增大扫描FOV或减少并行采集因子都可去除（图3-25）。

2. Calibration定位偏中心　在图像中心出现条带状部分组织信号的卷褶影，将Calibration的中心定在人体的中心。

3. Calibration扫描范围太小　校准像以外的组织信号不正确，应该扩大校准范围，包括整个线圈容积。

4. 线圈摆放不正确　图像中心或周边出现类似卷褶或运动的条带影，应保证线圈前后片上下左右对齐。

5. 线圈损坏　并行采集时局部有噪声，非并行采集时消失。排除其他问题，请工程师测量维修解决。

6. Cal/Scan屏气方式不一致　肝脏扫描时，靠近膈肌的几层图像有黑色圆形信号缺失影。应嘱咐患者尽量屏气幅度一致，保证每次屏气肝脏位置固定。

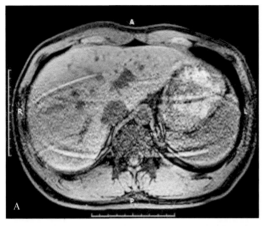
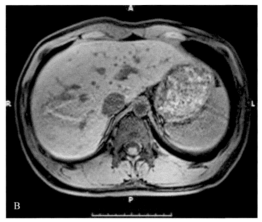
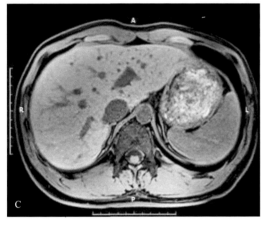

图3-25　图A并行采集因子为3，FOV为34；图B并行采集因子为2，FOV为34；图C并行采集因子为2，FOV为38。可见增加FOV伪影减小；减小并行采集因子，伪影得以改善（注：除并行采集因子和FOV以外，其他参数不变）

八、细线伪影

来源于射频脉冲的受激回波对图像采集第一个回波产生的干扰，表现为图像局部模糊细线状伪影，局部放大可使伪影表现明显（图3-26）。

应对策略

采用真正的偶数次采集；部分厂商应提供细线伪影消除选项（fine line artifact cancellation）。

九、线圈信号不均

相控阵线圈不同单元信号采集存在差异，导致图像上相同结构的信号差异明显（图3-27）。

应对策略

出现此种伪影时，应联系厂家设备维修人员，进行线圈的维修或更换。

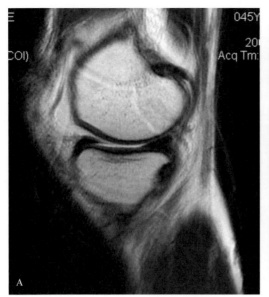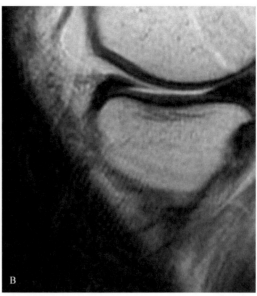

图3-26　细线伪影-图像局部模糊细线影（图A、B）

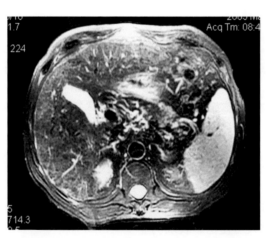

图3-27　腹部轴位T$_2$WI脂肪抑制图像，左侧背部信号明显高于对侧相同部位

第十三节　磁共振假象

在临床实际工作中，除了伪影，还有众多因素亦可能对诊断造成影响，比如新生儿及儿童生长发育过程中磁共振表现与成人不同；某些双侧组织结构（如双侧侧脑室、双侧颈内静脉等）可以表现出形态及信号上的不对称；某些结构出现较大的形态上差异（如鼻旁窦）；某些正常结构可能被误认为病变（如颅脑矢状面上的鸡冠、蛛网膜颗粒、

血管间隙、膝横韧带等）；还有某些正常的解剖变异（如脑动脉血管的诸多先天变异等）。对于这些可能造成误诊的假象，我们同样需要学习和掌握，本书将结合各系统的具体实际，介绍该部分内容（图3-28）。

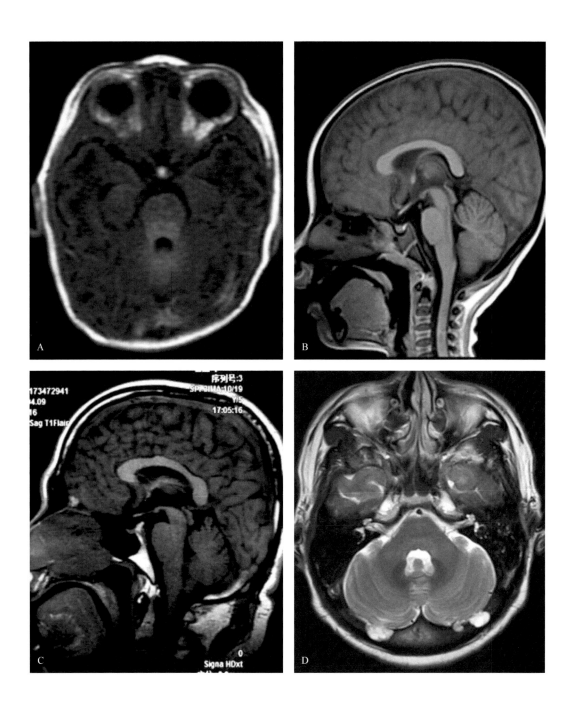

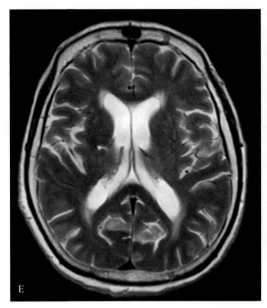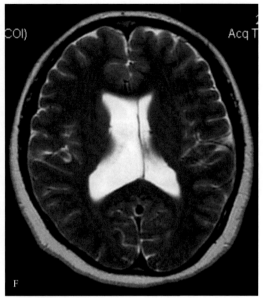

图3-28　正常但可能造成误诊的几种情况

图A.新生儿颅脑T₁图像；图B.3岁儿童，注意斜坡线状影为正常结构；图C.鸡冠于矢状面显示为前颅凹低高信号灶；图D.蛛网膜颗粒；图E.额窦较大显示为颅骨低信号灶；图F.两侧脑室先天性不对称

第十四节　磁共振伪影的利用

磁共振检查比较于其他影像学检查，一个重要的特点是图像的伪影多。磁共振伪影的形成有多方面的原因，这与磁共振扫描时间长、序列多、成像复杂有关。在大多数情况下，伪影的出现会影响图像的质量，影响对病变的观察。但有些磁共振伪影的形成是由于病变的组成成分或病变本身性质所造成的，对于这类伪影，应该重视它们带来的有关病变性质或组成成分的重要信息。

一、化学位移伪影

化学位移伪影是化学位移所产生的伪影。因原子所处的分子环境不同，净磁场场强亦不同。以质子为对象行波谱检查，将得出不同的质子波谱。1.0T以上的高场装置可有两个波峰，一为与水结合的质子波峰，一为与脂质结合的质子波峰。这两个质子共振波峰在频率上的差异为3～4ppm，高场强突出了这种差异，将两个波峰分离开来。如场强为1.5T时，质子平均共振频率为64MHz，其频率移位为64MHz×3.5ppm＝220Hz，即水和脂质的质子共振频率有220Hz的差异。水比质子共振频率高。磁共振图像重建时是按照水的共振频率来进行空间定位的，由于脂肪的共振频率低，在进行空间定位时脂肪信号被误认为是位于较低频率编码梯度磁场位置体素发出的信号，在图像上脂肪会被移到较低频率梯度场的位置，脂肪原来位置就没有MR信号，在脂肪与水位于频率编码梯度较低频率一侧的边界会形成黑条状影。同理，脂肪与水位于频率编码梯度较高频率一侧的边界由于周围脂肪信号和水的信号叠加，会形成白条状影。这种伪影的出现提示病灶的组成成分或周围组织中含有脂肪，这对病变性质的判断会起到十分有用的信息。图3-29（A、B）是一名患者的腰椎轴位T_2加权图像及矢状面T_1图像，可以见到椎管内病灶出现化学位移伪影（病灶与组织的交接处出现黑白不同的点状影），矢状面提示为终丝脂肪瘤。

二、磁敏感伪影

磁敏感成像序列对局部磁场的不均匀性十分敏感。血液中有很多的含铁的顺磁性物质，如正铁血红蛋白（MHB）含3价铁，有5个不成对电子，有明显的顺磁性。这些电子能引起PEDDPRE效应而使T_1和T_2缩短，并且造成局部磁场的变形。磁敏感加权成像（SWI）对此具有高度的敏感性，因此可以显示出极其微量的点状出血灶。图3-29（C、D）显示的是一个脑外伤患者的MR图像，在自旋回波序列（T_1加权）上观察不到SWI序列上显示出的点状出血。

三、运动伪影

MR成像时间长，因此心脏、大血管搏动，呼吸运动，血流及脑脊液波动等引起的伪影成为降低图像质量的最常见原因。生理性运动伪影是生理性周期性运动的频率与相位编码频率一致，叠加的信号在傅里叶变换时使数据发生空间错位所致，于相位编码方向上产生间断的条形或半弧形阴影。这种伪影与运动方向无关，而影像的模糊程度取决于运动频率、振幅、像素大小、重复时间和激励次数。

在严重的情况下这种伪影会造成误诊，所以在多数情况下我们要尽量采取措施消除这种伪影对图像质量的影响，可以通过采用心电门控加以控制，或通过改变相位编码方向及改变成像序列参数进行比较分析。动脉血管具有搏动性伪影的性质有时会对病变的诊断有帮助，图3-29（E、F）所显示的是一位患者的头部增强MR图像及T_2图像，可见鞍区一个异常强化的类圆形病灶，肿瘤？动脉瘤？同时可见在病灶水平的相位编码方向上的血管搏动伪影，拟诊为动脉瘤，T_2图像及手术证实为动脉瘤。

磁共振的图像伪影众多，大部分的伪影会影响图像质量，干扰对病变的观察，但由于病变本身性质所造成的伪影（如化学位移伪影、动脉搏动伪影、磁敏感伪影）可以反映病变的性质或组成成分，对诊断有所帮助，因此在进行MR诊断时，要充分利用这些伪影给我们带来的重要的、有益的信息。

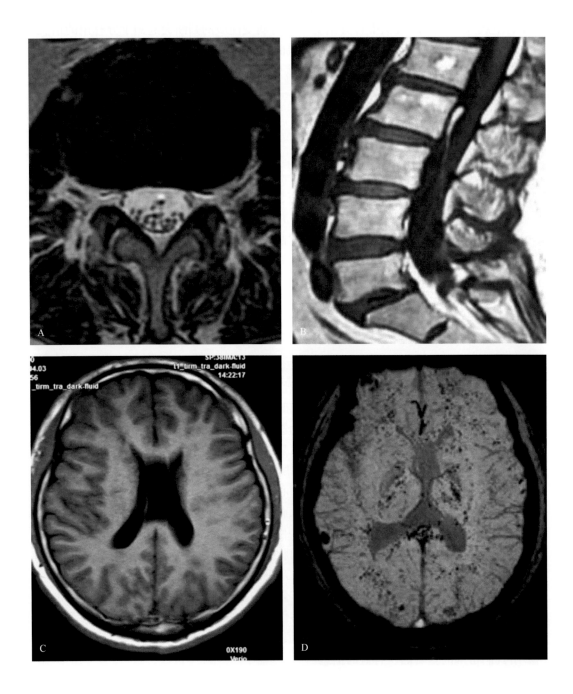

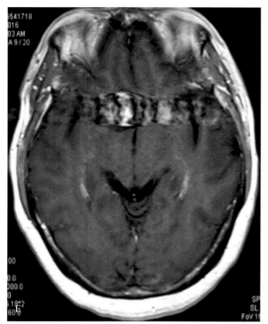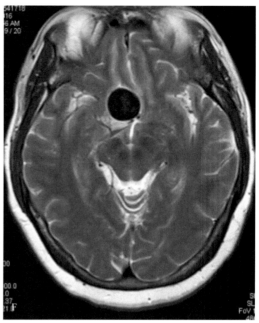

图3-29　图A为腰椎横断面椎管中央见点状低信号及邻近点状高信号的化学伪影伪影，提示局部脂肪病变，图B示终丝脂肪瘤；图C为颅脑常规扫描未见异常，SWI扫描（图D）可见多发散在点状出血；图E为鞍区结节病灶及邻近相位编码方向上搏动伪影，提示病变与血管关系密切，T_2（图F）及手术证实为动脉瘤

（陈宏海　沙　琳　李雪莹）

下　篇

临　床　篇

第四章

头 颈 部

第一节 颅脑常见伪影与假象

一、颅脑常见伪影

1.运动伪影——不自主运动 见图4-1。

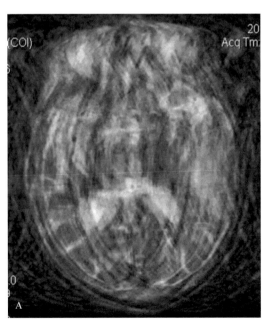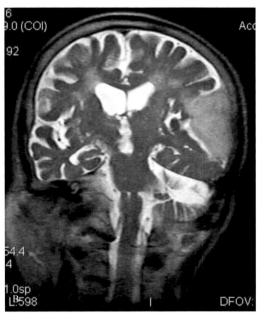

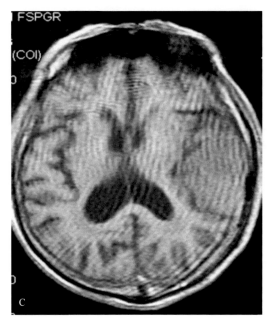

图 4-1　患者躁动，T$_2$横断面图像（图 A）信噪比差、图像模糊，无法诊断；应用快速扫描序列（SSFSE）冠状面（图 B）及 FSPGR T$_1$WI 横断面（图 C），显示左侧颞顶部脑实质外占位，拟诊脑膜瘤

2.运动伪影——自主运动　见图 4-2。

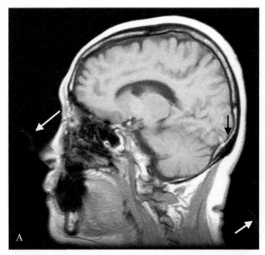 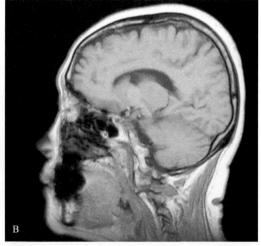

图 4-2　患者检查时吞咽运动所致运动伪影（图 A），可见相位编码方向上系列伪影（注意：重叠于枕叶伪影勿误诊为病变）；患者停止吞咽运动再次扫描（图 B）伪影消除

3.运动伪影——血管搏动伪影

（1）矢状窦：见图4-3。

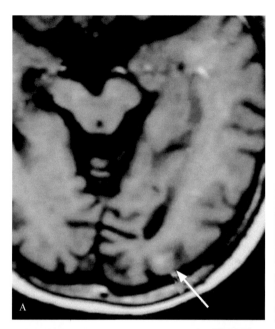

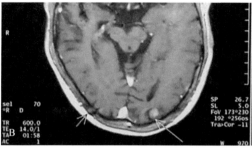

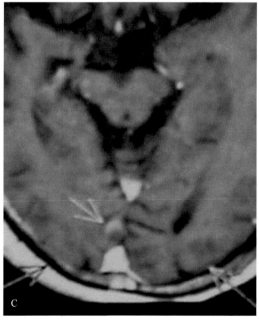

图4-3　T₁WI左枕部可疑稍高信号结节（图A），增强扫描结节明显强化（图B），变换相位编码与频率编码方向后扫描（图C），左枕叶强化结节消失，中线区出现强化结节，且结节形态与同层面矢状窦一致，证明该强化结节为同层面矢状窦搏动所致的伪影

（2）横窦：见图4-4。

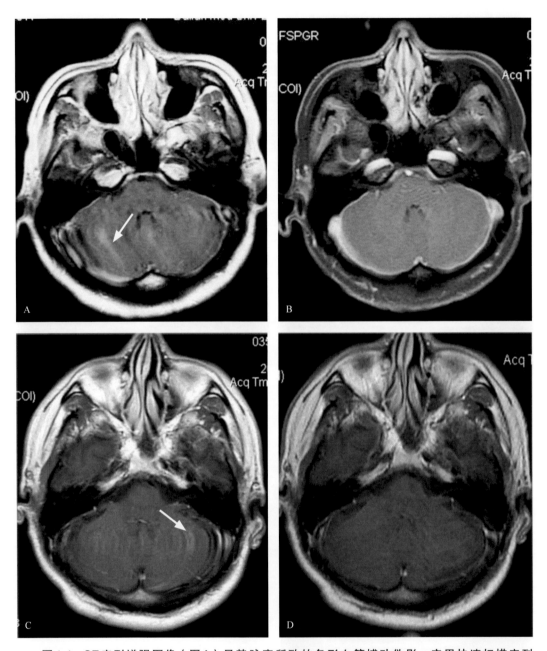

图4-4　SE序列增强图像（图A）见静脉窦所致的条形血管搏动伪影；应用快速扫描序列（FSPGR）（图B）伪影消除；SE序列增强图像（图C）见静脉窦所致的条形血管搏动伪影；改变相位编码方向伪影方向随之改变（图D）

（3）动脉瘤：见图4-5。

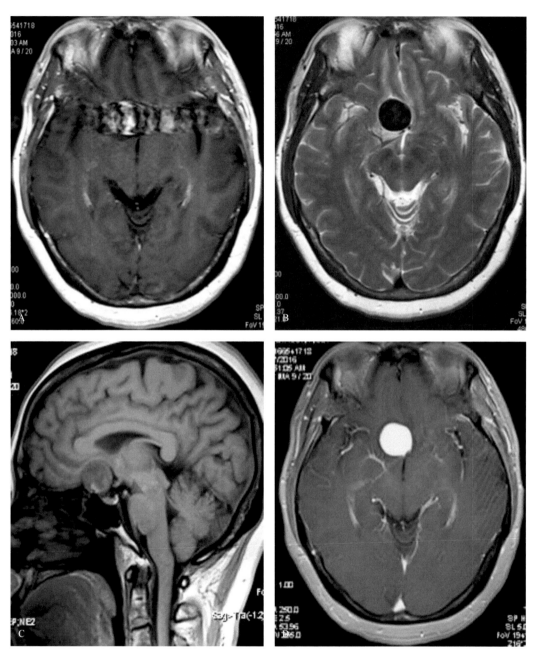

图4-5　T_1WI（图A）见鞍区病变明显的血管搏动伪影，T_2WI（图B）可见病灶呈低信号（血管流空），提示病变与局部血管关系密切（动脉瘤可能），矢状面T_1WI（图C）显示垂体位置形态正常、病变位于鞍上，增强检查（图D）病灶明显强化，强化程度与动脉血管相同，诊断动脉瘤

（4）大脑大静脉：见图4-6。

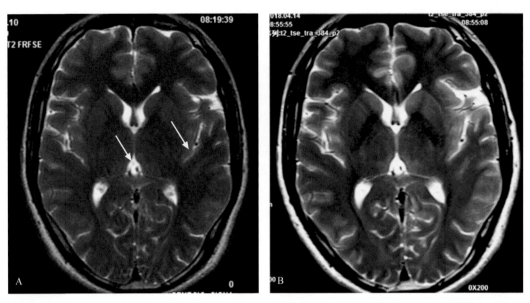

图4-6　大脑大静脉所致的血管搏动伪影（图A），改变TR时间再次扫描（图B），伪影基本消除

4.运动伪影——脑内脑脊液流动伪影　见图4-7。

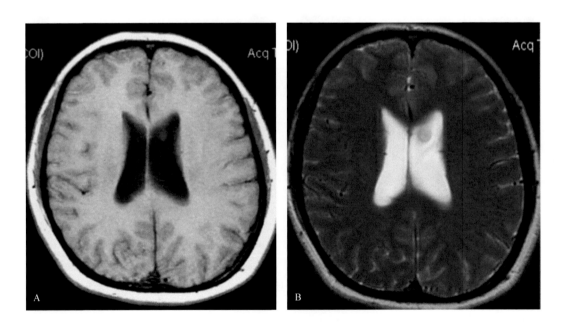

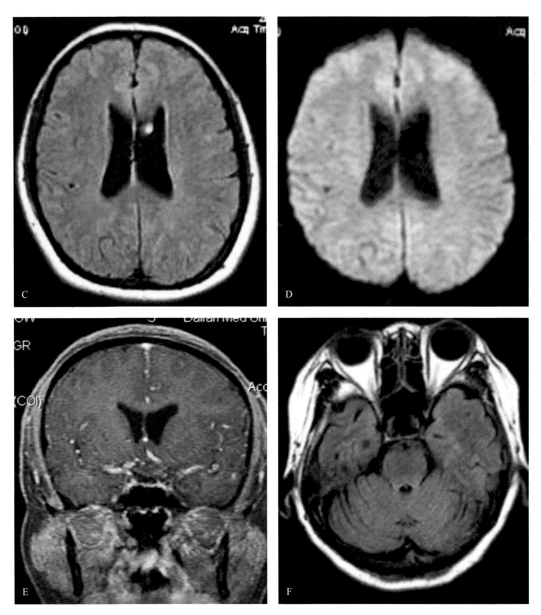

图4-7　左侧侧脑室前角T$_1$WI稍低T$_2$WI稍高（图A、B），T$_2$-FLAIR高信号（图C），DWI（图D）及增强图像（图E）未见异常信号，推测该伪影为脑脊液流动所致，该类型伪影另一个常见部位为第四脑室内（图F）

5.磁化率伪影

（1）金属伪影——义齿：见图4-8、图4-9。

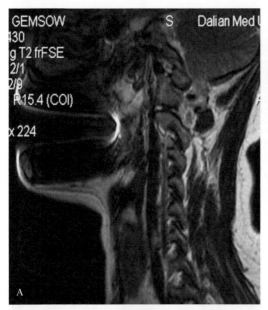
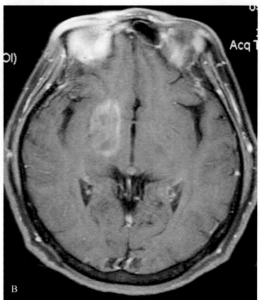
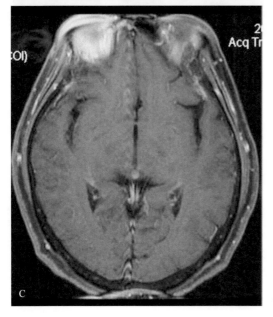

图4-8　患者佩戴义齿所致的磁化率伪影，矢状面及轴位T₁图像（图A、B）均可显示，轴位T₁图像变换编码方向（图C），伪影消失

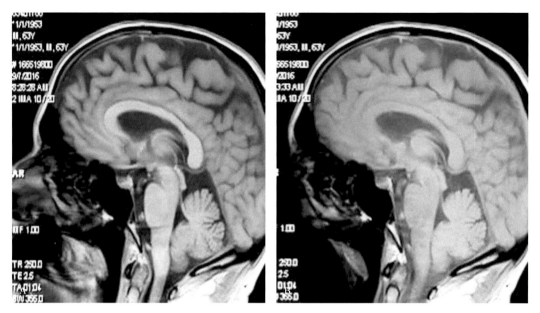

图4-9 义齿所致磁化率伪影，可见脑桥前下方线状伪影（图A），义齿区域施加饱和带后（图B），磁化率伪影消失，脑干区域显示清晰

（2）金属伪影——动脉瘤弹簧圈：见图4-10。与自旋回波不同，在梯度回波序列中，使用一对极性相反的梯度脉冲而不是180°脉冲来进行相位重聚，对局部磁场不均匀造成的散相位无法矫正，因此该序列对局部磁场的不均匀性十分敏感。对于顺磁性物质造成局部磁场的变形，梯度回波具有高度的敏感性和夸大效应。

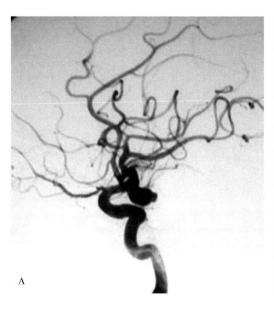
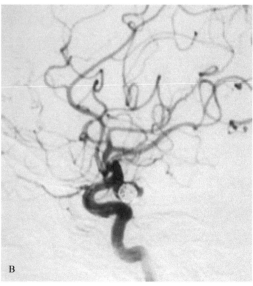

A

B

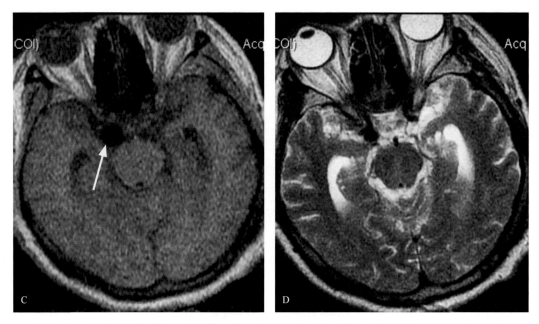

图4-10　左侧颈内动脉动脉瘤弹簧圈栓塞术（图A、B）患者，梯度回波T_1WI（图C）可见明显金属置入物所致磁化率伪影，FSE序列（图D）伪影相对不明显

（3）金属伪影——佩戴金属（发夹）所致磁化率伪影：见图4-11。

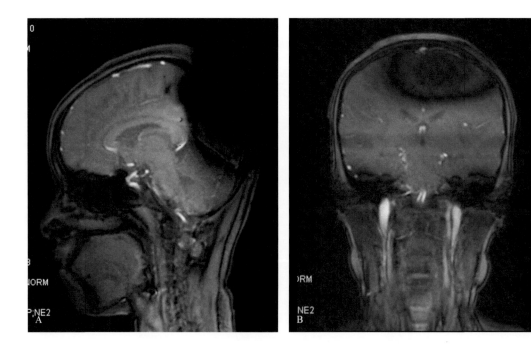

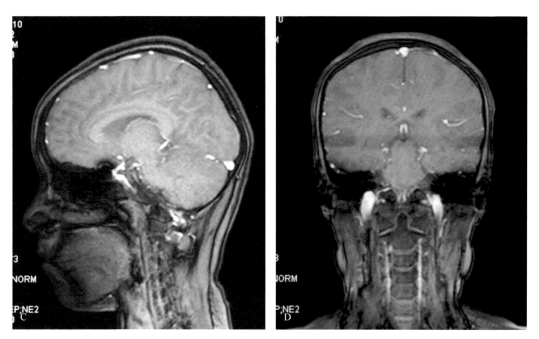

图4-11　患者佩戴发夹所致磁化率伪影，表现为顶部大片状信号消失（图A、B），摘除发夹后伪影消除（图C、D）

（4）磁化率伪影——磁化率差异大组织界面：见图4-12。

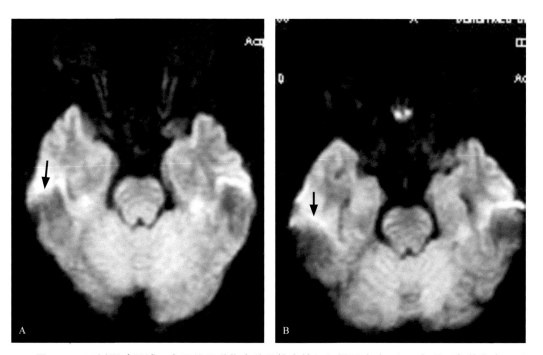

图4-12　双侧颞叶区域，由于处于磁化率差异较大的组织界面（脑组织、颅骨及气体）出现磁化率伪影，表现为局部信号明显减弱及增强，同时伴有组织变形（图A、B）

　　磁化率是物质的基本特性之一，某种物质的磁化率是指这种物质进入外磁场后的磁化强度与外磁场强度的比率。抗磁性物质的磁化率为负值，顺磁性物质的磁化率为正值，一般顺磁性物质磁化率很低，铁磁性物质的磁化率很高。

　　磁化率伪影具有以下特点：①常出现在磁化率差别较大的组织界面附近，如脑脊液与颅骨间、空气与组织之间等；②体内或体外的金属物质特别是铁磁性物质可造成局部磁化率发生显著变化，出现严重的磁化率伪影；③梯度回波序列对磁化率变化较敏感，与自旋回波类序列相比更容易出现磁化率伪影，EPI序列的磁化率伪影更为严重；④一般随TE的延长，磁化率伪影越明显，因此T_2WI或T_2^*WI的磁化率伪影较T_1WI明显。

　　6.卷褶伪影　见图4-13。卷褶伪影的矫正策略：

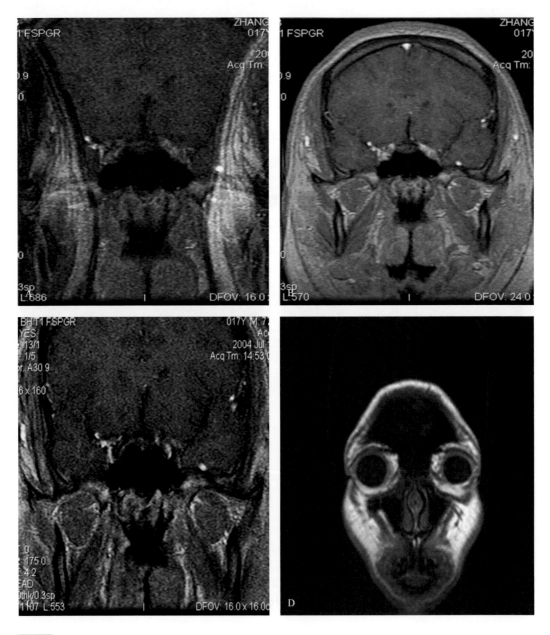

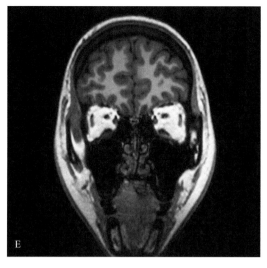

图4-13　鞍区冠状面扫描可见相位编码方向（左右）上出现卷褶伪影，表现为FOV之外组织卷褶至FOV内对侧位置（图A），扩大FOV（图B）及扩大采样范围（图C）后，卷褶伪影消除；三维序列中，由于层面方向定位也使用相位编码，所以卷褶发生在层面方向上，主要表现为起止的少数层图像上出现对侧组织的重叠影像（图D），图E为图D同序列中间层面，未见卷褶伪影

（1）扩大FOV。

（2）扩大采样范围（No Phase Array；Over Sampling）。

7.截断伪影（震铃伪影）　见图4-14。当像素矩阵过小时，在两种信号强度明显不同的物质交界处，像素的信号不能正常反映体素的组织特征。在FSE与EPI序列中，在

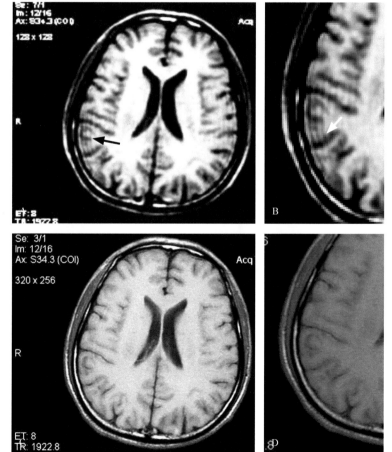

图4-14　像素矩阵128×128时可见颅骨下方脑实质区域多条环形伪影（图A、B），改为320×256矩阵扫描（图C、D）后伪影消除（图B、D为局部放大图像）

ETL过长的情况下，可能T$_2$衰减的原因而使在强弱信号交界区的高频信息部分进一步丢失，表现为环形伪影。通过提高空间分辨力可以减少环形伪影，保持FOV不变，缩小像素尺寸可使伪影的强度减弱，伪影的空间间隔缩小。

8. 部分容积效应　见图4-15、图4-16。CT、MR图像类似但并非为真正的解剖断面图像，而是人体中具有一定厚度层面组织的重建图像。因此，当一个扫描层面内同时含有两种或两种以上不同密度（或信号）且走行与层面平行的组织时，其所显示的密度并非代表任何一种组织。这种现象称之为部分容积效应或部分容积现象，其可影响病变的显示和诊断。

我们可以把像素点上的磁共振信号理解成对应位置的体素上所获取的MR信号的强度。实际上，每个体素中不只含有一种类型的组织，特别是在不同组织交界区域，体素中往往包含多种组织成分，此时我们得到的像素的磁共振信号实际上是不同组织的信号强度的加权和。举个简单的例子，如我们需要获取一幅颅脑的MRI图像，在体素很小的情况下，如0.25mm×0.25mm×1.00mm，许多的体素会以一种组织为主，所获取图像可较为精确地反映组织结构及信号。但在平常扫面时，体素通常较大，体素实际上是不同组织的混合，所以所获图像的组织结构就会变得模糊、边界信息不清晰，这就是磁共振图像的部分容积效应。

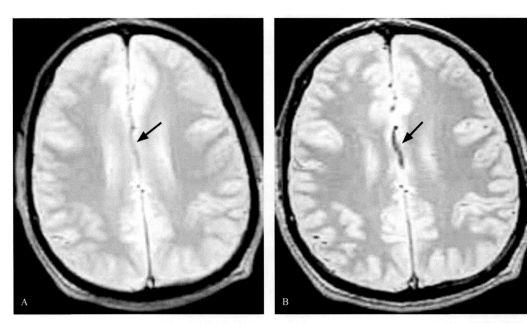

图4-15　层厚10mm扫描图像（图A）可见灰白质分界不清晰，中线区域血管信号模糊；层厚3mm（图B）显示灰白质界限及血管清晰

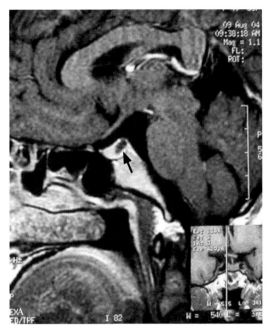
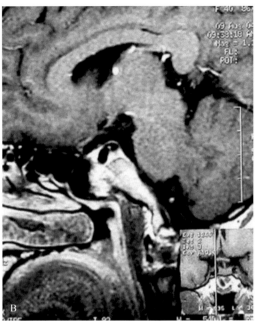

图4-16　垂体T$_1$WI矢状面扫描（图A）见垂体内小结节状低信号，连续观察相邻层面（图B）及参考定位图像，该低信号灶为颈内动脉与垂体所发生的容积效应所致

二、颅脑常见假象与陷阱

1.鸡冠　见图4-17。

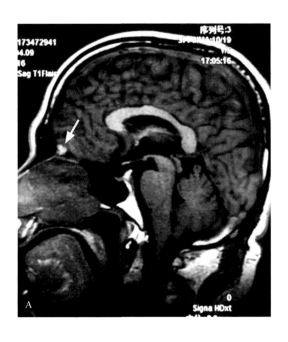
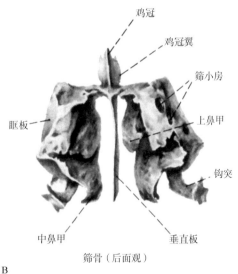

筛骨（后面观）

鸡冠
鸡冠翼
筛小房
眶板
上鼻甲
钩突
中鼻甲
垂直板

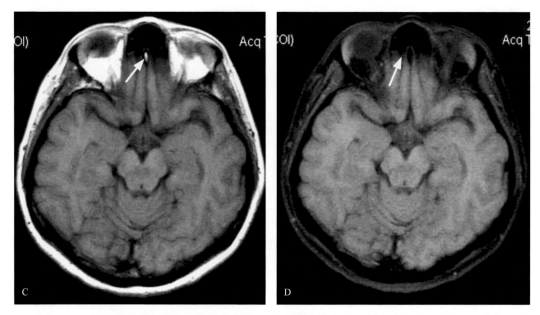

图4-17　由于鸡冠内含骨髓，表现为前颅凹底前部小片状T₁WI高信号，矢状面T₁WI上勿误认为病变（图A）；鸡冠为前颅凹底的骨性突起（图B），其内信号与板障信号相同，脂肪抑制序列前后比较，说明成人鸡冠内主要为脂肪成分（图C、D）

2.蛛网膜颗粒　见图4-18。蛛网膜颗粒压迹是蛛网膜颗粒在颅骨内板上形成的压迹。蛛网膜颗粒是脑脊液循环的重要组成部分，脑脊液经此渗入硬脑膜窦内，回流入静脉，其在颅骨内板上可形成凹陷或突入脑静脉窦内形成绒毛状或颗粒状突起。它一种正常解剖结构，无临床意义。但需与引起颅骨破坏的其他疾病相鉴别，如骨髓瘤、肉芽肿、转移瘤等。

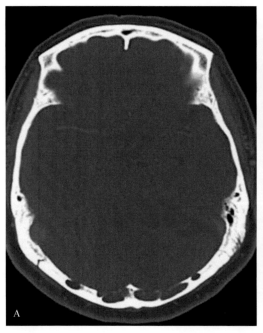
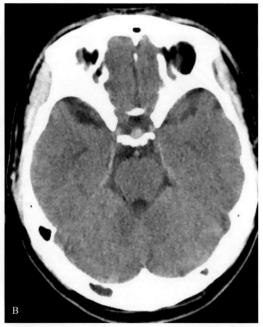

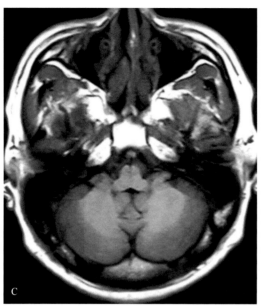
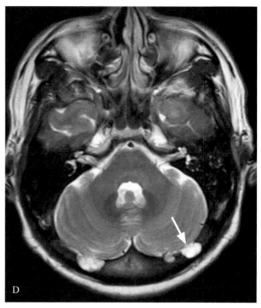

图4-18 颅骨内板及板障内见边缘光滑、边界清晰囊状压迹（图A、B），呈脑脊液样信号，颅骨外板、头皮软组织无异常改变（图C、D）

3.额窦 见图4-19。额窦位于额骨内外板之间，左、右各一。窦的大小及形状极不一致，但基本上为一三角锥体形。其容积可相差悬殊，需多方位阅片以免造成误诊。

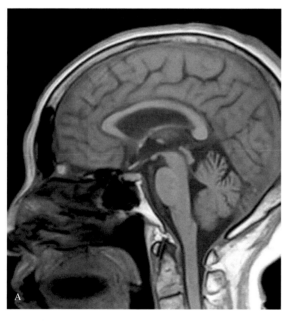
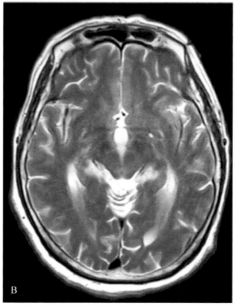

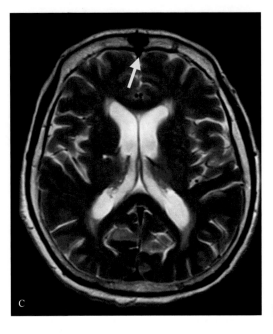

图4-19　额窦形态变异

图A.矢状面下沉见额窦窦腔上缘达胼胝体上缘水平；
图B、C.轴位T₂WI见脑室水平额骨内含气窦腔

4.前连合　见图4-20。前连合（anterior commissure）是脑的一束联合神经纤维，位于大脑中线、穹窿前部后方，其神经纤维连接大脑的两个半球。在中矢面内，前连合呈小椭圆形，长轴约为5mm。前连合是一个重要的白质束，它在所有哺乳类动物的脑内都清晰存在。

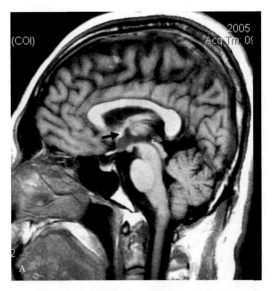

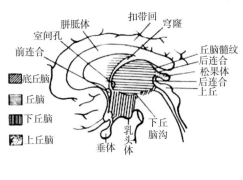

图4-20　大脑中线、穹窿前部后方见长轴约5mm小椭圆形、T₁WI稍高信号灶，为正常解剖结构前连合（图A），勿诊断为病变；图B为解剖示意图

5.内囊后肢T₂WI高信号　见图4-21。

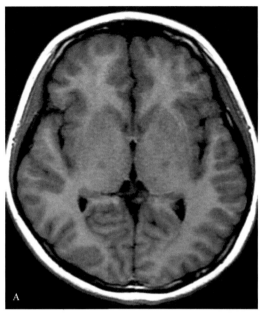

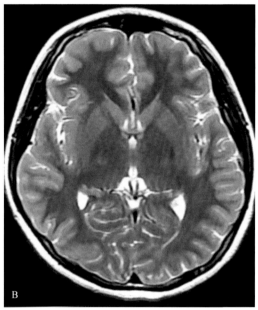

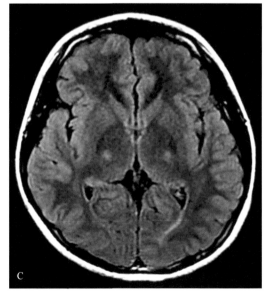

图4-21　双侧内囊后肢可见对称小片状
T₁WI稍低（图A）、T₂WI（图B）稍高信号，图C
为FLAIR图像，推测与该部位神经纤维缺乏髓鞘
有关，需与华勒变性、脊髓侧索硬化等可引起该
区域信号异常的疾病相鉴别

6.侧脑室后角旁T_2WI高信号　见图4-22。

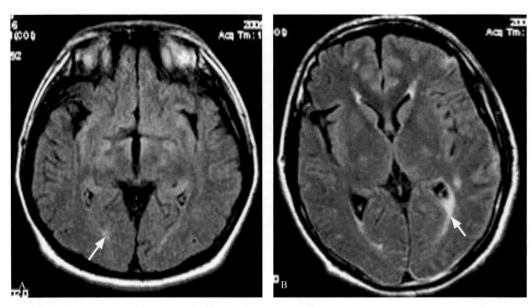

图4-22　T_2-FLAIR图像显示双侧侧脑室枕角旁脑白质轻度不对称信号增高，可为老年脑正常改变，诊断需结合脑室形态等征象

7.脑血管间隙　见图4-23。血管周围间隙，是在一个多世纪前由德国病理学家R.Virchow和法国生物学、组织学家C.P. Robin提出，后被来命名为Virchow-Robin腔（VRS），也称之为血管周围淋巴间隙。血管周围间隙是神经系统内的正常解剖结构，具有一定的生理和免疫功能。

扩大机制：VRS与年龄明显相关，提示VRS扩大可能是脑老化的表现。在老年脑，血管增粗、扭曲，造成血管周围间隙的扩大；CSF隔室的弥漫性增加也参与了血管周围间隙的扩大；脑实质的萎缩也可引起VRS扩大，又称作"拉空（ex vacuo）现象"。

常见分型：①随着豆纹动脉通过前穿支进入基底节区，称基底节型；②随着髓质动脉进入大脑半球灰质，延伸至白质，称大脑半球型；③也有些学者提出第三种类型，随着来自大脑后动脉的穿通动脉进入中脑的VRS，称中脑型。

一般认为，直径＜2mm的VRS属正常解剖结构，见于各个年龄组的健康人。

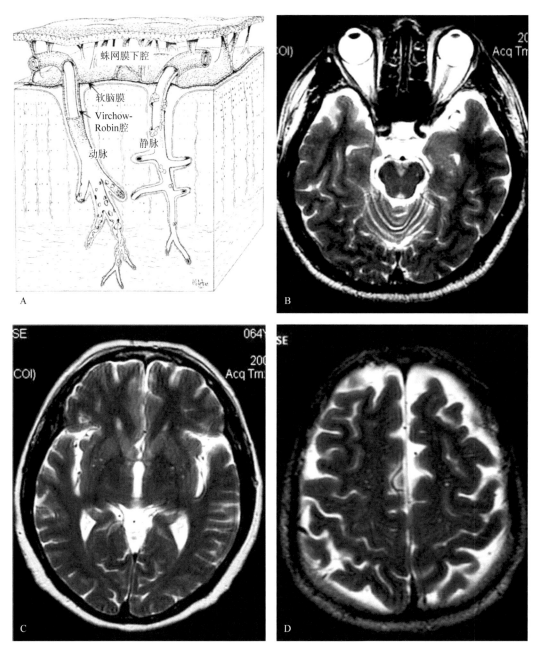

图4-23　图A为脑血管间隙示意图，中脑（图B）、基底节区（图C）及双侧额顶叶脑实质内（图D）对称分布点状（直径小于2.0mm）脑脊液样信号灶，边界清晰，为脑血管间隙

8.大枕大池　　见图4-24。

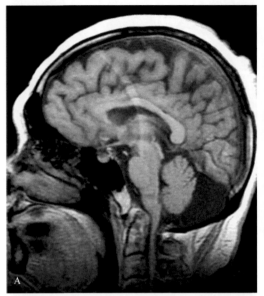 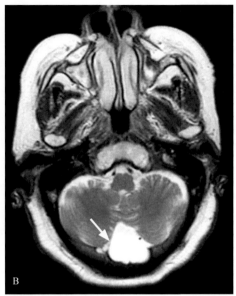

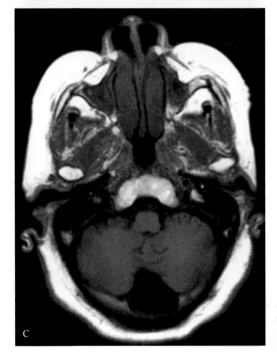

图4-24　枕大池扩大，未与第四脑室相通，呈脑脊液信号，第四脑室大小、形态正常，不伴有脑积水（图A.矢状面T$_1$WI；图B.轴位T$_2$WI；图C.轴位T$_1$WI）

9.颅骨变薄——枕大池囊肿　见图4-25。

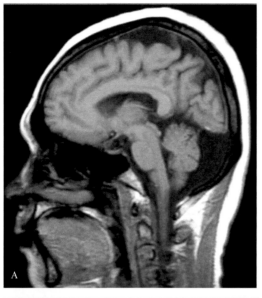
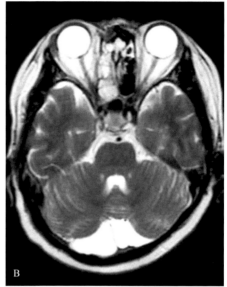

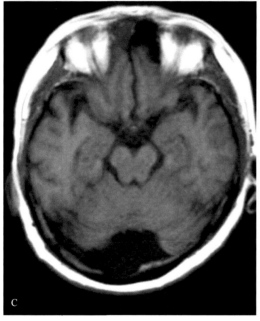

图4-25　枕大池内囊状脑脊液样信号灶，未与第四脑室相通、不伴有脑积水，邻近颅骨局部受压变薄（图A.矢状面T$_1$WI；图B.轴位T$_2$WI；图C.轴位T$_1$WI）

10. Dandy-Walker畸形　见图4-26。大枕大池更多的是影像学名词，因为大枕大池者一般第四脑室正常、无占位效应、无脑积水、无枕骨受压变薄、颅后窝大小正常、无小脑蚓部萎缩等可能引起临床症状的因素。所以大枕大池的有与无、大与小一般认为临床意义不大。大枕大池是相对于枕大池说的。枕大池，位于颅后窝的后下部，小脑下面、延髓背侧面与枕鳞下部三者之间，向上通第四脑室。若通过影像学检查，发现枕大池在小脑皮质或小脑蚓部距离枕骨内板超过10mm以上，即可认为是大枕大池。枕大池的有无、形态和大小变异普遍存在，尤其是后两者。报道率约4/1000，可见于任何年龄。

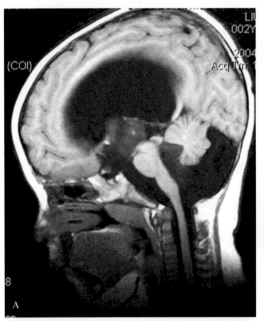

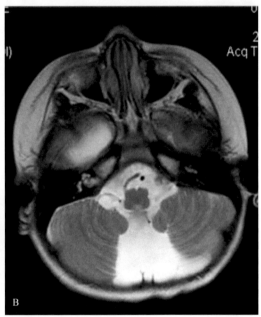

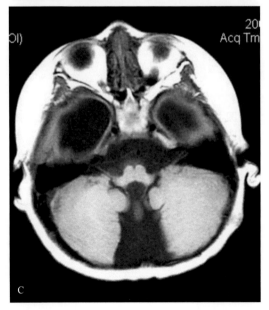

图4-26　Dandy-Walker畸形，枕大池扩大同时见其与第四脑室相通、第四脑室扩大，矢状面小脑幕抬高，同时伴有幕上脑积水征象（图A.矢状面T$_1$WI；图B.轴位T$_2$WI；图C.轴位T$_1$WI）

大枕大池如伴有小脑蚓部缺如和第四脑室扩张，则形成所谓的Dandy-Walker畸形。第四脑室孔闭塞综合征（非交通性脑积），又称Dandy-Walker畸形、Dandy-Walker综合征。第四脑室中间孔或侧孔为先天性纤维网、纤维带或囊肿所闭塞；枕大池被先天性脑脊膜膨出、小脑异位或脑膜感染粘连所阻塞，以及颅后窝中线肿瘤可造成程度不同的脑积水。

主要与其他非交通性脑积水相鉴别：①先天发育异常。包括第四脑室中孔或侧孔闭塞或第四脑室内囊肿形成。②第四脑室囊虫闭塞。多发脑囊虫病易于诊断，脑室型单发者诊断困难。第四脑室囊虫多呈囊状，其与第四脑室先天囊肿形成鉴别困难。但前者多有"米猪肉"食用史和绦虫节片排出史，血HIA多为阳性，抗囊虫治疗后脑积水可缓解或消失。③颅后窝肿瘤。中线肿瘤脑积水发生较早，以髓母细胞瘤、血管网状细胞瘤及室管膜乳头状瘤多见。小脑半球及桥小脑角肿瘤脑积水于晚期出现。除有脑水肿表现外，第四脑室受压移位或闭塞。④其他。中脑导水管畸形或炎性粘连引起的脑积水仅见第三脑室和侧脑室扩大，而第四脑室正常。交通性脑积水脑室、基底池和蛛网膜下腔均扩大。

11. 侧脑室不对称　见图4-27。在正常人的颅脑磁共振影像上常会发现两侧脑室不对称，尤其是侧脑室的额角或枕角，可以表现为不对称、缺如或是呈游离状。这种情况属于发育上的变异，是比较恒定的，可随诊观察是否有变化，一般不引起任何临床症状。

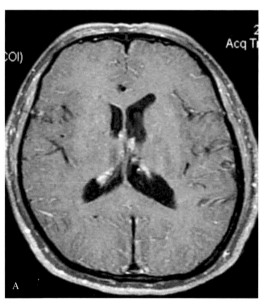 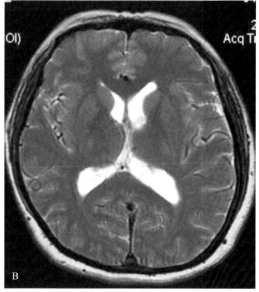

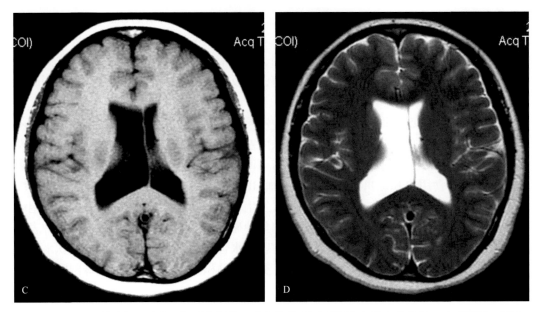

图4-27　两侧脑室不对称，但形态正常，考虑为发育因素所致（图A、B为同一患者图像；图C、D为另一患者图像）

12.侧脑室颞角不对称　见图4-28。

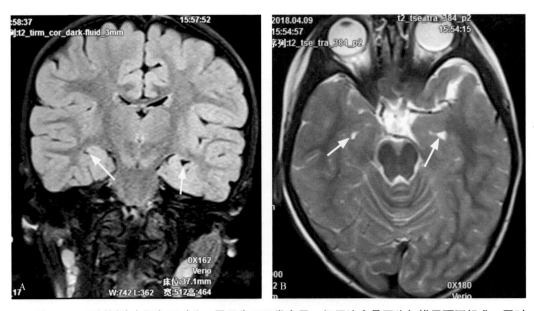

图4-28　双侧侧脑室颞角不对称，属于先天正常变异，但须注意是否为扫描层面不标准，同时需要与海马硬化所致的侧脑室颞角不对称（同时伴有海马区的信号异常）相鉴别（图A.冠状面T$_2$-FLAIR图像；图B.轴位T$_2$WI）

13.颅脑两侧不对称 见图4-29。

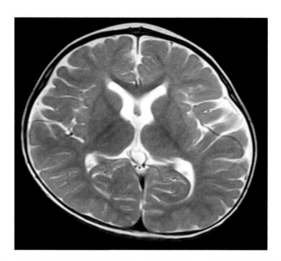

图4-29 两侧脑实质形态不对称，结构正常，考虑为先天正常变异

14.第五、六脑室 见图4-30。

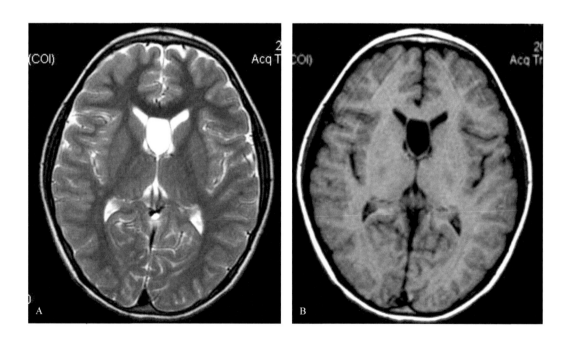

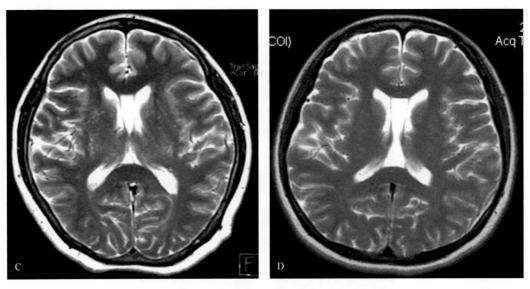

图4-30 第五脑室即透明隔腔，位于两侧透明隔之间的间隙，此室腔一般不通过其他脑室（图A、B）。第六脑室（Verga腔）又称穹窿状腔，大多由海马连合闭合不全所致，不属于脑室系统，常由第五脑室向后扩展形成，亦可单独存在（图C、D）

15.脉络膜裂囊肿 见图4-31。脉络膜裂是胚胎时期脉络襞突入侧脑室形成脉络丛残留所形成的裂隙。海马与间脑之间潜在的脑脊液间隙，斜行沿后上方至前下方分布。

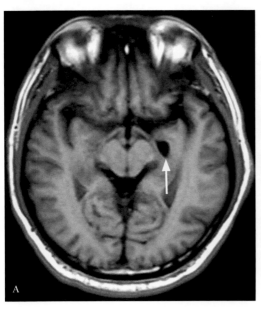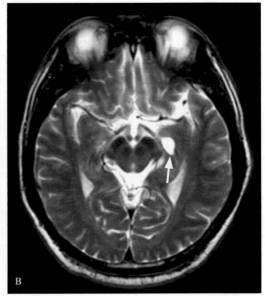

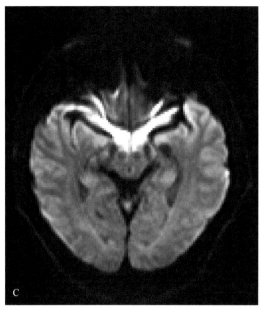
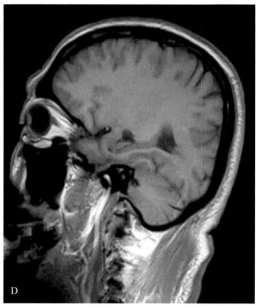

图4-31 左侧侧脑室颞角旁小囊状脑脊液样信号灶，边界清晰、形态规则（图A.轴位T₁WI；图B.轴位T₂WI；图C.轴位DWI；图D.矢状面T₁WI）

脉络膜裂囊肿属于神经上皮性囊肿，是在胎儿发育时期沿脉络膜裂形成原始脉络膜丛时发生障碍而形成的。囊肿形态多规则，呈脑脊液样信号，不要误诊为颞叶囊肿、腔隙性脑梗死或囊性占位性病变。最大层面多位于大脑脚上部或中脑与间脑移行区，囊周可见正常灰质结构。

符合以下几点可做出脉络膜裂囊肿的诊断：

（1）MRI显示脉络膜裂处典型的囊肿性病变，内部信号均匀且与脑脊液信号一致，无壁结节及软组织肿块，无水肿及强化。

（2）囊肿与临床表现无关。

（3）复查时囊肿无变化。

16.空泡蝶鞍 见图4-32。空蝶鞍综合征（empty sella syndrome，ESS）是指鞍上池蛛网膜下腔经鞍膈孔疝入鞍内压迫垂体及硬脑膜等而出现的一系列症候群。1951年由Busch首先提出，1969年Colby报道并称之为空蝶鞍综合征，又称蛛网膜膈疝。分为原发性和继发性两种。原发性空蝶鞍综合征是指先天性鞍膈孔扩大或整个膈膜缺如，鞍上池蛛网膜下腔经鞍膈孔疝入鞍内，使整个蝶鞍充满脑脊液，垂体腺受压萎缩（正常情况下蝶鞍上由鞍膈即硬脑膜覆盖，鞍膈在前方与鞍结节相贴，在后方与后床突相连，唯一开口是垂体蒂通过处，通常鞍膈可防止脑脊液进入鞍内）。继发性空蝶鞍综合征多是由于垂体大腺瘤梗死、垂体放疗或手术后慢性颅内高压等原因引起。

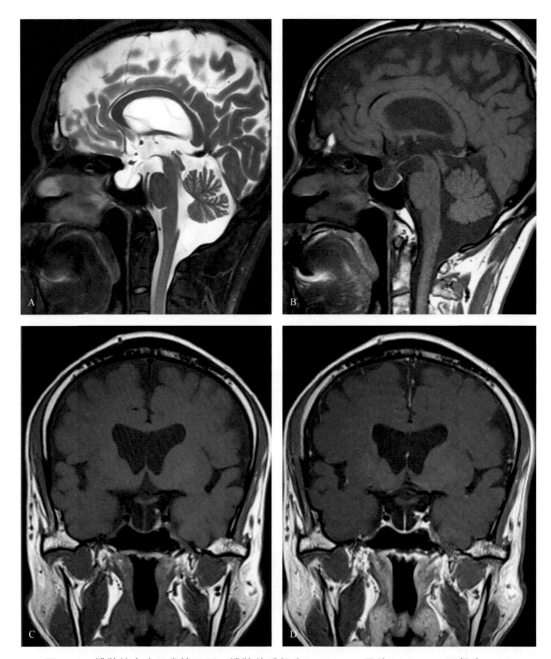

图4-32　蝶鞍扩大（正常情况下，蝶鞍前后径为8~16mm，平均11.5mm；深径为7~14mm，平均9.5mm），鞍底变薄。鞍内为脑脊液充填，表现为脑脊液样信号。垂体受压变扁，高度＜3mm，紧贴鞍底，上缘凹陷，矢状位呈弧线样，冠状位垂体柄延长，上连视交叉下贴于鞍底的薄纸样式垂体，状如"锚"样，垂体柄居中（图A.矢状面T₂WI；图B.矢状面T₁WI；图C.冠状面T₁WI；图D.冠状面增强图像）

17. Rathke囊肿　见图4-33。垂体Rathke囊肿又称颅颊囊肿，是先天发育异常引起的赘生性囊肿。Rathke囊是胚胎发育第3～4周由原始口腔外胚层上皮向背侧突出形成的。正常情况下，Rathke囊在成年后会自然闭合或遗留小的裂隙（即Rathke裂隙）。Rathke囊肿起自胚胎Rathke囊上皮残余。囊壁上皮可为立方上皮、纤毛上皮、杯状细胞、柱状上皮或假复层鳞状上皮。上皮分泌黏液，充填于囊内，使其囊腔扩大，在前、后叶之间形

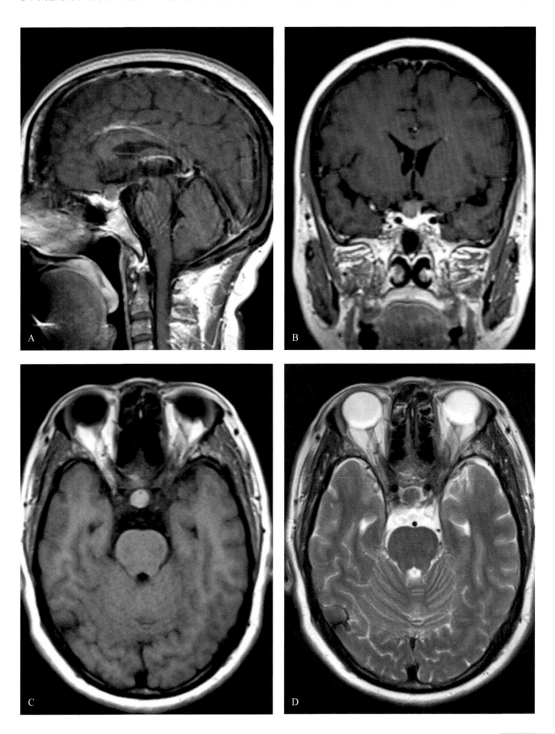

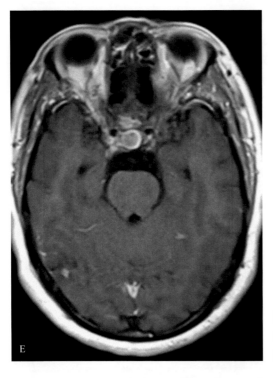

图4-33　鞍内、并向鞍上延伸呈圆形、边界清晰、T$_1$WI为高信号、T$_2$WI为低信号，垂体位置、形态正常（图A～D），增强扫描时可见到薄壁强化（图E）

成囊肿。囊肿扩大直径超过1.0cm时可压迫垂体柄腺垂体和下丘脑产生症状。

Rathke囊肿主要由囊壁（含有上述的各种上皮细胞）及囊液组成。囊液中主要含蛋白质、黏多糖、微量的胆固醇结晶或脱落的上皮碎屑，可见到陈旧性出血。囊液可呈清亮的液状或白色黏液状或黏稠胶冻状，伴出血时呈深棕色。

CT表现：典型Rathke囊肿的CT平扫表现为鞍内（多数于鞍内）或伴鞍上伸延的低密度灶。增强扫描无强化，仅有囊壁轻度强化，周围可见到明显强化的正常的垂体组织；非典型的Rathke囊肿，密度表现各种各样，可为低、等、高或混杂密度。主要与囊液的成分有关。含脂质或清亮液体时呈低密度，黏液或黏稠胶冻状物时呈等或高密度，伴出血时呈高密度，含多种成分时呈混杂密度。罕见钙化。

MRI表现：Rathke囊肿位于鞍内，常向鞍上延伸，多呈圆形或椭圆形，少数呈分叶状，边界清晰。典型的Rathke囊肿T$_1$WI为低信号，T$_2$WI为高信号，无强化。伴出血时可见到短T$_1$、长T$_2$高信号。少数表现为T$_1$WI高信号，T$_2$WI低信号（含蛋白成分）。Rathke囊肿信号强度受囊液成分含量影响，信号表现复杂。

18.垂体炎　见图4-34。淋巴细胞性垂体炎（lymphocytic hypophysis，LyH）也称自身免疫性垂体炎，是一种自身免疫性内分泌性疾病。本病可以垂体前后叶全部受累或局限于垂体前叶或发生于垂体柄和后叶。以垂体淋巴细胞和浆细胞浸润为特征，其内有散在的嗜酸性粒细胞浸润。其发病机制尚不清楚。多数学者认为，该病是一种器官特异性自身免疫性疾病，存在细胞免疫和体液免疫性异常。也有学者认为是由病毒感染所致（由病毒直接感染垂体或病毒与垂体具有相同抗原引起机体交叉免疫反应所致）。

CT表现：平扫多无阳性发现，冠状位增强扫描LyH的典型表现为垂体呈弥漫性增大，均一性强化的肿块影，向鞍上延伸，与垂体瘤相似；垂体柄粗大，延伸至漏斗部或下丘脑；病程长久的患者，可由于垂体纤维化导致空泡蝶鞍。

MRI表现：MRI对本病的检查优于CT，应为首选。MRI表现根据病变累及部位不同表现各异。大多表现为垂体弥漫性增大向鞍上发展的肿块，T₁WI为低信号或等信号，T₂WI为高信号，信号均一；垂体柄增粗但很少偏移，病变沿垂体柄向鞍上—下丘脑方向生长呈舌状或结节状；垂体后叶短T₁高信号消失，若垂体后叶未受累及其高信号可不消失；增强扫描呈明显均一强化；少数病变内部可有囊变坏死，信号不均或强化不均，可出现环形强化；海绵窦受累；硬脑膜受累，脑膜强化出现脑膜尾征。

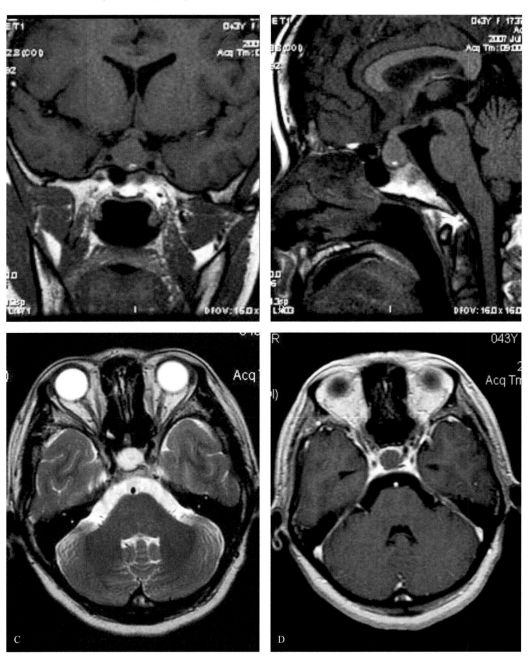

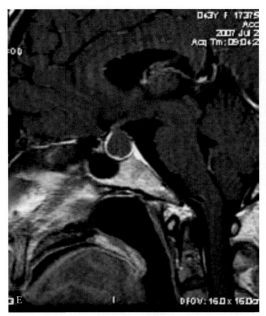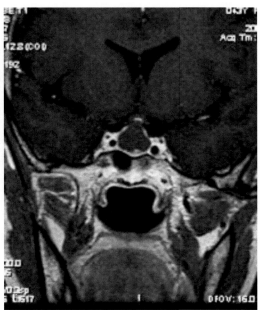

图4-34　冠状位及矢状位T₁WI（图A、B）、横轴位T₂WI（图C），垂体弥漫肿大，呈T₁等信号、T₂稍高信号，垂体柄增粗，病变沿垂体柄向鞍上—下丘脑方向生长呈舌状；T₁WI垂体后叶高信号消失，增强扫描（图D～F）病灶强化不明显

　　本病须与垂体瘤相鉴别：垂体瘤微腺瘤只累及垂体前叶，垂体后叶功能正常，后叶高信号存在，很少有尿崩症的表现，垂体柄不增粗。增强扫描时，微腺瘤强化迟于正常垂体而表现为低信号；垂体大腺瘤时垂体则表现为不规则肿块，而不是弥漫性肿大。垂体大腺瘤内部多表现为信号不均，垂体炎则大多为信号均匀。当淋巴细胞性垂体炎表现以垂体柄增粗为主时，儿童需与朗格汉斯细胞组织细胞增多症、生殖细胞瘤相鉴别；成人需与结节病、结核、浆细胞瘤、淋巴瘤及其他肉芽肿等疾病相鉴别。

　　19.松果体囊肿　见图4-35。松果体先天性囊肿（congenital pineal cyst）也称为非肿瘤囊肿，非常多见。根据囊内容物分为胶样与非胶样两类。由于囊内上皮具有分泌功能，可使囊肿逐渐增大而产生占位效应，故大多数人在成年后才发病，增强后若囊液信号轻度增高则说明囊内上皮具有分泌功能。

　　CT与MRI表现：松果体先天性囊肿在CT、MRI上多表现为椭圆形囊性病变，囊肿不使松果体增大。具有完整光滑均匀的囊壁，囊壁菲薄，基本与灰质呈等信号或等密度，囊内容物的信号变化呈类似于脑脊液样信号，其CT值近似于脑脊液。＜10mm者无占位效应，＞10mm者可见轻度占位效应。诊断先天性囊肿最主要的一点是没有明显的占位效应，且无与松果体区肿瘤相关的临床表现，没有异常对比强化。

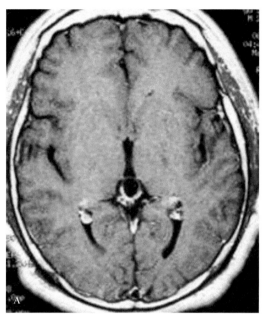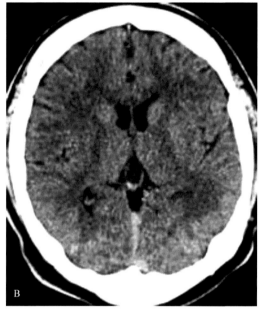

图4-35 松果体区类圆形囊性病变，直径约1.0cm，囊壁均匀光整，囊内脑脊液样密度及信号（图A. T₁WI;图B. CT图像）

20.中线区脂肪瘤 见图4-36、图4-37。胼胝体区是颅内脂肪瘤的最常见发病部位（约占50%）。颅内脂肪瘤是中枢神经组织胚胎发育异常所致的脂肪组织肿瘤，很少引起临床症状，是临床上很少见的一种颅内肿瘤。第三脑室下部、脑干、小脑、基底节、四叠体区、侧脑室、外侧裂和桥小脑角区为少见发病部位。颅内脂肪瘤常伴发神经管发育不全的其他畸形，以胼胝体发育异常最多见，48%～50%的胼胝体脂肪瘤伴有胼胝体发育不全或缺如。其他常见的畸形有透明隔缺失、脊柱裂、脊膜膨出、颅骨发育不全（额、顶骨缺损）、小脑蚓部发育不全等。

CT表现：表现为线状、圆形、类圆形或不规则形的低密度区，CT值为－110～－10Hu。其边缘清楚，部分病灶周围可有层状钙化。强化后低密度区不增强。

MRI表现：MRI检查是诊断脂肪瘤最好的方法。T₁加权像及T₂加权像上均呈高信号，脂肪抑制序列病灶信号明显减低，同时磁共振矢状面图像有利于观察脂肪瘤合并胼胝体的发育异常或畸形。

颅内脂肪瘤需要与皮样囊肿、表皮样囊肿、畸胎瘤、蛛网膜囊肿、慢性血肿、颅咽管瘤、胼胝体胶质瘤等相鉴别。

（1）皮样囊肿、表皮样囊肿、蛛网膜囊肿均表现为CT无强化的低密度区，但MRI上T₁加权像为低信号，与脂肪瘤表现不同。

（2）上皮样囊肿的MRI表现与脂肪瘤均为T₁及T₂加权像高信号，但前者多有岩骨嵴骨质破坏，CT扫描可发现。

（3）畸胎瘤CT表现为密度不均匀的囊性肿物，其肿瘤直径多在2.5cm以上。

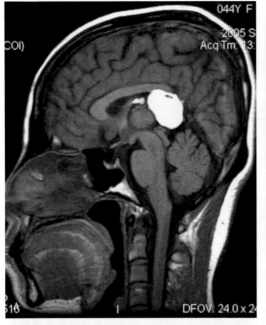

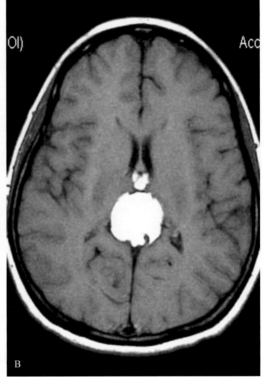

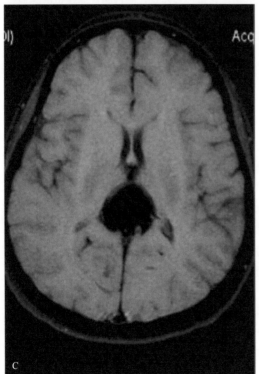

图4-36　中线区脂肪瘤：胼胝体压部下方见团片状T_1WI高信号灶，同时可见胼胝体压部体积减小（图A、B）；磁共振脂肪抑制序列（图C）病灶信号明显被抑制

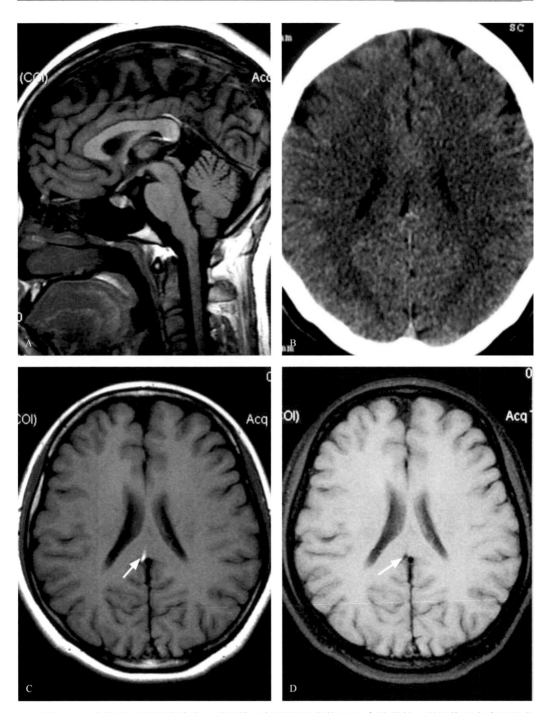

图4-37 中线区不明显脂肪瘤：胼胝体压部周围见线状T₁WI高信号灶，胼胝体形态未见异常（图A、C）；CT轴位像见相应区域点状脂肪密度灶（图B），磁共振脂肪抑制序列病灶信号明显减低（图D）

21.大脑镰高信号灶 见图4-38。

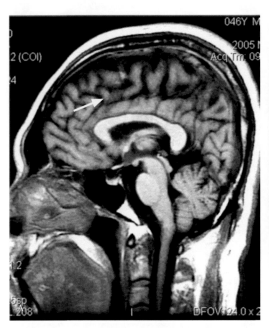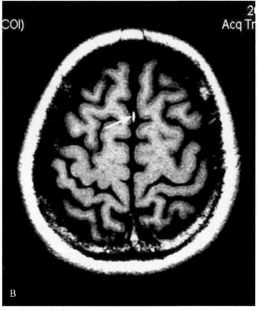

图4-38 矢状面T₁WI见额叶区结节状高信号灶（图A），结合轴位图像（图B），为大脑镰高信号灶所致，勿单纯依靠矢状面图像做出额叶病变的诊断

22.乳突气化不良 见图4-39。

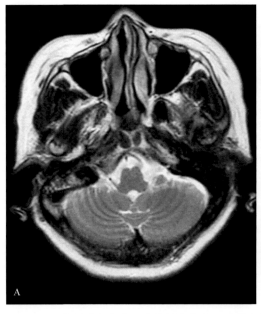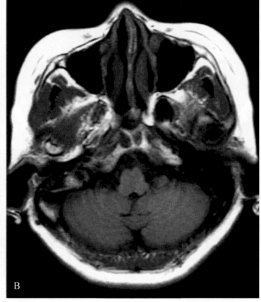

图4-39 右侧乳突窦表现为骨髓样信号，而非气体信号，符合气化不良（图A. T₂WI；图B. T₁WI）

三、小儿脑发育的磁共振表现

（一）小儿脑——髓鞘发育

对异常的准确认识是建立在正确认识正常的基础之上，儿童不是成人的缩小版，掌握小儿脑组织的发育对于正确的诊断具有重要意义。颅脑的主要检查手段为影像学，其中MR是重要的手段，对于脑组织的正常发育，需要注意脑沟形成、神经纤维髓鞘化、脑组织内成分的变化、脑结构变化、颅骨变化等诸多方面，本节主要介绍小儿颅脑的髓鞘化演变规律。

正常足月新生儿在T_1WI上即可见放射冠的中央部，内囊后肢，丘脑腹外侧，大脑脚，视束，脑桥背侧，小脑上蚓部，小脑上、下脚均已出现明显高信号。2个月后视放射出现高信号；3个月后半卵圆中心、小脑中脚、小脑深部白质出现高信号；3～4个月胼胝体压部开始出现稍高信号；5～6个月后胼胝体膝部及内囊前肢呈高信号，此时枕部后方白质出现高信号；6个月后顶叶、额叶、颞叶深部白质相继有序地出现高信号；7个月时胼胝体压部膨大，体部与压部交界处变窄，膝部增宽，整个胼胝体均呈高信号，胼胝体压部在4～5个月，膝部在5～6个月时显示为低信号，并逐渐加宽；8个月半卵圆中心才显示低信号；9个月后枕部白质呈低信号，其后顶叶、额叶、颞叶依次有了髓鞘形成；14个月以后达到成人脑的形态，即白质为低信号、灰质信号较白质为高。

髓鞘主要由脂质、蛋白组成。脂质成分为胆固醇、糖脂及磷脂。灰质与髓鞘化的白质最显著的不同是含水量及脂质与蛋白的比值。另外，糖脂与蛋白质在白质内较多，而磷脂则在灰质内较多。出生时，脑白质含有少量的髓鞘。新生儿白质与成人髓鞘化的白质成分不同。不同年龄白质的成分改变是总脂质含量的增加，糖脂相对增加，磷脂的相对减少（绝对增加）。在生命的头几年内不仅是髓鞘的形成，还有髓鞘成分的变化，随年龄的增长，磷脂成分的改变是氨基乙醇缩醛磷脂与神经髓鞘磷脂的相对增加与胆碱磷脂的相对减少。然而，不成熟的髓鞘与成人髓鞘的化学成分并没有显著不同，其不同主要是髓鞘量的不同，而不是质的不同。髓鞘中的脂质与蛋白结合使髓鞘很稳定，这种结合有任何改变时可使髓鞘不稳定，进而脱失。根据文献报道，在6个月以前于矢状位及轴位T_1WI上髓鞘高信号，在T_2WI呈低信号，6个月后在轴位T_2WI观察髓鞘的进展。出生后脊髓即有髓鞘形成，并有规律地从尾侧向头侧，从背侧向腹侧进展。感觉神经束的髓鞘形成先于运动神经束，皮质先于深部白质，不同部位的神经结构髓鞘形成时间及其形成速度不同。

1.新生儿　见图4-40。

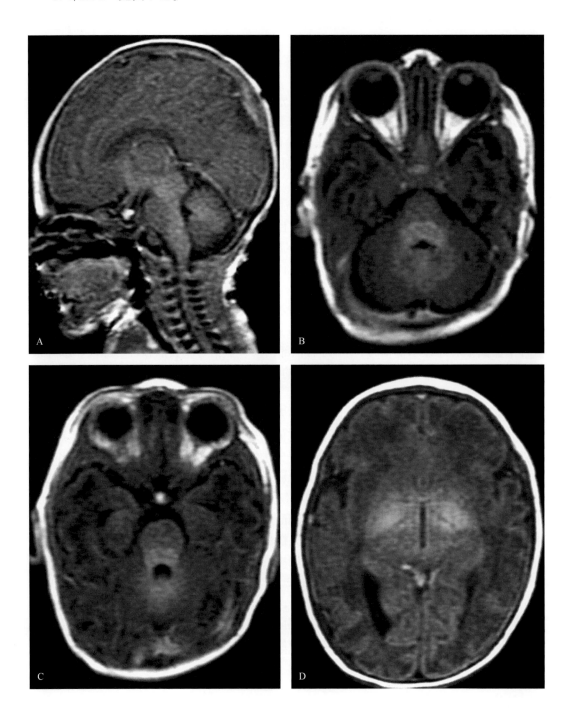

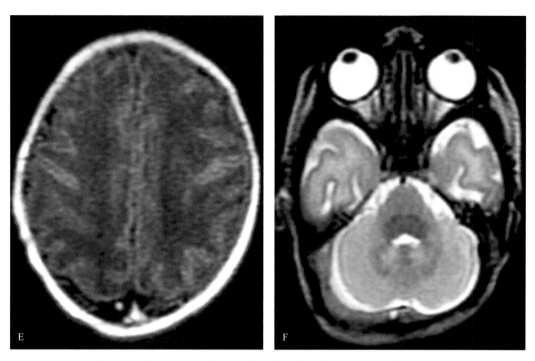

图4-40 正常足月新生儿在T$_1$WI上即可见放射冠的中央部，内囊后肢，丘脑腹外侧，大脑脚，视束，脑桥背侧，小脑上蚓部，小脑上、下脚均已出现明显高信号，注意此时胼胝体T$_1$WI呈现低信号（图A～E. T$_1$WI；图F. T$_2$WI）

2. 出生3个月 见图4-41。

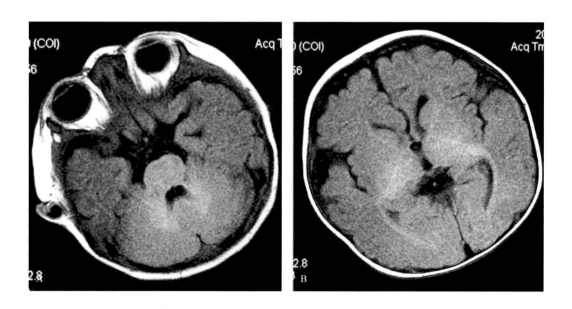

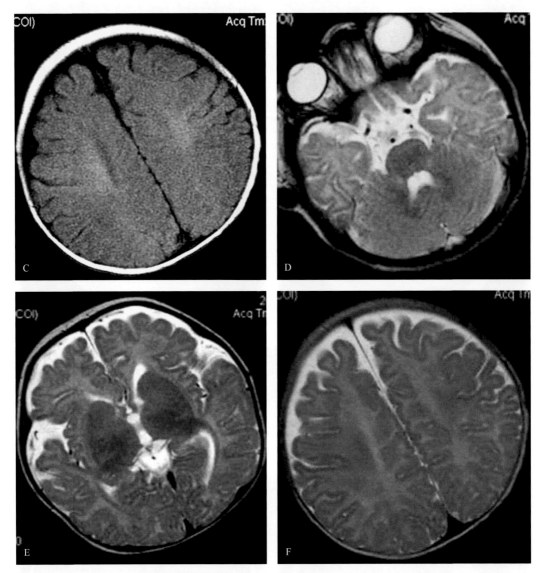

图4-41 出生3个月后视放射出现髓鞘化表现为视放射区域出现T₁WI高信号（图A～C. T₁WI；图D～F. T₂WI）

3. 出生6个月 见图4-42。

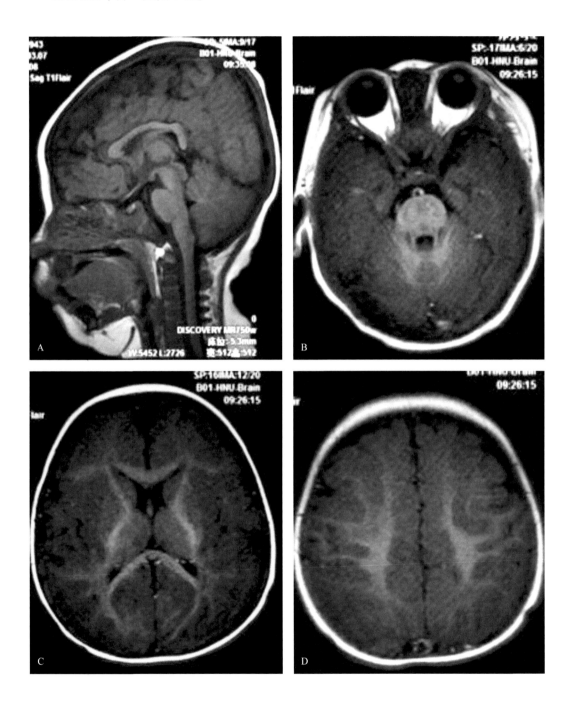

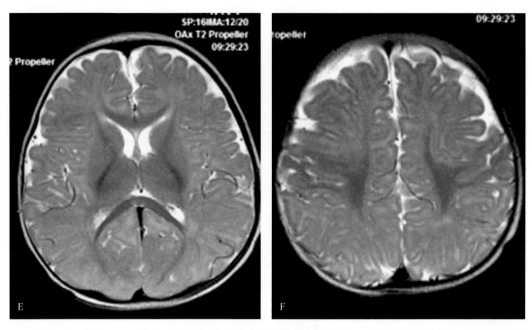

图4-42 出生5～6个月后胼胝体膝部及内囊前肢髓鞘化形成，此时枕部后方白质出现T_1WI高信号，同时可见胼胝体呈T_1WI稍高信号，并可见胼胝体压部开始膨大（图A～D. T_1WI；图E、F. T_2WI）

4. 出生12个月 见图4-43。

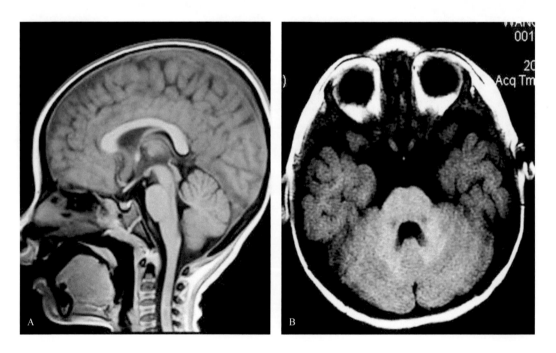

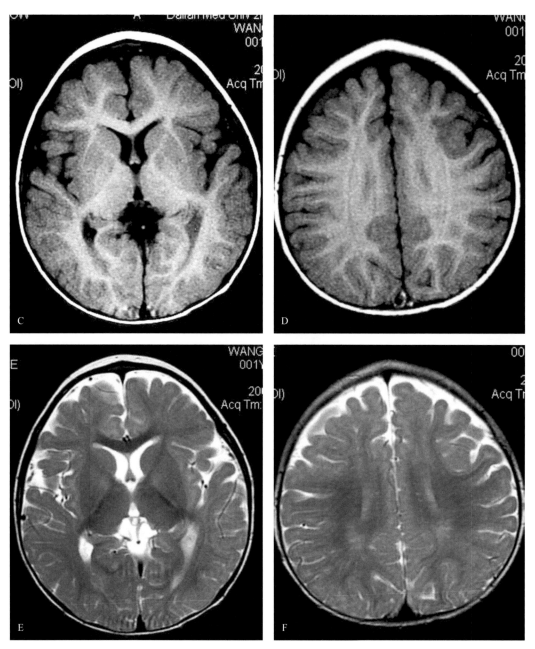

图4-43 出生12个月（9个月后）枕部白质开始髓鞘化，表现为T₁WI高信号、T₂WI低信号，顶叶、额叶、颞叶均有髓鞘形成（图A～D. T₁WI；图E、F. T₂WI）

5.出生24个月　见图4-44。

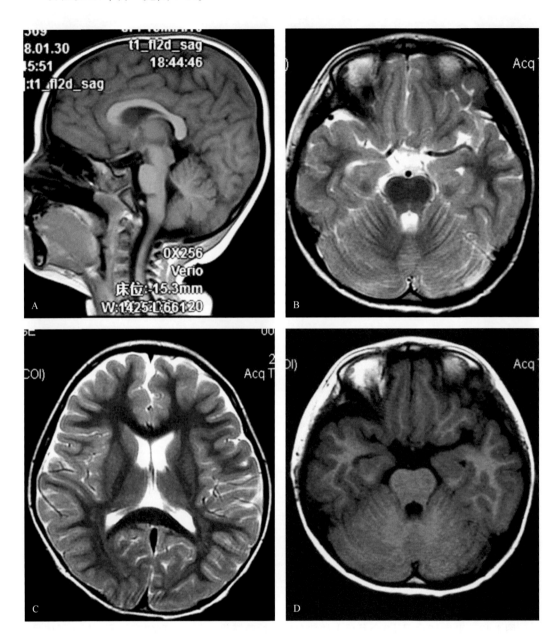

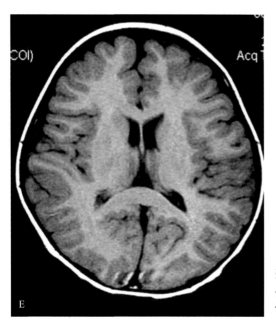

图4-44 出生24个月后基本达到成人脑的
形态，即T_1WI上几乎所有白质为高信号、灰质
信号较白质低（图A、D、E. T_1WI；图B、C.
T_2WI）

（二）小儿脑——垂体、胼胝体发育

1.垂体与胼胝体发育过程 见图4-45。正常足月新生儿在T_1WI上3～4个月胼胝体
压部开始出现稍高信号，5～6个月后胼胝体膝部呈高信号，7个月时胼胝体压部膨大，
体部与压部交界处窄，膝部增宽，整个胼胝体均呈高信号，胼胝体压部在4～5个月，
膝部在5～6个月时显示为低信号，并逐渐加宽。

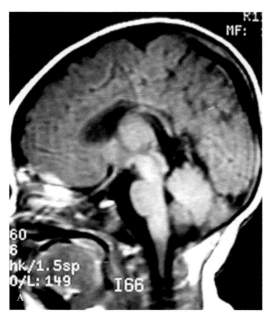

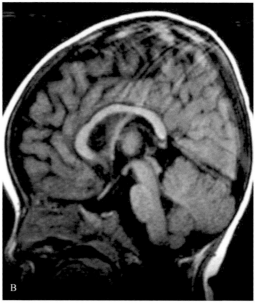

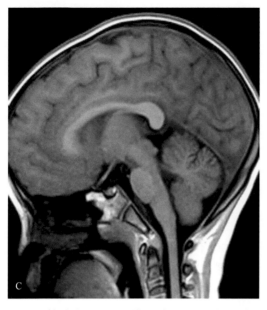

图4-45　同一小儿出生后1个月(图A)、7个月（图B）及12个月（图C）T₁矢状面图像：1个月时，胼胝体呈低信号、体积减小，胼胝体嘴、膝部未见显示、压部未见膨隆，垂体前后叶均呈高信号；7个月示胼胝体发育，嘴部及膝部可见，压部未见明显膨隆，垂体后叶可见高信号；12个月时胼胝体压部膨隆明显，形态与成人基本相同，垂体后叶高信号更为明显

　　垂体常规的MRI检查方法是矢状面与冠状面T₁。新生儿MRI的矢状位T₁垂体呈球形，上缘突隆。前叶与后叶均高信号，只有两者中间为低信号。随时间的推移，自2个月后垂体前叶的信号逐渐减低，与脑桥比呈等信号。垂体的形态也逐渐接近年长儿，上缘变平或轻凹陷。

　　2.新生儿与成人正常垂体表现差别　见图4-46。垂体分为腺垂体和神经垂体两个部分。腺垂体是体内最重要的内分泌腺，有"内分泌之首"之称。神经垂体居后，神经垂体分为神经部和漏斗部两个部分。漏斗部与下丘脑相连，包括漏斗柄和正中隆起。神经垂体的神经部和腺垂体中间部合称垂体后叶。

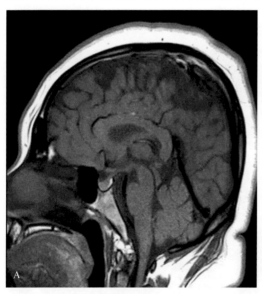
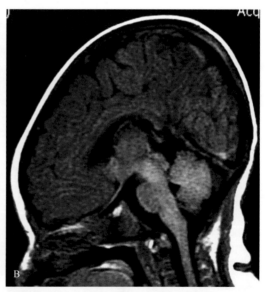

图4-46　正常垂体（图A为25岁男性患者）前叶、后叶信号在T₁WI明显不同，前叶信号与脑灰质等信号，后叶呈高信号（脂肪抑制技术不被抑制），胚胎期和新生儿垂体T₁WI呈高信号（图B为出生15d正常新生儿），出生2个月后垂体逐渐发育，T₁WI信号强度逐渐与脑灰质信号相仿

垂体后叶高信号主要为其所贮存的神经内分泌颗粒的脂质体小泡（抗利尿激素及催产素）所致。垂体后叶信号还与以下因素相关：①与下丘脑和神经垂体的功能状态，神经性尿崩患者后叶高信号可减弱或消失；②垂体柄是否受压，若鞍上有占位性病变压迫垂体柄，影响下丘脑神经垂体束传导神经内分泌颗粒时，后叶高信号可减弱、消失或异位于垂体柄处；③与年龄有关，后叶高信号随年龄的增长有下降趋势。正常人群大约有10%的个体后叶不显高信号，可能与解剖变异或成像技术有关。

（三）小儿枕骨斜坡

见图 4-47。

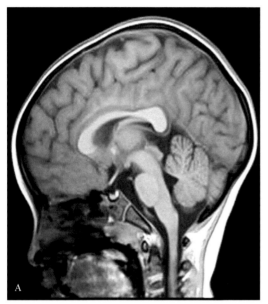
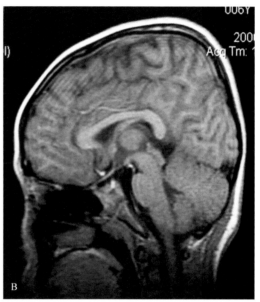
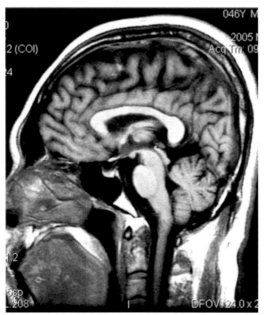

图 4-47　斜坡由蝶骨体和枕骨基底部构成，两者在青春期之前以蝶枕结合相连结（图 A、B），至青春期融合为骨性结合（图 C），故青春期前斜坡可见斜行信号，勿误诊为骨折等异常

（四）小儿脑——脑实质外间隙

见图4-48。脑外间隙包括蛛网膜下腔和硬膜下腔。当硬膜下腔扩大时，可与蛛网膜下腔分开，使脑外间隙表现为两层结构，内层为蛛网膜下腔，外层为硬膜下腔。

研究表明：额叶及颞极前方蛛网膜下腔从新生儿到6个月逐渐增宽，其中以3～6个月数值最大，然后逐渐缩小，因此，在此期间如果见到脑外间隙较宽，但在正常值内，切勿误为异常。额叶前方脑外间隙最大宽度为6mm，颞叶前方为9mm，当超过此

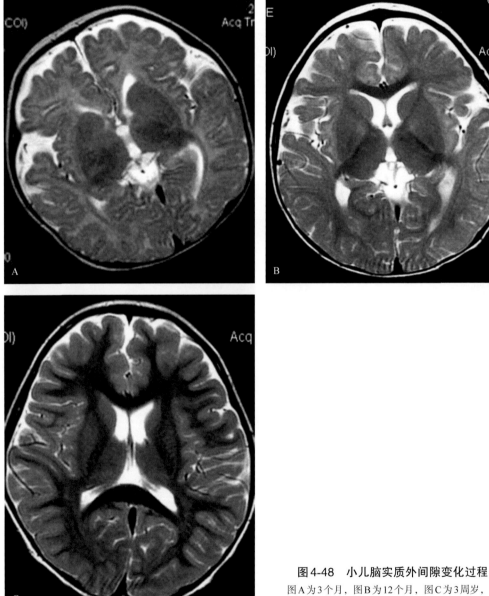

图4-48 小儿脑实质外间隙变化过程

图A为3个月，图B为12个月，图C为3周岁，可见脑实质外间隙逐渐减小

值时提示脑外间隙异常增宽。额叶与颅骨内板的间隙较宽，可能是蛛网膜下腔和硬膜下腔扩大两种因素所致，脑脊液产生与吸收在发育过程中一时性失衡及生后数月颅骨发育比脑发育先行，均可导致脑外间隙增宽。另外，脑白质髓鞘化，从出生到6个月脑组织含水量急剧下降，脑容积缩小，此后，神经细胞增殖，脑容积又增大，也可能造成脑外间隙扩大其后又逐渐缩小的一个原因。总之，发育期脑外间隙在1岁内变化较大，脑外间隙较宽，它包括蛛网膜下腔和硬膜下腔扩大，以前者为主，1岁后逐渐达到平衡状态。脑外间隙在3～6个月最宽。这对识别是正常发育期的改变还是脑外积液有重要意义。

（五）出生后颅骨及骨髓发育变化

见图4-49。MRI在显示颅骨骨髓发育较为特征。出生时在T_1WI上斜坡及板障内的骨髓与脑组织相比呈低信号，由于其内有丰富的红髓所致。3岁时在T_1枕骨斜坡及蝶骨出现斑片状高信号，3～4个月以后逐渐扩大融合，10岁时差不多所有小儿的骨髓在T_1WI上呈高信号（红髓脂肪性变）。颅骨板障的成熟几乎与斜坡同时。在3岁时板障逐渐出现局灶性高信号，4～7岁时则更明显。

颅骨的成熟时间对某些全身性疾病的判断是十分重要的，有的疾病可以促使骨髓内红细胞生成，如镰状细胞贫血、地中海贫血等能使骨髓转向不成熟的低信号。其他疾病如白血病可侵及骨髓取代其内的脂肪，使T_1延长呈低信号，如果4岁以上斜坡还是低信号，则应查找有无全身性血液性疾病及有无肿瘤的侵犯。

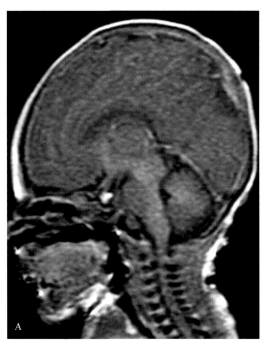
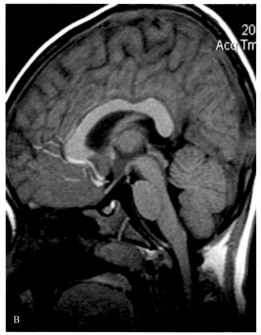

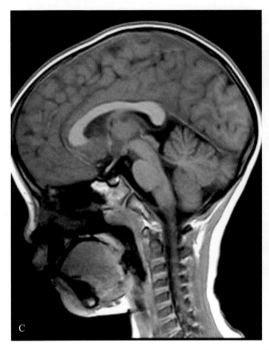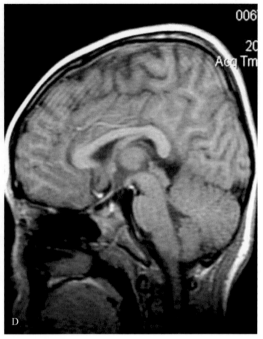

图4-49　出生后骨髓信号变化过程

图A为5d，图B为12个月，图C为3周岁，图D为6周岁。可见图A、B. 枕骨斜坡T₁WI表现为低信号；图C.枕骨斜坡开始，出现T₁WI斑片状高信号；图D. T₁WI高信号更为明显

四、颅脑有益于诊断的磁共振伪影

磁共振检查与其他影像学检查相比较，一个重要的特点是图像的伪影多。磁共振伪影的形成有多方面的原因，这与磁共振扫描时间长、序列多、成像复杂有关。在大多数的情况下，伪影的出现会影响图像的质量，影响对病变的观察。但是，有些磁共振伪影的形成是由于病变的组成成分或病变本身性质所造成的，对于这类伪影，应该重视它们带来的有关病变性质或组成成分的重要信息。

（一）磁敏感伪影

SWI序列对局部磁场的不均匀性十分敏感。该序列对微量出血及静脉血管的显示佳，临床上正是利用该序列的这个特点来检测某些含有少量出血及静脉血管疾病（图4-50～图4-52）。

（二）血管搏动伪影

颅内血管具有搏动性（动脉明显），如病变具有明显的搏动伪影，提示病变与血管关系密切或源自血管；如不具有搏动伪影，提示病变不源自血管可能性大（图4-53、图4-54）。

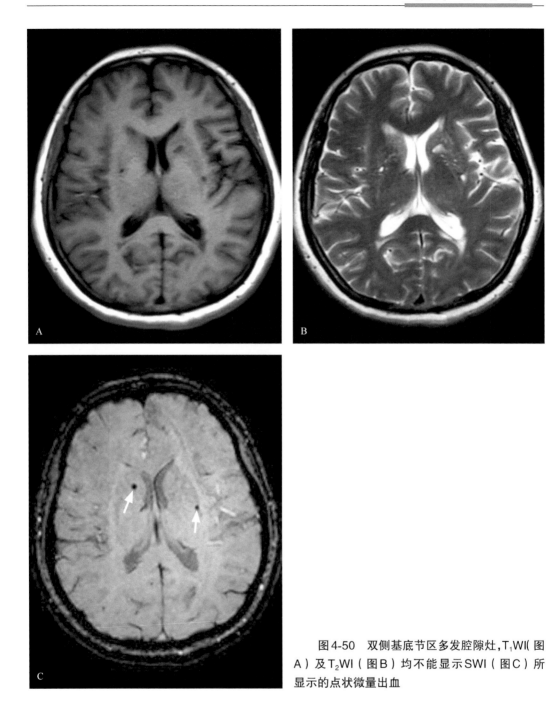

图4-50　双侧基底节区多发腔隙灶，T_1WI（图A）及T_2WI（图B）均不能显示SWI（图C）所显示的点状微量出血

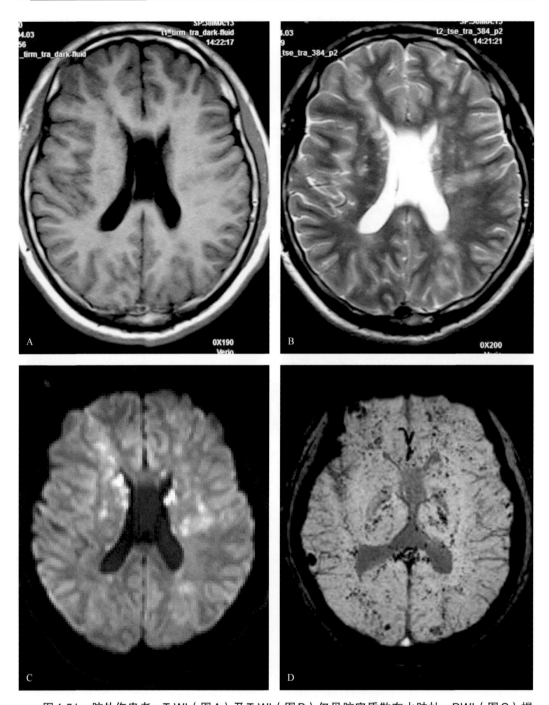

图4-51　脑外伤患者，T$_1$WI（图A）及T$_2$WI（图B）仅见脑实质散在水肿灶，DWI（图C）提示多发点状缺血灶，SWI（图D）显示多发散在点状出血，提示轴索损伤

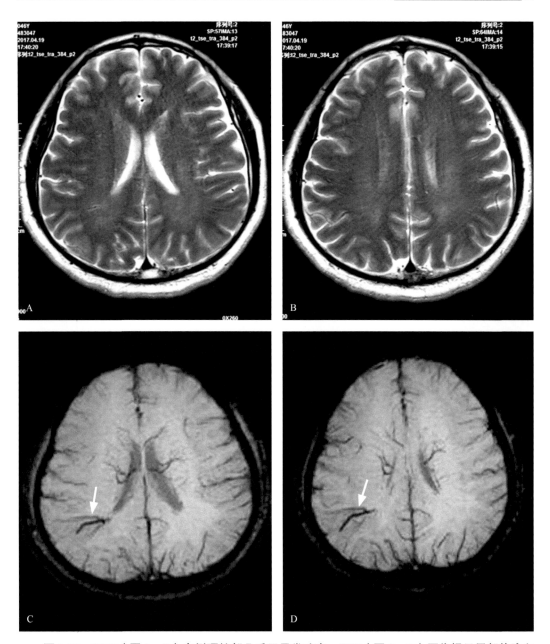

图 4-52 T₂WI（图 A、B）右侧顶枕部几乎无异常改变，SWI（图 C、D）图像提示局部静脉血管增粗，静脉血管畸形

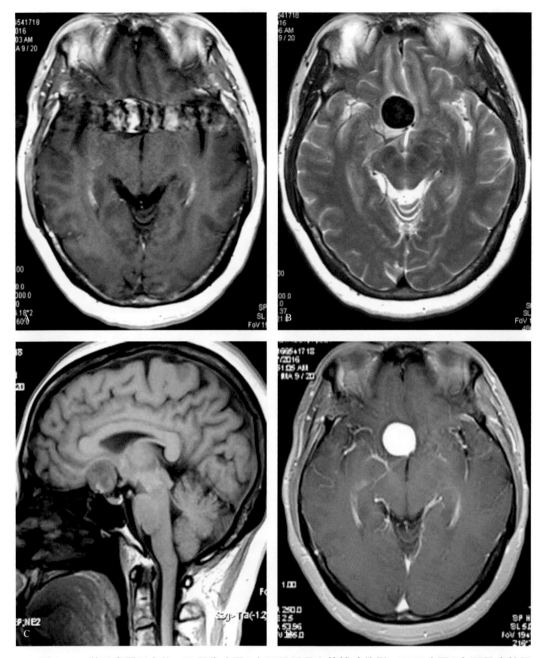

图4-53 鞍区类圆形占位，T₁图像（图A）可见明显血管搏动伪影，T₂WI（图B）可见病灶呈低信号（血管流空），提示病变与局部血管关系密切（动脉瘤可能），矢状面T₁WI（图C）显示垂体位置形态正常、病变位于鞍上，增强检查（图D）病灶明显强化，强化程度与动脉血管相同，诊断为动脉瘤

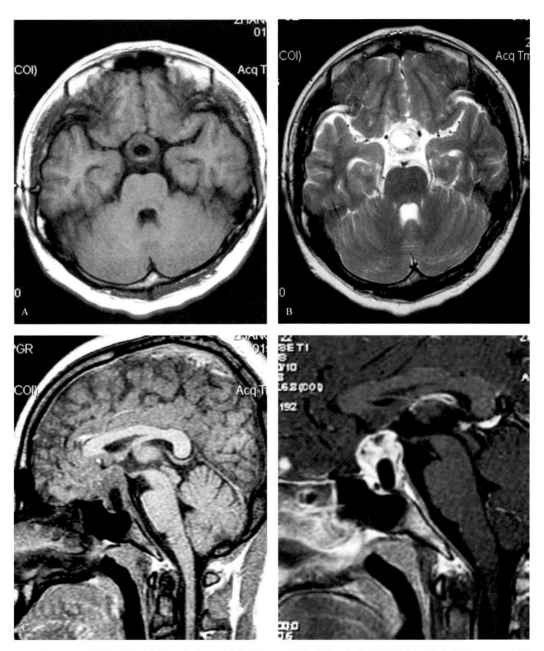

图4-54　鞍区类圆形占位，与上一病例不同，T_1图像（图A）未见明显血管搏动伪影，T_2WI（图B）可见病灶呈混杂高信号，矢状面T_1WI（图C）显示垂体增大、病变位于鞍内及鞍上，增强检查（图D）病灶不均匀明显强化，诊断垂体大腺瘤并手术证实

（沙　琳　杨　超　董　洋）

第二节　磁共振颅脑血管成像伪影与假象

对于磁共振血管成像，血流状态、成像序列及参数、重建方法与技术、血管的变异等诸多因素均对图像的显示与诊断有重要影响，不了解相关的原理，可造成错误的诊断；同时，颅脑血管存在诸多解剖变异，也要求我们对此熟知，否则亦可造成误诊。本节主要列举几种不同类型的颅脑血管MRA及MRV图像中的伪像，希望能起到触类旁通的作用，提醒读者加强对这方面的重视。

一、几种常见的技术伪影

1.夸大狭窄——成像参数对图像的影响　见图4-55。在颅脑TOF-MRA序列中，翻转角影响饱和，翻转角越大，磁化矢量回到其平衡位置的纵向距离越长。使用大翻转角（90°）也能达到有效饱和。翻转角和TR是影响背景饱和程度的两个重要的可调节的参数。

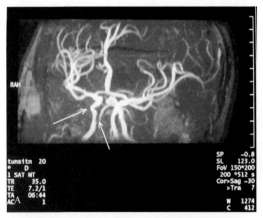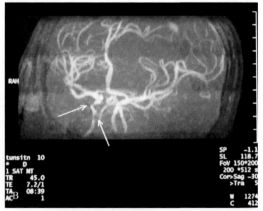

图4-55　同一患者的两次TOF-MRA图像，图A TR时间35ms，图B TR时间45ms，其余成像参数完全一致，相对长TR图像流动对比（流动血液和静息组织间的对比）降低，造成图B对右侧颈内动脉狭窄的错误显示

以TR为例，因为慢速血流在成像容积内停留的时间相对长，为了使血流信号最大化，理论上应该采用长TR使血液质子的饱和程度最小。但不利的是，这样背景信号也相对提高，流动对比（流动血液和静息组织间的对比）就会降低。因此，选择时需要综合考虑上述因素。

2.图像重建伪影——MIP细小血管不显示　见图4-56。MIP图像所显示的高信号是在投影方向上信号强度最大的像素的信号。如果在投影方向上感兴趣区内的血管信号强度低于该方向上背景组织的信号强度，则在该方向上血管的信号不会显示在MIP图像上。

Charles M. Anderson的研究表明：如果血管的信号强度高于背景组织信号2个标准差以上，在MIP图像上血管就会较好地显示；如果血管的信号高于背景组织信号0.5个标准差以下，随着MIP图像重建层数的增加，血管得以显示的概率大大减小（图4-57）。

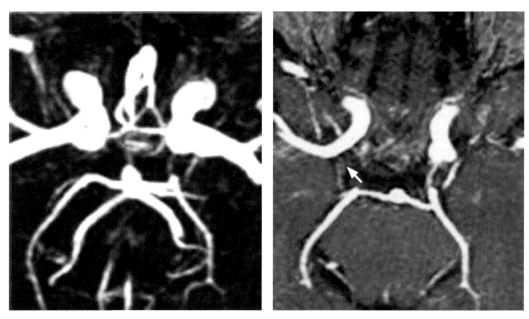

图4-56 采用全部原始图像进行血管MIP重建（图A），右侧后交通动脉未见显示；采用交通动脉局部原始图像进行MIP重建（图B），可见右侧后交通动脉（箭头）

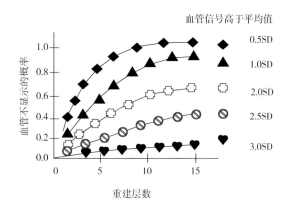

图4-57 血管信号强度及重建层数与血管显示概率的关系

3.血液不规则流动——夸大狭窄程度　见图4-58、图4-59。

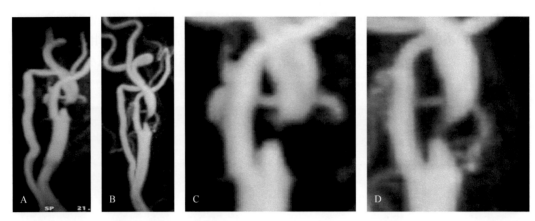

图4-58　TOF-MRA（图A、C）与CE-MRA（图B、D）对颈内动脉起始部狭窄的显示比较，可见TOF-MRA对局部狭窄有明显的夸大

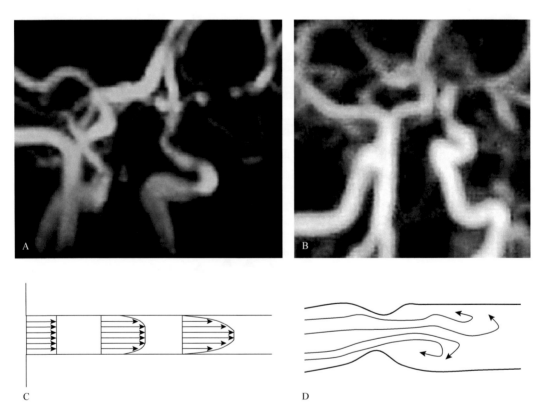

图4-59　在血管狭窄部位的远端，血液的流动不规则，会导致血液信号的丢失，结果造成对狭窄程度的夸大，图A为TOF-MRA图像，显示左侧大脑中动脉的狭窄程度明显夸大，CE-MRA（图B）显示狭窄程度与实际狭窄程度接近；规则层流（图C）与局部狭窄后不规则流动示意图（图D），在狭窄的远端血液流动不规则，导致MR信号丢失，使狭窄程度被夸大

4.流动分离伪影——狭窄假阳性 见图4-60。流动分离现象（flow separation）最常见于血流方向突然改变或管径突然增加的部位，如颈动脉球。先前层流的血液在经过血管的这些部位时，层流外层血液流动的方向与主流方向发生分离，甚至可以反向流动。在TOF血管成像中，流动分离自身可以显示为邻近层流的停滞区信号强度的减低，这是由于该区域血液流动速度减慢所致。由于流动移位现象与动脉粥样硬化均好发于此处，因此，在TOF-MRA上对该处血管狭窄的诊断十分困难。

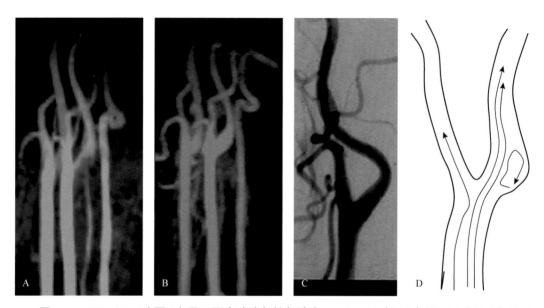

图4-60　TOF-MRA（图A）显示颈内动脉起始部狭窄，CE-MRA（图B）及DSA（图C）显示局部正常，TOF-MRA显示狭窄为不规则流动（流动分离所致），图D为流动分离示意图

5.流动移位伪影 见图4-61。在MR成像序列中，相位编码早于频率编码数毫秒实施。这就是说，沿着相位编码轴的质子的位置是在沿着频率编码轴的位置之前被标记的。假如血液于这两个测量时间之间发生了运动，血管中血流的位置将被错误定位。当血管倾斜穿过成像范围，会导致血管信号的移位，血液可以表现为来自血管外某一点。在大多数血管成像中，这类错误非常少。当血液绕行一个弯曲部时，这个移位错误较明显。这种伪影也可表现为亮点，常见于颈内动脉虹吸部。当所有血液信号被错误地定位在血管弯曲部附近的一个特定点时，可能出现更严重的情况，这会被误诊为动脉瘤（图4-62）。

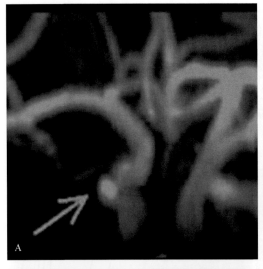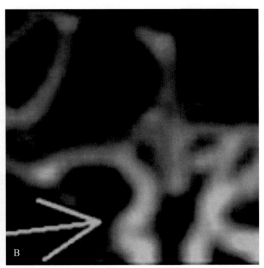

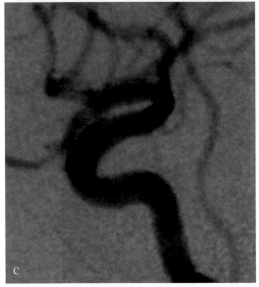

图4-61　图A为TOF-MRA图像，右侧颈内动脉虹吸部血管轮廓外小圆形异常高信号；图B为CE-MRA图像，可见该处管壁光整连续；DSA图像（图C）证明TOF图像异常信号为伪影所致

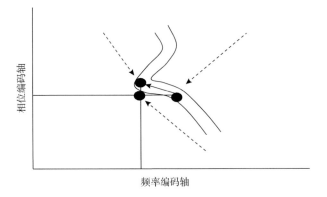

图4-62　流动移位

6.边缘锯齿状伪影 见图4-63。

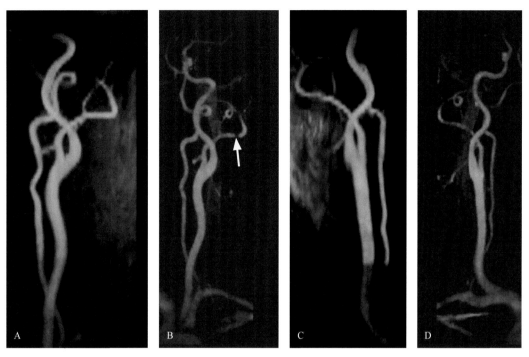

图4-63 TOF-MRA图像（图A、C）上颈外动脉的锯齿状伪影，其中左侧的伪影（图A）遮盖了该处的狭窄情况；图B与图D为CE-MRA图像，CE-MRA对伪影进行了矫正，清晰显示了左侧颈外动脉狭窄的情况（箭头）

对于那些平行扫描层面走行或血管的走行方向与成像平面的夹角很小时（如颈外动脉、大脑中动脉 M_1 段），由于血流在成像层面内停留的时间长，血流部分被饱和，从而造成这些血管信号的降低和丢失，使血管信号值下降，使血管信号与周围组织的对比度下降，经MIP重建后血管的边缘会出现"锯齿状"伪影（图4-64）。

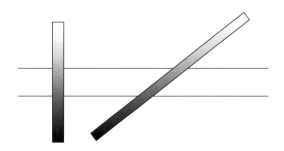

图4-64 血管边缘锯齿状伪影形成示意图

7.暗带伪影　见图4-65。在头颈部血管检查中，由于成像范围大而采用多个层厚较厚的采集层块，层块远端血管内的血液由于在流动过程中部分饱和，信号明显降低，而相邻下一采集层块的近端正是血液信号最强处，形成该处的暗带伪影（venetian blind）。如果采集层块的交界处恰与动脉分叉处或狭窄部重合，该处的伪影会更加严重，并造成狭窄的夸大显示（图4-66）。

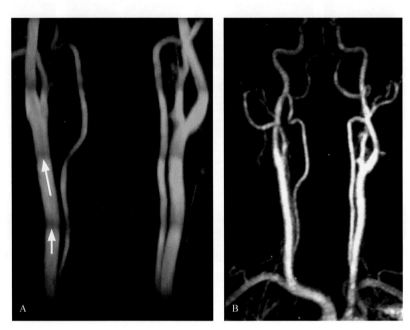

图4-65　TOF图像（图A）上显示颈总动脉的暗带伪影，CE-MRA（图B）对暗带伪影进行了矫正

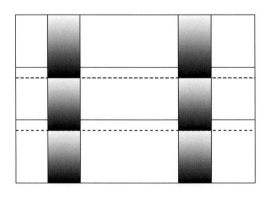

图4-66　暗带伪影形成示意图

8.涡流和相位逸散　见图4-67。在MR中，涡流的意思是混乱或不一致的血流，血流是许多的自旋质子混合，它们不都是沿着直线运动。涡流或更精确地说是不一致的血流，由于相位的不一致性，经常会导致信号丢失。在涡流区，混乱的流动使每个体素内的相位产生差异化，这种差异不能通过流动补偿来纠正。结果是像素内自旋质子的磁化矢量定位在不同的方向，彼此相抵消，体素的信号强度降低，信号丢失的程度依赖于涡流量。

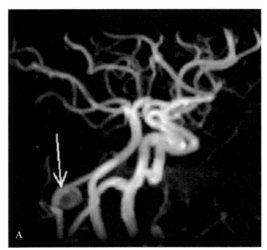 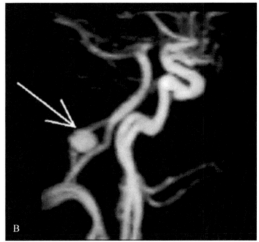

图4-67　TOF-MRA（图A）显示右侧椎动脉动脉瘤，瘤腔内低信号（血栓？伪影？）；CE-MRA（图B）显示瘤腔内造影剂完全充盈，证明TOF法MRA显示瘤腔内低信号为涡流所致伪影

二、磁共振颅脑血管成像几种常见的假象

1.颅内动脉变异　颅脑血管存在多种类型正常解剖变异，应当了解这些正常变异的类型及相应的影像学表现，以免造成错误的诊断，如大脑前动脉，存在单支大脑前动脉、三倍体大脑前动脉、A_1段缺如或发育不良、双半球大脑前动脉等多种解剖变异；大脑中动脉存在副大脑中动脉、重复大脑中动脉、大脑中动脉分叉早等正常变异；大脑后动脉有原始型（胚胎型）和漏斗型变异；对于某段动脉血管可以有重复和窗式等形态变异。对于颅脑血管解剖变异，请参阅相关专业书籍，本部分仅列举其中部分变异的MRA表现，以供大家参考（图4-68～图4-75）。

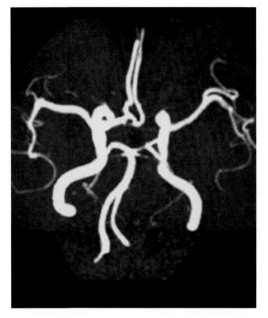

图4-68　左侧大脑前动脉A₁段缺如

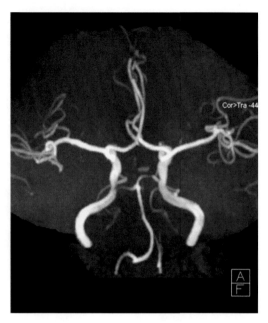

图4-69　三倍体大脑前动脉

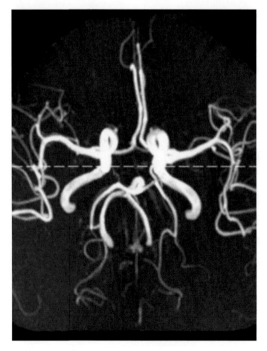

图4-70　前交通动脉缺如

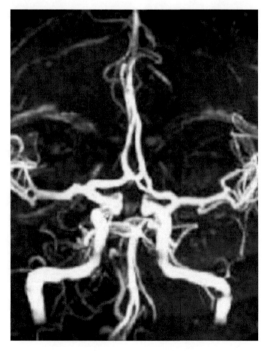

图4-71　左侧"窗式"大脑前动脉A₁段

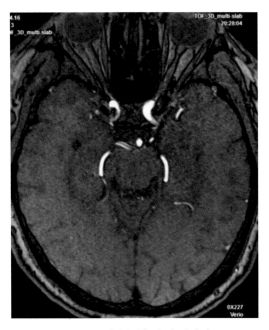

图 4-72　右侧重复大脑后动脉

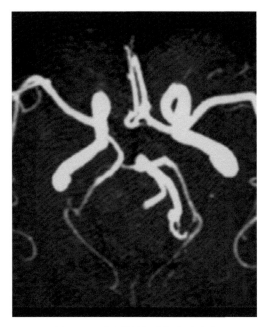

图 4-73　右侧原始型大脑后动脉

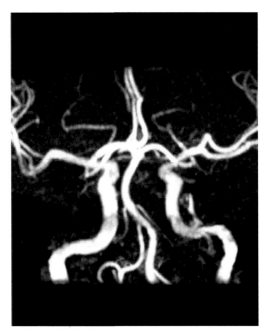

图 4-74　右侧椎动脉纤细（两侧相差 2mm）

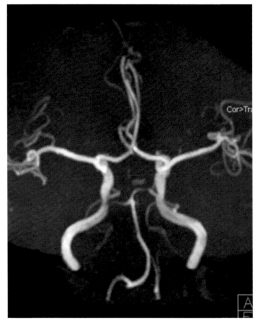

图 4-75　椎基底动脉系统纤细

2.一侧优势静脉引流　见图4-76、图4-77。窦汇区的静脉引流存在解剖上的变异，且两侧横窦常不对称。有研究显示，横窦的引流优势表现为右侧为主、左侧为主和两侧基本相等者分别为74%、19%和7%。双侧横窦及颈内静脉管腔可出现明显差异。

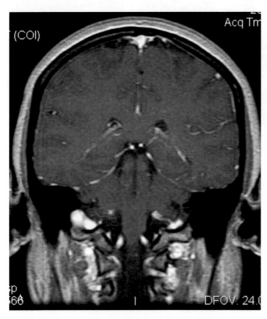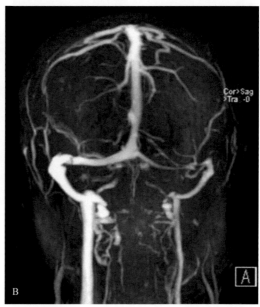

图4-76　双侧颈内静脉起始部明显不对称，右侧较对侧增粗、明显，符合右侧优势引流（图A.冠状面增强图像；图B. CE-MRV图像）

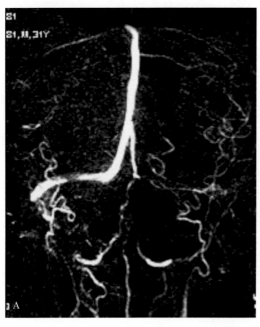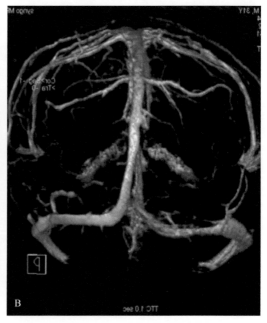

图4-77　静脉的显示与成像方法密切相关

图A为PC法MRA可见左侧横窦未见显示，血流缓慢所致？闭塞？图B造影增强MRA证明该段静脉没有闭塞，考虑为血流缓慢所致PC-MRA未显示左侧横窦

3.烟雾病　磁共振平扫图像实际亦包含血管信息，以一例烟雾病患者为例，说明应重视平扫图像上血管的信息（图4-78）。

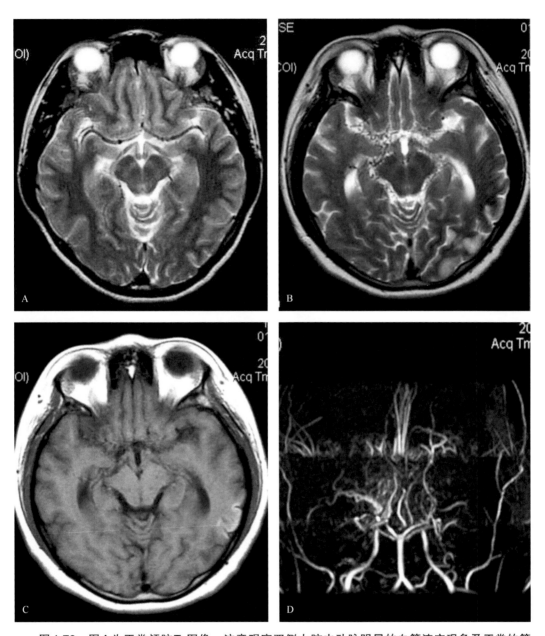

图4-78　图A为正常颅脑T₂图像，注意观察双侧大脑中动脉明显的血管流空现象及正常的管腔，图B与图C为另一患者T₁及T₂图像，可见大脑中动脉走行区、中脑周围多发异常细小流空血管影，MRA（图D）证实为烟雾病

（沙　琳　曲晓峰　牟　彬）

第三节　颈面部常见伪影与假象

1.眼球运动伪影　见图4-79。矫正方法：为避免运动伪影，相位编码方向尽量不要与运动方向一致，可通过改变相位编码方向改变伪影发生的部位使其不致遮挡病变。

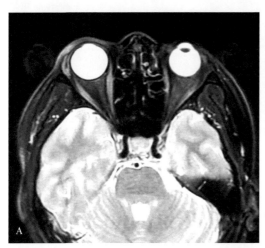
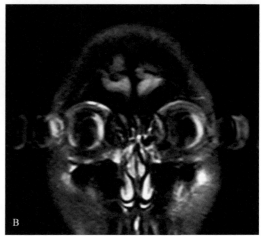

图4-79　眼球运动伪影

图A.横轴位T$_2$WI示眼球运动导致左右方向伪影；图B.冠状位T$_2$WI示眼球运动导致上下方向伪影

2.动脉搏动伪影　见图4-80。

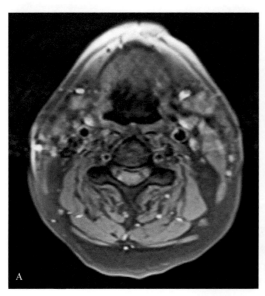
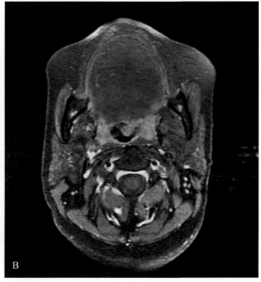

图4-80　颈动脉搏动伪影

图A.T$_2$WI示颈动脉存在搏动伪影，其发生机制与身体其他部位动脉搏动伪影相似；图B.为矫正后图像，矫正方法为消除来自颈部搏动血管的伪影干扰，可以在扫描范围上下方施加空间预饱和带

3.环境相关伪影——灯芯绒伪影 见图4-81。

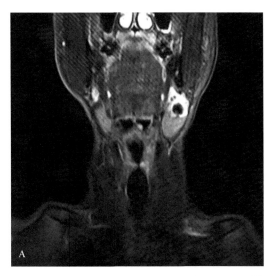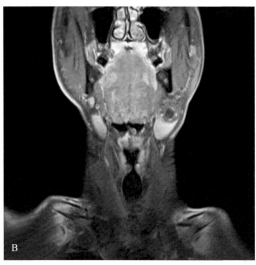

图4-81 环境因素造成的伪影

图A.环境相关伪影可表现为覆盖整个图像的"灯芯绒样"伪影,系扫描间内存在放电辐射所致,排除其他干扰因素;图B.伪影消除后图像,方法为关闭或封闭放电辐射源

4.磁化率伪影——义齿伪影 见图4-82。体内置入物,如部分患者镶嵌无法拆卸的义齿,会造成局部磁化率发生显著变化,出现磁化率伪影,对图像质量造成影响。不同材质的义齿对磁共振图像的影响不同,一般铁磁性的影响较大,其次是金属材料的,塑料或陶瓷材质牙产生的伪影很小,基本可忽略。矫正策略:做好匀场,磁场越均匀,磁化率伪影越轻;缩短TE;用SE序列取代GRE或EPI序列,因为后者对磁化率较前者更敏感。

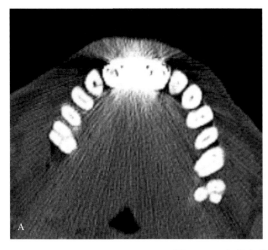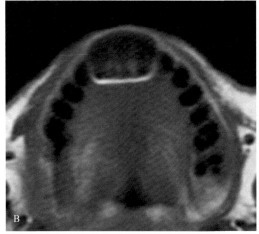

图4-82 患者义齿造成的磁化率伪影

图A.患者佩戴义齿致CT伪影;图B.同一患者义齿所致MR伪影

5. 甲状腺相关眼病　见图4-83。甲状腺相关眼病又称Graves眼病，主要表现为眼睑回缩、眼球突出及眼外肌肥大三大特点。影像学上以内、外眦连线为基线测量眼球突出程度，中国人正常眼球突出双眼12～14mm，大于18mm或双眼突出度大于2mm即认为眼球突出。眼外肌肥大以下直肌最易受累，其次为内直肌、上直肌、外直肌，增强扫描可见眼外肌明显强化。MR有助于显示眼外肌受累情况、视神经受压水肿等情况。当病变处于活跃期时眼外肌T₂WI信号增高，含水量较高。当病变处于静止期时眼外肌T₂WI信号减低，呈纤维化改变。

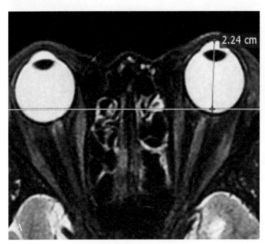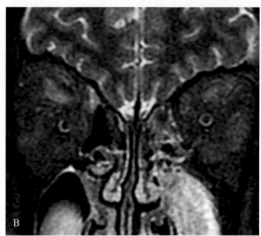

图4-83　患者甲状腺功能亢进症病史6年，自觉右眼偏斜半年

图A. MR可见双眼向前突出；图B. 双侧上直肌增粗，T₂WI信号增高

6. 泡状鼻甲　见图4-84。

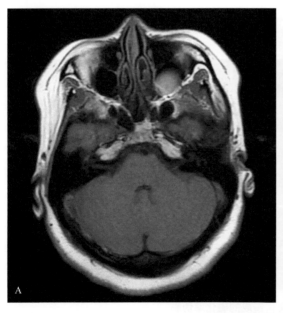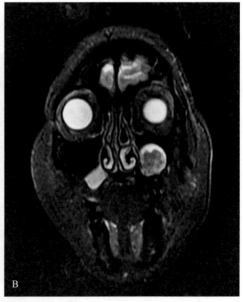

图4-84　泡状鼻甲

图A. T₁WI示左侧中鼻甲呈泡状鼻甲；图B. 同一患者T₂WI冠状位图像，同时可见伴双侧上颌窦囊肿

7.额窦不对称 额窦表现为不对称的一对窦腔，在15岁左右才发育完全（即气化完全），大小、形状个体差异很大，基本上表现为三角锥体形，左、右额窦之间的间隔常偏居一侧。若发育良好，窦腔常可向周围扩展，可越过中线与对侧重叠，有时亦可一侧或双侧发育极差者，即气化不佳，见图4-85。

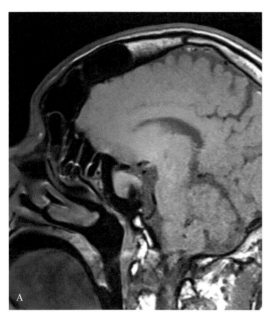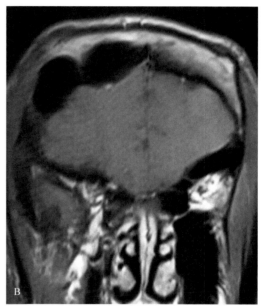

图4-85 额窦不对称

图A.矢状面；图B.冠状面。右侧额窦窦腔大，考虑先天发育改变

8.鼻窦囊肿 见图4-86。鼻窦囊肿一般无症状，多在体检中发现。潴留囊肿包括黏液囊肿（黏液潴留囊肿）及浆液囊肿（黏膜下囊肿）。黏膜下囊肿无囊壁，囊内未见浆液，一般较小。CT表现为类圆形低密度影，密度均匀，基底部位于窦壁。MR信号多样，多表现为T_1、T_2高信号，见图4-84。增强扫描病变无强化，表面黏膜可见强化。黏液囊肿好发于成人，为鼻窦开口阻塞，窦腔内黏液聚集形成的膨胀性病变，囊壁为黏膜，囊内位黏稠液体，窦腔膨胀性扩大，窦壁骨质受压迫，可被吸收，形成骨质缺损。CT表现为类圆形等或高密度影；窦腔膨胀改变，窦壁骨质受压移位、变薄、缺损。MRI表现为边界清晰囊状影，信号多样，因黏液成分不同而异。增强扫描边缘黏膜环形强化，中央黏液不强化。

9.慢性鼻窦炎伴颅底骨质破坏 慢性鼻窦炎是症状及体征持续8周（成人）或12周（儿童），复发性急性鼻窦炎每年发作4次（成人）或6次（儿童），症状及体征至少持续10d，药物治疗4周后无急性感染，但CT异常持续存在的情况。慢性期者可表现为窦壁骨质增生硬化，增强扫描黏膜明显强化。MR信号表现为增厚黏膜呈T_1等、T_2高信号，增强扫描明显强化；渗出液增强扫描不强化，信号受蛋白含量影响，见图4-87。

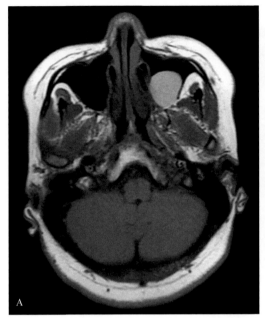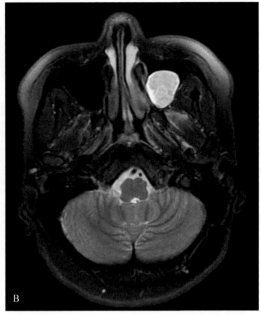

图4-86　左侧上颌窦囊肿

图A、B.左侧上颌窦内囊状T$_1$高信号，T$_2$高信号病灶，形态规则、边界清晰

　　慢性鼻窦炎合并骨壁破坏者以真菌性鼻窦炎较多见。如鼻窦骨壁被破坏，炎症常由此延至其他组织，如额窦炎易引起眶内或颅内并发症；筛窦炎破坏顶壁，侵入前颅凹，穿透侧壁，发生眶内并发症；蝶窦炎破坏颅底可引起颅脑内不同并发症，也可引起球后视神经炎；上颌窦炎可引起眶内感染及牙槽瘘管等并发症。真菌性鼻窦炎在CT上见窦腔内液性密度影中存在斑片状高密度影，窦壁骨质增生肥厚，吸收破坏。T$_2$WI可见斑片状极低信号或无信号影，增强扫描炎性黏膜强化。骨质破坏以筛窦最常受累，眶板最常见骨质吸收，故眶内侵犯也最多见，其次依次为前、中及颅后窝。窦腔内黏蛋白积聚压迫窦壁结构，导致窦腔扩大、窦壁变薄或重塑，从而在影像上表现为骨质吸收或破坏，而非真菌侵犯所致。真菌（霉菌）感染：单侧多见，也可见多窦发病，特征性影像学表现为窦内软组织内斑点状钙化影，可伴不同程度骨质吸收、破坏，边界模糊不清。

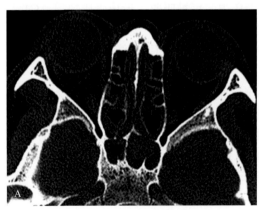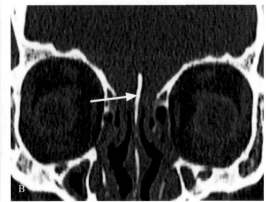

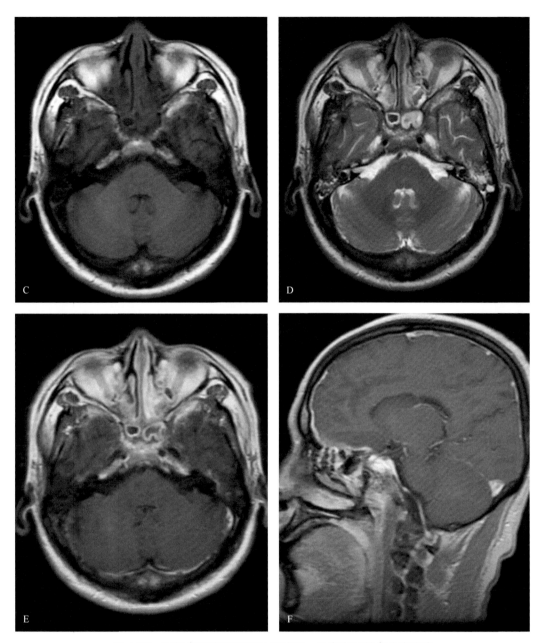

图4-87 慢性鼻窦炎伴颅底骨质破坏：患者有慢性鼻窦炎病史

图A. CT可见鼻窦部分骨质被吸收，连续性中断；图B. 颅底骨板骨质亦不连续；图C、D. 鼻窦窦腔内见条片状T_1WI低、T_2WI混杂高信号影同时可见患者伴中耳乳突炎；图E. 增强扫描黏膜明显不均匀强化，符合鼻窦炎改变；图F. 颅前窝底及额部脑膜明显强化，提示慢性鼻窦炎侵及颅内

10. **内翻乳头状瘤**　见图4-88。内翻乳头状瘤是鼻腔及鼻窦最常见的软组织起源良性肿瘤，易发生于中老年人，男性多见。

影像表现：常沿鼻腔及鼻窦蔓延，以上颌窦最常见。病灶呈分叶状，边界清晰。CT可见骨质受压、吸收、破坏。MR病变呈T_1WI等或低信号，T_2WI呈混杂等或高信号；增强扫描呈中度"脑回样"强化，见图4-88。需要与鼻窦炎相鉴别，以避免漏诊。

鼻窦内炎症及良性病变引起的骨质破坏需要与鼻咽癌引起的骨质破坏相鉴别。前者增强扫描见黏膜线样、脑回样较明显强化，引起的骨质破坏以吸收、变薄为主，邻近骨质伴有增生硬化。鼻咽癌病史短，进展快，其引起的骨质破坏较广泛，多不伴有骨质增生硬化，可见软组织肿块密度及信号不均匀，形态不规整，T_1WI、T_2WI多为中等信号，增强扫描轻中度强化。

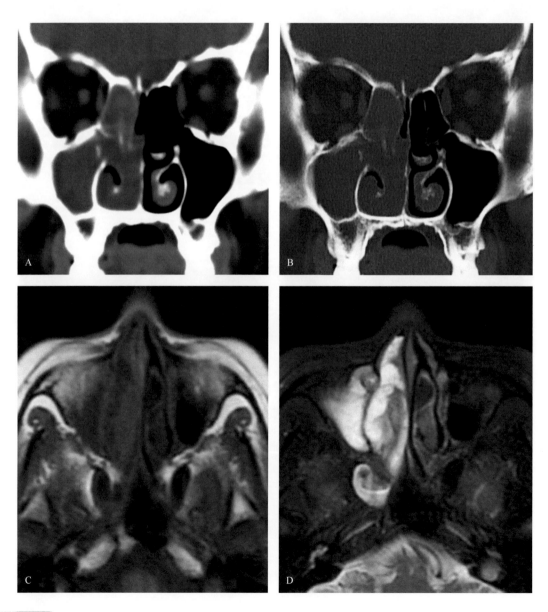

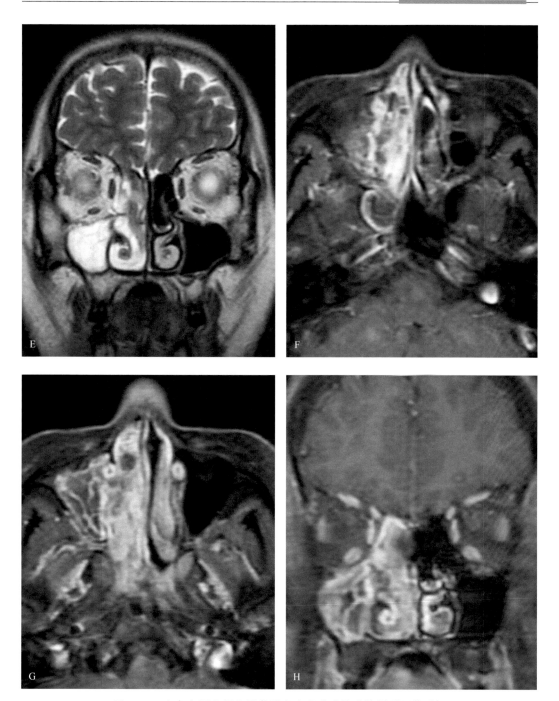

图 4-88 患者右侧上颌窦及鼻腔内内翻乳头状瘤伴骨质吸收破坏

图 A、B. 可见 CT 冠状位鼻窦内条片状密度增高影，颅底及窦壁骨质吸收变薄、骨质破坏；图 C ～ E. 病灶呈 T_1WI 混杂低、T_2WI 混杂高信号，灶内见索条状 T_2WI 低信号影；图 F ～ H. 增强扫描病灶明显不均匀强化，呈脑回样改变，灶内且可见强化分隔影，病理诊断：内翻乳头状瘤

11.鼻咽结构不对称——鼻咽癌　见图4-89。

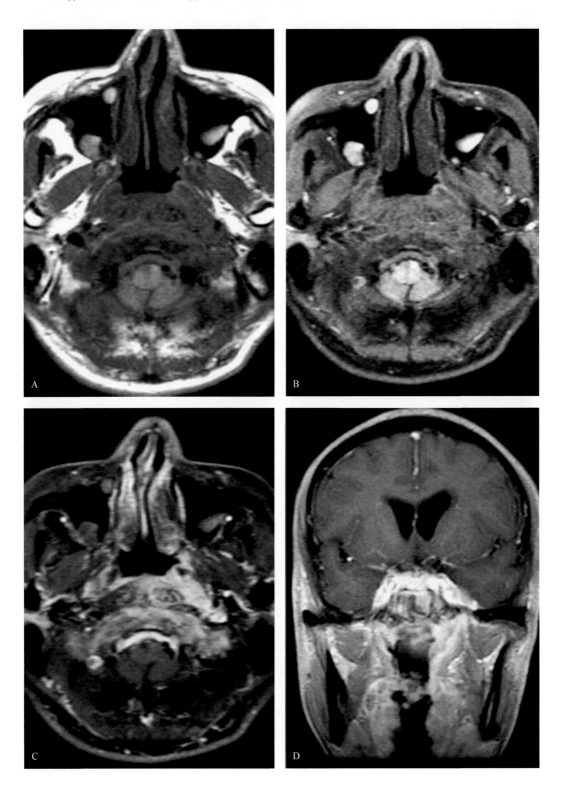

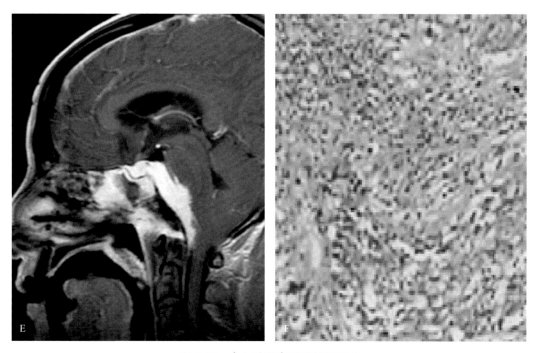

图4-89 鼻咽癌致鼻咽结构不对称

图A、B.鼻咽后壁软组织不均匀增厚；图C～E.增强扫描明显不均匀强化，双侧咽隐窝变浅，病变侵及颅底，可见颅底条带状异常强化影，边缘毛糙；图F.病理诊断：非角化性癌（低分化鳞状细胞癌）

12.小儿乳牙 见图4-90。

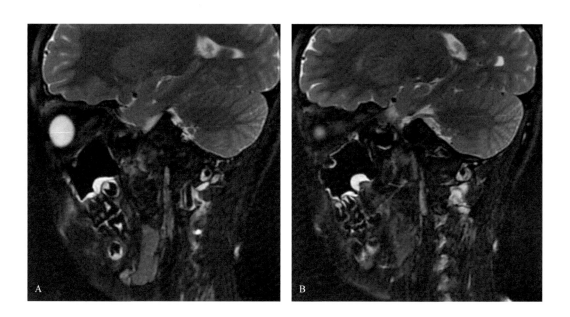

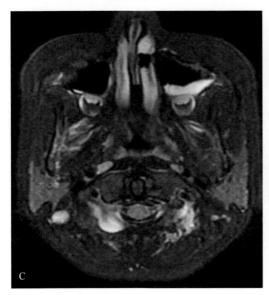
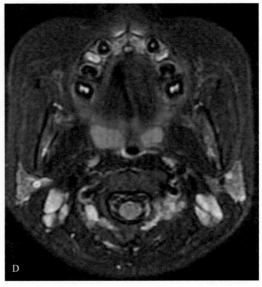

图4-90　小儿（8岁）乳牙

图A、B. MR图像示乳牙及未萌出白齿牙管及牙根显影清晰，矢状位上颌骨及下颌骨均可见两排牙齿；图C、D. 横轴位在颌面部较高或较低层面均可见牙齿显影

13. 颈静脉球高位　见图4-91。颈内静脉在颈静脉孔与乙状窦相连续，该处颈内静脉膨大向上隆起形成颈静脉球，位于岩骨下面的颈静脉球窝内，并向鼓室方向突出。颈静脉球高位是中耳血管异常最常见的原因。多数颈静脉高位者无明显临床表现，有症状者常以耳鸣、眩晕及突发性耳聋就诊。右侧高位者多于左侧，成人多于儿童，男女无差异。当颈静脉球顶较高时，鼓室底与颈静脉球之间的骨质较薄，突入中耳腔，但骨质缺失者却极为少见。当突入中耳腔的颈静脉球靠近鼓膜等传声结构时，则会引起搏动性耳鸣。颈静脉球高位的发生与颈静脉内湍流血流冲击压迫作用，静脉流量大，血管内血流长期对颈静脉冲击压迫导致，且与颞骨乳突气化、双侧岩骨发育不对称有关。

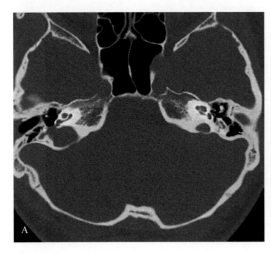
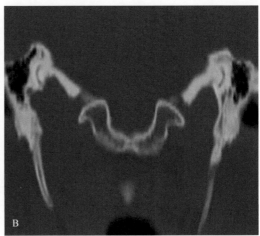

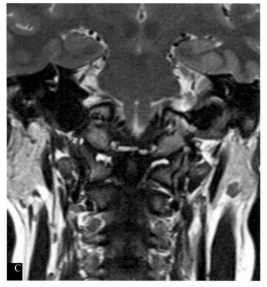
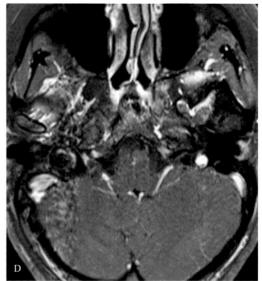
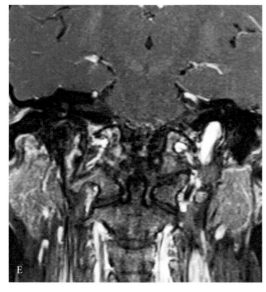

图4-91 颈静脉球高位

患者女性，33岁，耳鸣、间断性波动性耳鸣。图A、B. CT见右侧颈静脉球较对侧饱满，位置较高，高于耳蜗基底层面，可疑右侧颈静脉球区占位；图C. MR检查T₂WI示右侧颈静脉球较饱满，位置较高，呈低信号血管流空效应表现；图D、E.增强扫描右侧颈静脉球较对侧造影剂充盈欠佳，但未见明显异常强化，考虑血液不规则流动所致，且灶周可见血管搏动伪影，故综合上述表现考虑为颈内静脉血管偏侧优势并高位所致

影像上颈静脉球高位通常以与鼓环下界、耳蜗底转、圆窗下界及内耳道下壁的位置关系来判定，而最常用的是以耳蜗基底转下缘为标准，即当此以上层面出现颈静脉球影像时，即认为其高位。CT显示颈静脉球瘤的颈静脉孔扩大，且边缘变薄、残缺模糊不清，可突入中耳腔及外耳道。MR图像可见血管搏动伪影，常发生于慢血管流的血管（静脉血管），当增强扫描时血流信号增强伪影更明显，主要发生于沿频率编码方向，有一定周期性，伪影沿相位编码方向分布，见图4-91。

颈静脉高位需要与颈静脉球瘤相鉴别。颈静脉球瘤MR表现为T₁WI呈等、略低或混杂、T₂WI呈高、低混杂信号，其内可见呈现点状或曲线状的无信号区，形成"盐和胡椒"征，此为颈静脉球瘤的特征性表现，为瘤内扩张血管流空所致，增强后病灶明显强化。而颈静脉球高位T₂WI表现血管流空低信号，常伴有血管搏动伪影。

14.下颌下腺血管瘤伴静脉石　　见图4-92。发生于口颌面部的血管瘤占全身血管瘤的60%，是造血干细胞分布到其他胚胎细胞中所致。病理上表现为血管内皮细胞、大小不一的血管，同时可见纤维组织、平滑肌、炎症细胞、脂肪、血栓、钙化等。临床表现多为无痛性软组织包块。病灶多位于软组织内，呈不规则团状、条片状，呈软组织密度，典型表现为渐进性明显强化，部分呈轻度强化或不强化（血栓形成时）。灶内可见静脉石，为血管瘤特征性表现，是长久的血栓未能软化又未能机化，钙盐沉积所致。

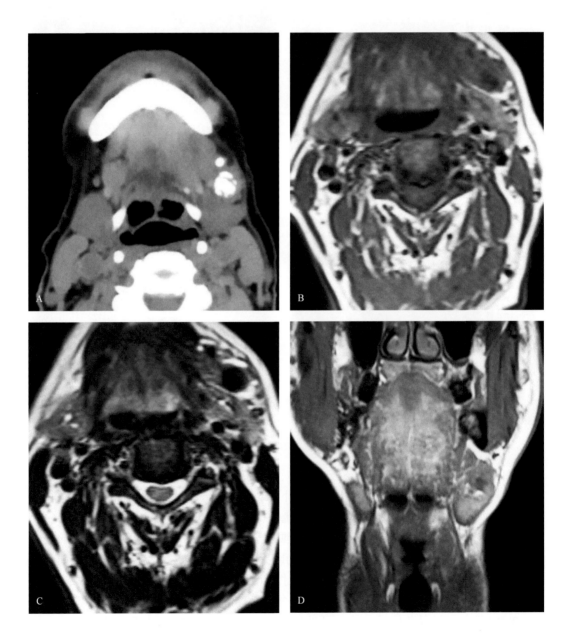

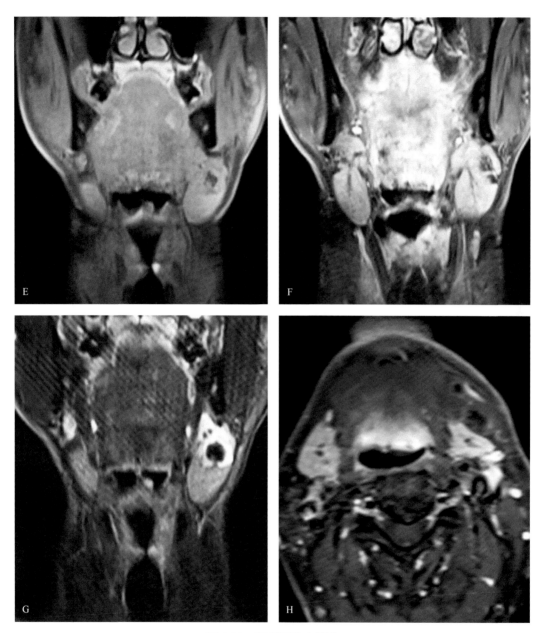

图4-92　下颌下腺血管瘤

图A. CT平扫示左侧下颌下腺区见不规则形软组织密度影，内见斑片状钙化影；图B、C. MR示病灶呈T_1WI、T_2WI等信号；图D、E. 脂肪抑制序列对比病灶内未见脂肪成分，灶内见斑片状T_1WI及T_2WI低信号影，符合钙化MR信号特征；图F、H. 增强扫描病灶实性成分早期强化不明显，随扫描时间延长病灶呈渐进性强化

（熊婧彤　赵一平　侯美丹　王戍娜）

第五章

脊　柱

第一节　正常椎体骨髓分布及转化

1.小儿椎体骨髓信号特点　见图5-1。

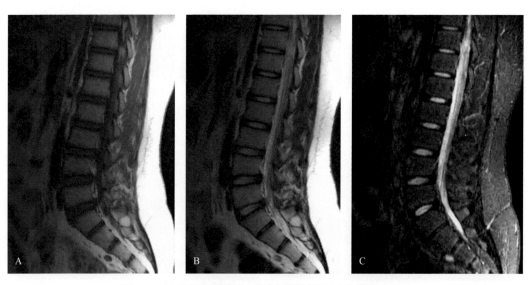

图5-1　正常儿童腰椎（8岁）（椎体骨髓以黄骨髓为主）
图A.椎体呈T₁WI中等信号；图B.椎体呈T₂WI中等信号；图C.骨髓抑脂像椎体信号相对较高，类似于骨骼肌信号

2.成人椎体骨髓信号特点　见图5-2。

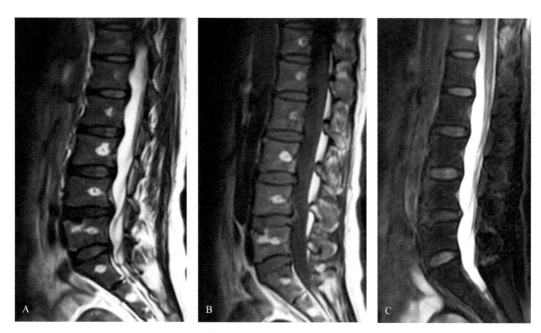

图5-2　正常成人腰椎（40岁）：椎体内含有脂肪成分丰富的黄骨髓，红、黄骨髓混杂存在

图A、B.椎体混杂信号，内见斑片状T_1WI高、T_2WI高信号影；图C.椎体抑脂像信号减低、未见明确异常信号显示

3.老年椎体骨髓信号特点　见图5-3。出生时全身均为红骨髓，随着年龄增长逐渐向黄骨髓转化。20岁以前椎体内以红骨髓为主。40岁左右转变为红、黄骨髓混杂。60岁以后椎体基本为黄骨髓，呈脂肪化改变，可类似脂肪信号。老年人或绝经后可发生骨质疏松，骨小梁减少，黄骨髓增多。当机体需要红骨髓量增加时，可以出现黄骨髓向红骨髓的逆转化。

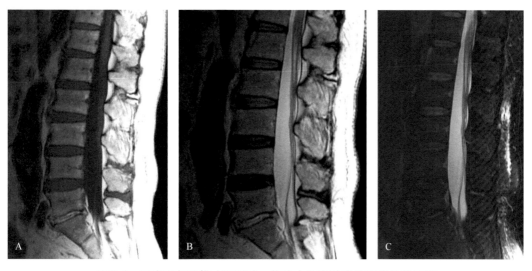

图5-3　正常老年腰椎（75岁）：椎体内为脂肪成分丰富的黄骨髓

图A、B.椎体信号均匀，呈T_1WI高、T_2WI高信号；C.椎体脂像信号均匀减低

黄骨髓：约含80%脂肪，15%水分及5%蛋白，表现为T_1WI高信号，T_2WI高信号，抑脂像信号减低，类似脂肪信号特点。

红骨髓：约含40%脂肪，40%水分及20%蛋白，表现为T_1WI低或中等信号，T_2WI中等信号，抑脂像信号相对较高，类似于骨骼肌或椎间盘信号特点。

第二节　脊柱磁共振常见伪影

1.脑脊液流动伪影及饱和带伪影　见图5-4。脑脊液流动可造成流动伪影，降低图像质量，表现为蛛网膜下腔信号混杂、脑脊液T_2WI信号丢失。脊髓颈段多发生于蛛网膜下腔前方，胸段则多发生于蛛网膜下腔侧后方，腰段影响相对较小。

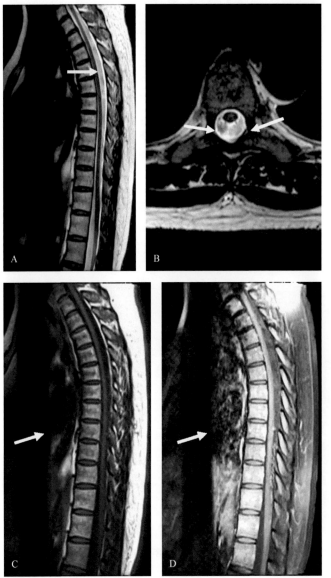

图5-4　胸椎椎管内脑脊液流动伪影

图A、B. 胸段脊髓周围蛛网膜下腔T_2WI信号不均匀，见斑片状混杂稍低信号影，蛛网膜下腔侧后方为著；图C、D. 在T_1WI及抑脂像上均未见到异常信号，胸椎前方可见到条带状低信号为施加饱和带所致伪影

解决方法：可施加流动补偿技术；矢状位及冠状位扫描不采用矩形FOV，将相位编码方向设置为上下方向，此法亦可减少患者吞咽动作造成的颈椎成像伪影。此外，心电门控技术也可减轻脑脊液流动伪影。

在椎体扫描中，增加饱和带可减少吞咽动作、呼吸运动、心脏大血管搏动产生的运动伪影。饱和带在MR图像上表现为条带状低信号。

2.动脉血管搏动伪影　见图5-5。

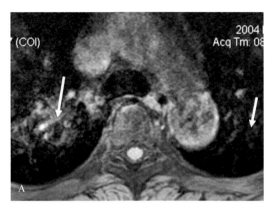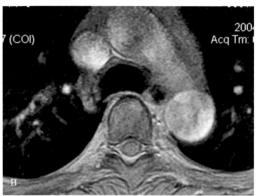

图5-5　胸主动脉搏动伪影

图A.胸椎横断面扫描的相位编码多设置为左右方向，以避免心脏、大血管搏动伪影重叠于胸椎及椎管，但对椎体的显示仍有影响，且当有动脉硬化纤曲时亦有可能影响脊髓等椎管内结构的显示；图B.为使用心电门控技术获得的图像，可见椎体的显示更为清晰，同时心脏、大血管搏动伪影消除

3.运动伪影　见图5-6、图5-7。

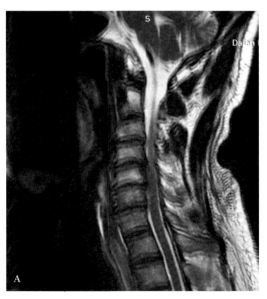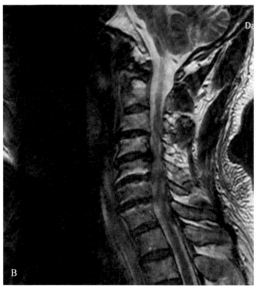

图5-6　颈部运动伪影

图A.患者扫描过程中由于颈部活动图像出现"重影"改变；图B.告知患者保持静止，再次扫描后伪影得到纠正

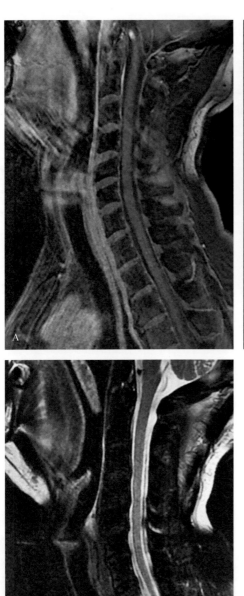

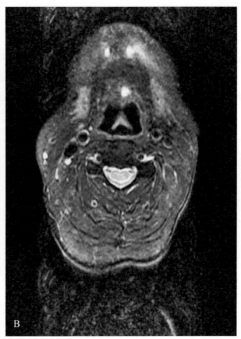

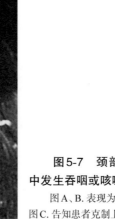

图5-7 颈部运动伪影：患者扫描过程中发生吞咽或咳嗽所致运动伪影

图A、B.表现为咽喉部相位编码方向上系列伪影；图C.告知患者克制上述运动，再次扫描伪影消除

4.磁化率伪影　体内或体外的金属物质可造成局部磁化率发生变化，出现严重磁化率伪影（图5-8）。梯度回波序列对磁化率变化较敏感，较自旋回波序列更容易出现磁化率伪影（图5-9）。EPI序列的磁化率伪影更明显。

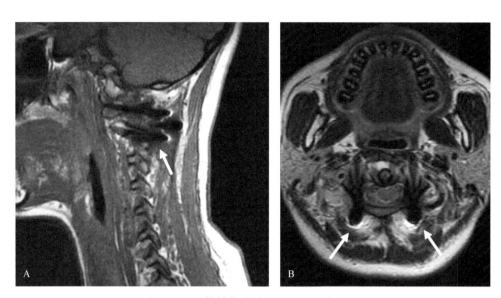

图5-8　颈椎椎体术后置入物磁化率伪影

图A、B.可见上段颈椎术后金属置入物所致的磁化率伪影，表现为局部信号的缺失

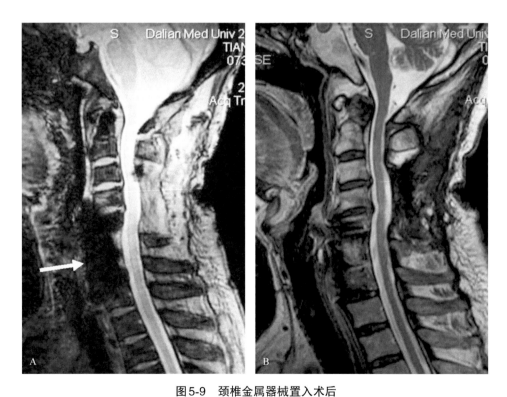

图5-9　颈椎金属器械置入术后

图A.梯度回波序列图像；图B.快速自旋回波序列图像，磁化率伪影较梯度回波序列明显减轻

解决方法：有金属置入物者可在较低场强MR进行检查；做好匀场，场强越均匀，磁化率伪影越轻；用SE序列取代GRE或EPI序列等。

5.化学位移伪影　见图5-10。

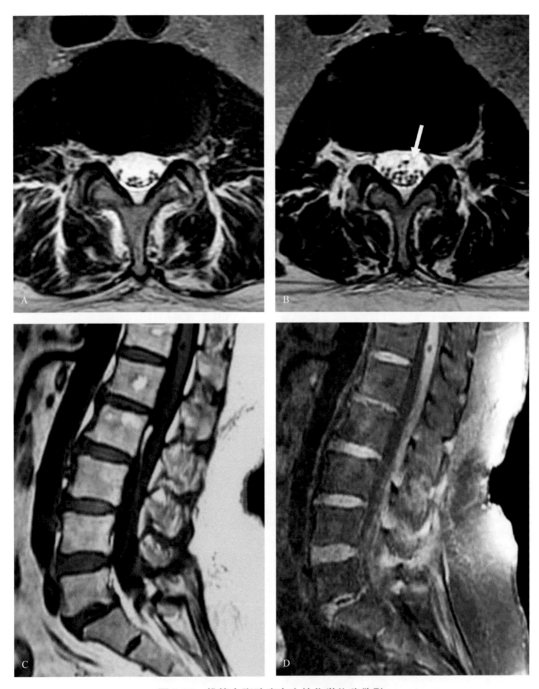

图5-10　椎管内脂肪瘤产生的化学位移伪影

图A. 正常马尾水平轴位T$_2$WI图像，可见椎管内马尾神经呈低信号、周围脑脊液呈高信号；图B. 显示另一层面椎管内局部点状低信号及邻近点状高信号，为脂肪所致化学位移伪影；图C. 矢状面T$_1$WI示椎管内纵行条状高信号影；图D. 脂肪抑制序列示椎管内T$_1$WI高信号灶信号减低，证明为椎管内脂肪瘤

6.脂肪抑制不均匀　见图5-11。脂肪抑制（fat suppression，FS）是指通过应用特殊技术，使MR图像中的脂肪表现为低信号。意义：①减少运动伪影、化学位移伪影或其他相关伪影。②抑制脂肪组织信号，增加图像的组织对比。③增加增强扫描的效果。④鉴别病灶内是否含有脂肪，因为在T_1WI上除脂肪外，含蛋白的液体、出血等均可表现为高信号。脂肪抑制技术可以判断T_1WI高信号是否为脂肪，为鉴别诊断提供信息。

解决方法：

（1）频率选择饱和法：最常用的脂肪抑制技术之一。由于化学位移，脂肪和水分子中质子的进动频率存在差别，在成像序列的RF施加前，先连续施加数个预脉冲，如果预脉冲的频率与脂肪中质子进动频率一致，脂肪组织将被连续激发而发生饱和现象，而水分子中的质子由于进动频率不同不被激发。这时再施加RF，脂肪组织因为饱和不能再接受能量，因而不产生信号，从而达到脂肪抑制的目的。

（2）STIR技术：常用的脂肪抑制技术之一。STIR技术是基于脂肪组织短T_1特性的脂肪抑制技术。由于人体组织中脂肪的T_1值短，180°脉冲后其纵向磁化矢量从反向最大到过零点所需的时间也很短，此刻如果选择短TI则可有效抑制脂肪组织的信号。抑制脂肪组织信号的TI等于脂肪组织T_1值的69%，不同的场强下脂肪组织的T_1值不同，因此抑制脂肪组织的TI值也应做相应调整。

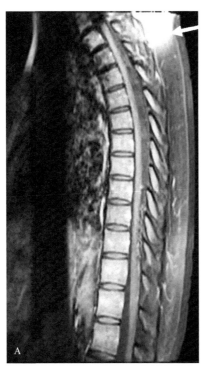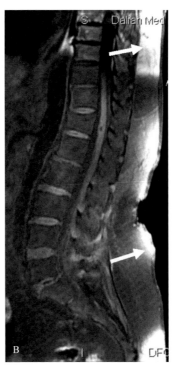

图5-11　皮下脂肪抑制不均匀

图A. 胸椎矢状面T_1脂肪抑制序列，可见颈胸交界部皮下脂肪仍为高信号；图B. 腰椎矢状面T_1脂肪抑制序列，可见胸腰交界部及腰骶部皮下脂肪仍为高信号；均考虑为成像范围大，场强不均匀所致

（3）频率选择反转脉冲脂肪抑制技术。在真正RF激发前，先对被检区进行中心频率为脂肪的预脉冲激发，这种预脉冲的带宽很窄，仅有脂肪组织被激发，脂肪组织会出现一个较小的反方向纵向磁化矢量，预脉冲结束后，脂肪组织发生纵向弛豫，其纵向磁化矢量将发生从反向到零，然后逐渐恢复到正向直至平衡状态。预脉冲仅略大于90°，因此从反向到零需要的时间很短，选择很短的TI（10～20ms），仅需要一次预脉冲激发就能对三维扫描容积内的脂肪组织进行很好的抑制。

影响脂肪抑制效果的因素：当静磁场强度不均匀时，脂肪和水的进动频率会受局部磁场的影响出现偏差，在这些区域，饱和脉冲的频率可能不等于脂肪共振频率，由此将导致成像区域的脂肪得不到均匀一致的抑制，某些局部的脂肪信号仍然存在，影响对病变组织的诊断与鉴别诊断。目前认为，磁场非均匀性可通过缩小观察野，将兴趣区置于磁场中心和对主磁场进行匀场得到消除。磁场非均匀性多由于局部磁化率不同而引起，如鼻窦骨与空气交界处、右前横膈膜区域，空气与脂肪及肝脏交界处，在兴趣区周围如果存在金属异物或空气积聚也可造成磁场非均匀性，另外磁场非均匀性还可发生在那些解剖结构形态出现明显变化的区域。另外，射频脉冲频率和带宽选择不当也会影响脂肪抑制效果。除此之外，在使用表面线圈时，也会影响射频场的均匀性，使所选择的射频脉冲频率发生偏差，这是因为表面线圈只是接收线圈，射频脉冲来自于体线圈，在射频场内由于有表面线圈的存在，使射频脉冲频率受到干扰，偏离所选择的脂肪共振频率，以至于脂肪信号得不到充分的饱和。

第三节　脊柱磁共振常见假象与陷阱

1.椎静脉管　见图5-12。

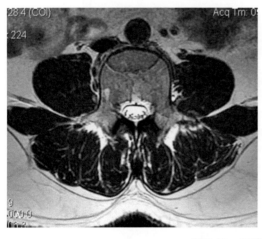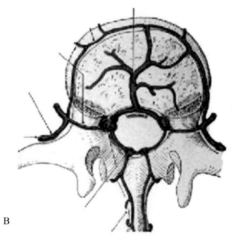

图5-12　正常椎静脉管显影

图A.椎体横断面图像见椎体内"Y"形线状低信号影，为椎体静脉，勿误认为骨折；图B.为椎体静脉解剖示意图

　　椎体静脉是椎体内一些呈放射状的静脉湖，具有贮血功能，把静脉血运输至椎静脉丛，影像上称之为椎静脉管。椎体静脉向后形成1～2支短干在椎体中部后面连接椎体后静脉，向前外通过椎体上小孔连接椎外静脉丛前部。横断面上表现为"Y"形改变，是正常解剖结构，应注意不要误诊为椎体骨折（图5-12）。

　　2.椎体（关节面）融合　椎体融合可为两个或几个椎体融合，也可为椎体、椎板、椎弓和棘突的局部融合（图5-13）。畸形发生的原因并不清楚，通常认为在胚胎发育过程中，本应形成椎间盘的间叶组织发育障碍，当椎体终板成熟后椎体间叶组织不发生椎

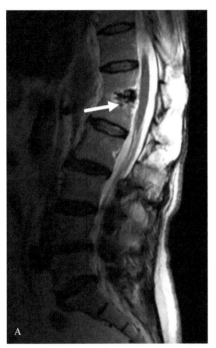
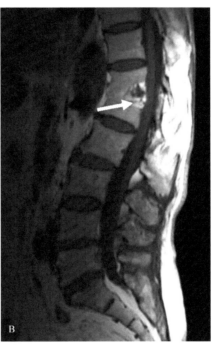
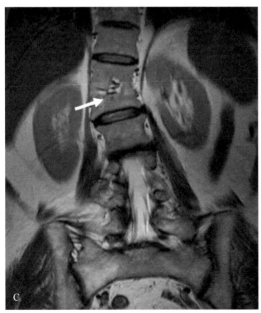

图5-13　椎体关节面的融合

图A～C.胸12、腰1椎体前缘变扁，呈楔形椎体融合改变，融合处前后径较短，椎间隙见斑片状低信号影，关节面相对缘见斑片状T_1稍高（图B）、T_2稍高（图A）信号影，提示脂肪变性

间盘或软骨化直至骨化，形成椎体间融合。现在研究认为先天性椎体融合与遗传变异有关。

3.颅底凹陷　颅底凹陷症（basilar invagination）是枕骨大孔周围的颅底骨向上陷入颅腔，迫使其下方的寰枢椎（齿状突）升高进入颅底，可合并部位的其他骨发育异常（如椎体分节障碍、寰椎融合障碍），并可合并神经结构畸形（如Chiari畸形、小脑扁桃体下疝和脊髓积水等），这些畸形可见于30%的颅底凹陷患者（图5-14）。

颅底凹陷常有颅底基底部、枕骨鳞部、枕骨外的异常，可分为两型：

（1）前变化型：枕骨基底部变短（斜坡变短），斜向水平方向，枕骨大孔平面向上移位，常合并扁平颅底，使颅后窝变小。

（2）中线旁陷入：为枕骨外骨发育障碍，枕骨髁发育不良，斜坡向后移位进入颅后窝，斜坡下陷使枕骨鳞部下降。

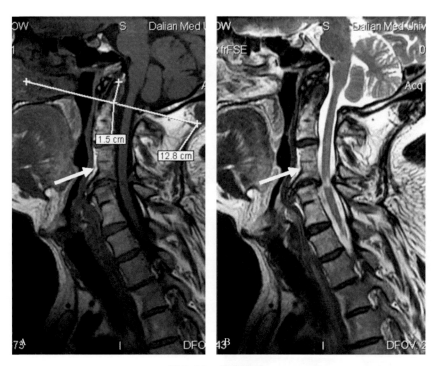

图5-14　颅底凹陷

图A. 该患者枢椎齿状突超过Chamberlain线（位于硬腭后缘与枕骨大孔后上缘连线）1.5cm，诊断为颅底凹陷；图B. 显示患者同时伴有椎体融合畸形

Chamberlain线（位于硬腭后缘与枕骨大孔后上缘连线）测量是诊断颅底凹陷的主要影像学依据，以齿状突的1/3超过此线（正常应位于此线下方）或超过此线3mm以上可诊断；当枕大孔前后径＜19mm（正常为35mm±4mm）时可产生神经症状。

4.隐性裂伴骶管囊肿　脊椎裂是由于两侧椎板未闭合而在椎弓中部形成骨性缺损所致，分为隐性脊柱裂和显性脊柱裂（图5-15）。

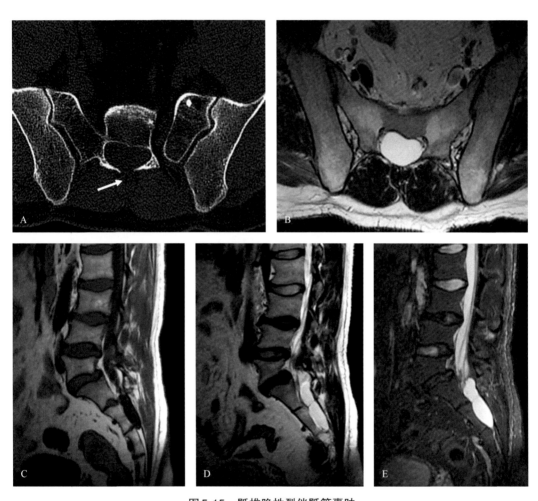

图5-15　骶椎隐性裂伴骶管囊肿

图A.骶1椎体椎板骨板不连续，周缘骨质光滑；图B～E.骶1～2水平骶管内见囊状T_1低、T_2高信号病灶，诊断为骶管囊肿

5.显性裂伴脂肪脊膜膨出　　见图5-16。

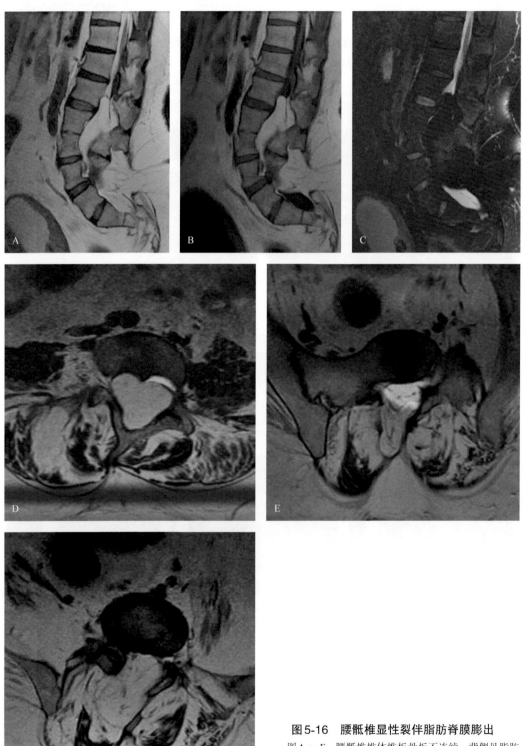

图5-16　腰骶椎显性裂伴脂肪脊膜膨出

图A～F，腰骶椎椎体椎板骨板不连续，背侧见脂肪及纤维组织经椎裂疝出椎管，硬膜受压向内移位，病灶下段硬膜囊扩张

6.脊膜膨出　见图5-17。硬脊膜与蛛网膜由椎管后部骨性缺损处膨出，在局部形成囊性包块，囊内充满脑脊液，内无神经组织，脊髓脊膜膨出者与其鉴别点在于前者囊内有脊髓或脊神经。

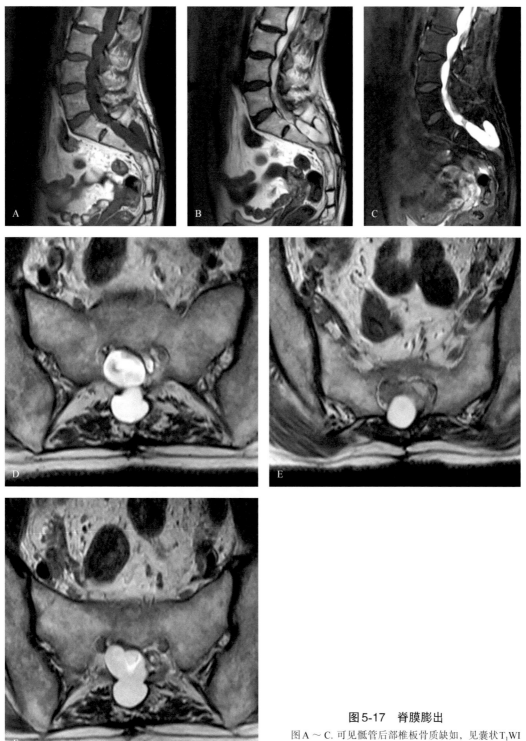

图5-17　脊膜膨出

图A～C.可见骶管后部椎板骨质缺如，见囊状T_1WI低，T_2WI高信号影响外疝出；图D～F.囊内未见神经组织

7.粗大终丝伴脊髓栓系　由于各种先天或后天性原因牵拉脊髓圆锥，使脊髓圆锥位置下降，由此产生慢性缺血缺氧及退行性病理改变，出现一系列神经功能障碍，大、小便失禁或障碍和下肢畸形或活动障碍，统称脊髓栓系综合征（TCS）。脊髓圆锥低位，但无双下肢、足及大小便异常者称为脊髓栓系（TC）。先天性病因包括脊髓脊膜膨出、隐性脊柱裂、脊髓纵裂、脊髓空洞、皮肤窦道、脂肪瘤、上皮样囊肿、终丝增粗等。后天性病因包括椎管内肿瘤、脊髓脊膜膨出或椎管内病变手术等。MR可清晰显示脊髓圆锥位置及终丝形态信号，同时对伴发的各种畸形多能正确辨识。诊断标准：圆锥位于腰3椎体以下层面，脊髓紧张紧贴椎管后壁；终丝增粗，在1.5～2.0mm以上；脂肪瘤包裹脊髓脊马尾等可确诊（图5-18）。

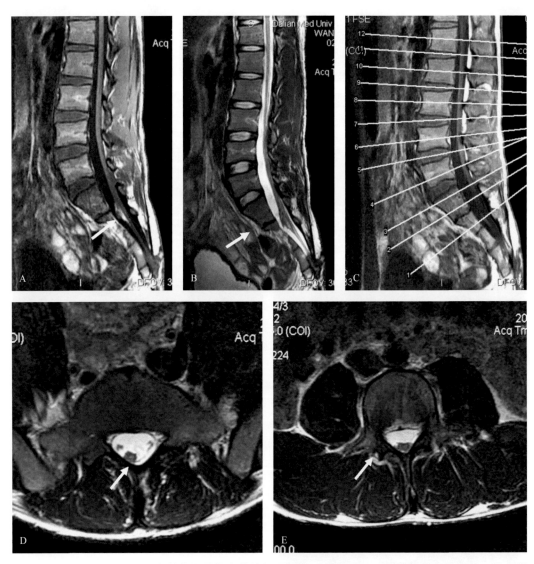

图5-18　图A、B.MRI矢状位可见粗大的终丝至骶管，直径6mm，终丝粗大牵拉脊髓，使之紧张变直并贴近硬膜囊后壁，该患者骶3～4水平同时可见脊膜膨出（白箭）；图C.为定位像；图D、E.为横轴位图像

正常的终丝在MRI上不能被发现，如果在MRI上可见明显的终丝影像，即证明终丝增粗。

该型脊髓栓系患者MRI和手术中均可见粗大的终丝，直径在1.5～2.0mm以上。MRI矢状位可见终丝粗大牵拉脊髓，使之紧张变直并贴近硬膜囊后壁；轴位可见终丝的细节，表现为椎管内有圆点形终丝横截面的影像。该型患者终丝切断后，其受牵连的脊髓回缩较多，术后预后好。

8.脊髓纵裂畸形　脊髓纵裂可分为两型：Ⅰ型表现为每条脊髓均有一完整的硬膜囊，其间有骨性分隔；Ⅱ型表现为分叉的脊髓位于同一个硬膜囊内，由纤维间隔分开（图5-19）。随着患儿年龄增长，脊髓被分隔、牵拉而致脊髓栓系症状愈来愈明显，因此，一经确诊即需要手术治疗。

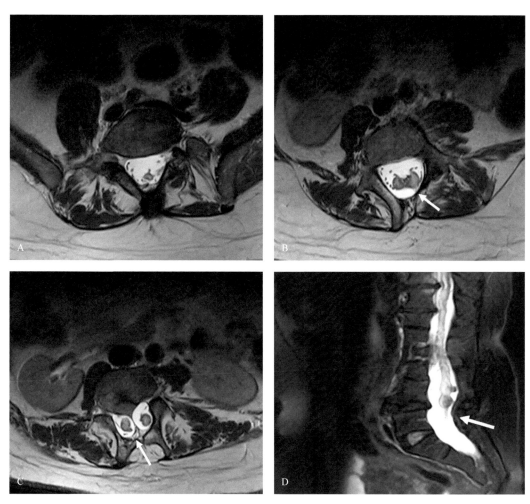

图5-19　脊髓纵裂畸形

图A～C.横断面对脊髓纵裂畸形显示尤为清晰，表现为病变节段脊髓前后径变短，可见两条半脊髓信号，中间可见低信号分隔；图D.可见伴有脊髓栓系

9.脊髓空洞积水症　见图5-20。脊髓空洞症就是脊髓的一种慢性、进行性的病变。病因不十分清楚，其病变特点是脊髓（主要是灰质）内形成管状空腔及胶质（非神经细胞）增生。常好发于颈部脊髓。

广义：脊髓空洞症（syringomyelia）于1821年由Oliver最早命名，其中包括脊髓积水症。狭义：1875年Simon最先提出脊髓积水症是指脊髓中央管（中央管是位于脊髓中央的小管，纵贯脊髓全长，内含微量脑脊液，向上通第四脑室，向下在脊髓圆锥内扩大成终室。）扩张而言，而脊髓空洞是不与中央管相通的（图5-20）。当前，由于实际影像诊断工作中难以区分两者，统称为脊髓空洞积水症。

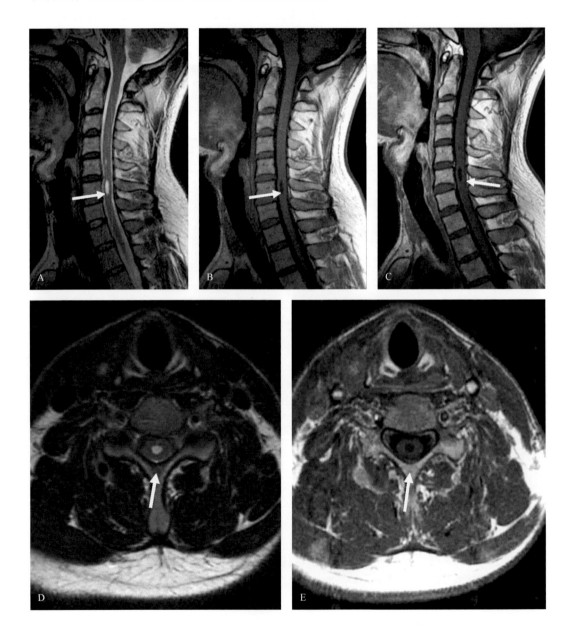

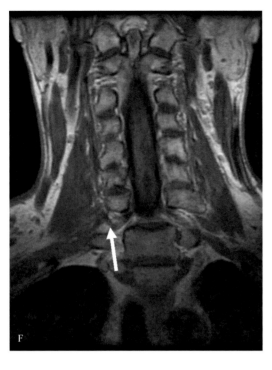

图 5-20　脊髓空洞症

图 A、B. 空洞显示为 T₁WI 低信号；图 C. T₂WI 高信号，矢状位出现于脊髓纵轴；图 D、E. 横轴位可清楚显示所在平面空洞的大小及形态；图 F. 冠状位示病变沿脊髓纵轴走行

　　10. Chiari 畸形　见图 5-21。小脑扁桃体下疝畸形又名阿诺德 - 奇阿（Arnold–Chiari）畸形，为常见的先天性发育异常，是由于胚胎发育异常使小脑扁桃体下部下降至枕骨大孔以下、颈椎管内，严重者部分延髓下段、第四脑室下部下蚓部也下疝入椎管内。该畸形常合并有脊髓空洞，也可使脑脊液循环受阻引起脑积水。小脑扁桃体下疝畸形常伴其他颅颈区畸形，如脊髓脊膜膨出颈椎裂和小脑发育不全等。

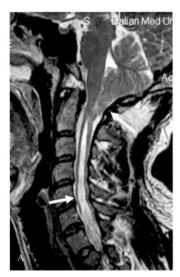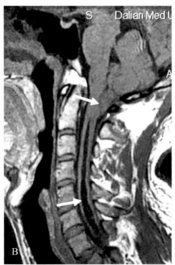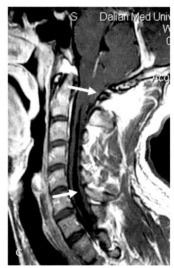

图 5-21　小脑扁桃体下疝合并脊髓空洞

图 A. 小脑扁桃体下疝至枕骨大孔水平以下，进入椎管内；图 B. 延髓轻度向前下移位，第四脑室位置正常；图 C. 颈段脊髓内条带状脑脊液样信号，增强检查未见强化

本病首先由奥地利病理学家 Hans Chiari 在19世纪末提出，后由其他学者补充，共分为四型，多数为Ⅰ型或Ⅱ型。Ⅰ型临床表现最轻，又称原发性小脑异位，表现为小脑扁桃体下疝至枕骨大孔水平以下，进入椎管内，延髓轻度向前下移位，第四脑室位置正常。常伴颈段脊髓空洞症、颅颈部骨畸形。Ⅱ型不仅有小脑扁桃体（伴或不伴蚓部）疝入椎管内，脑桥、延髓、第四脑室下移，90%有脑积水，常合并脊髓空洞症、神经元移行异常、脊髓脊膜膨出等。Ⅲ型为最严重的一型，罕见，表现为延髓、小脑蚓部、第四脑室及部分小脑半球疝入椎管上段，合并枕骨发育异常、枕部脑膜脑膨出、脊髓空洞及栓系，并有明显头颈部畸形、小脑畸形等。Ⅳ型，伴有明显的小脑、脑干发育不全，但不疝入椎管内，常在新生儿时期死亡。

小脑扁桃体下疝畸形应与颅内占位性病变致小脑扁桃体枕骨大孔疝及颈段脊髓内肿瘤鉴别：前者扁桃体多呈舌状，并常合并其他畸形；而后者扁桃体多呈锥形，并可同时合并有颅内占位性病变的征象。

11.颅脑占位病变合并小脑扁桃体下疝　见图5-22。

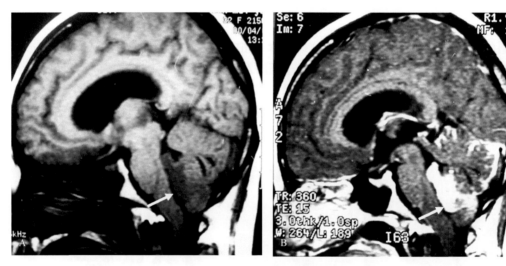

图5-22　小脑占位合并小脑扁桃体下疝

图A.T₁WI矢状面见小脑扁桃体下疝，同时小脑中线区团片状低信号；图B.增强检查小脑中线及脑沟异常强化病灶，手术病理为髓母细胞瘤，所以此患者小脑扁桃体下疝为小脑占位病变所致，并非为先天畸形

12.脊髓内囊性占位病变 见图5-23。

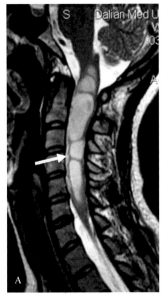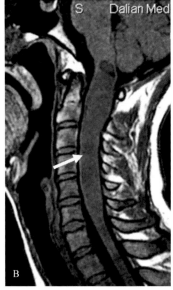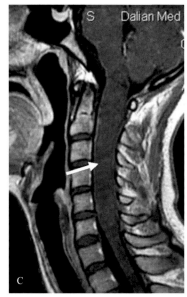

图5-23 颈段脊髓内囊性占位性病变

图A、B.延髓下部及颈段脊髓内囊性病变，脊髓增粗，囊性病变内可见多个分隔；图C.增强检查未见强化，小脑扁桃体位置正常。手术病理：室管膜瘤WHO Ⅱ级。注意不要将此病例诊断为脊髓空洞，此病例囊性病变信号非脑脊液样，且内有分隔可作为鉴别要点

13.椎间盘脱出 椎间盘脱出是指椎间盘的髓核及部分纤维环向周围组织突出，压迫相应脊髓或脊神经根所致的一种病理状态。它与椎间盘退行性变、损伤等因素有关。椎间盘脱出临床并不少见，但需要掌握特殊类型椎间盘脱出的影像改变，否则可能造成错误诊断（图5-24）。

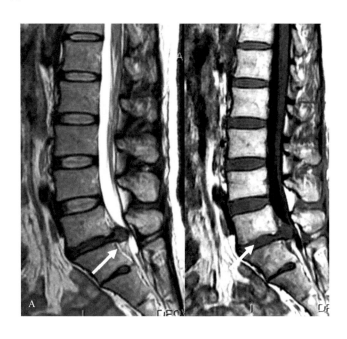

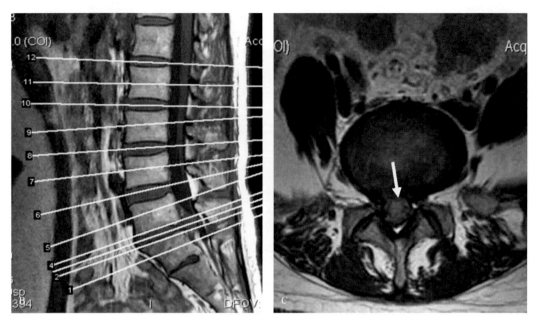

图5-24 腰与骶椎间盘向后脱出

图A～C. 矢状面图像及椎间盘层面轴位像清晰显示脱出椎间盘及与椎管内结构的关系，可见马尾终丝及腰5/骶/双侧神经根受压

14.椎间盘脱出并向上移位 见图5-25。

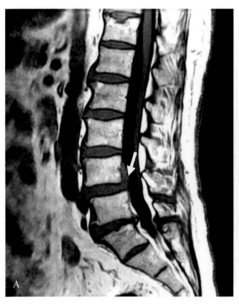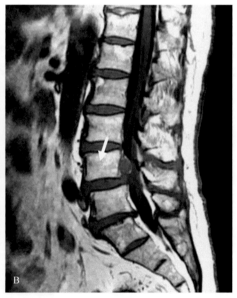

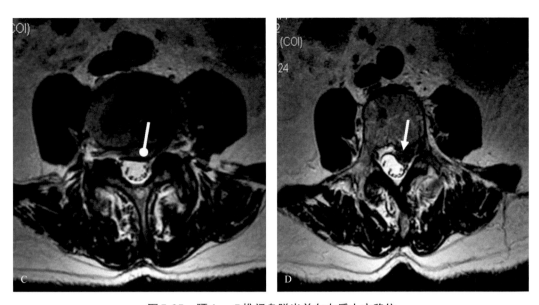

图5-25　腰4～5椎间盘脱出并向左后上方移位

图A、B. 可见脱出椎间盘与腰4～5椎间盘相连；图C、D. 若轴位只扫描椎间盘层面，会得出腰间盘突出的错误诊断

15.椎间盘脱出并向下移位　见图5-26。

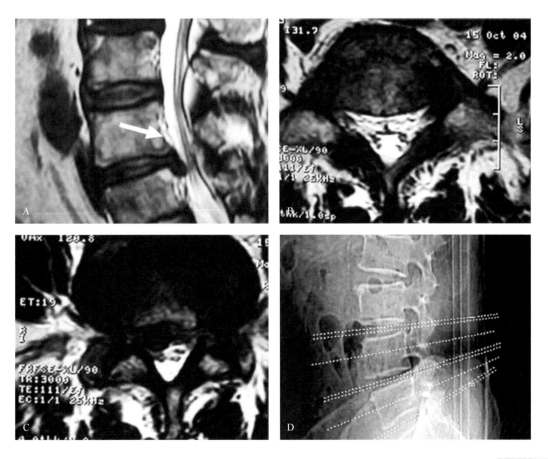

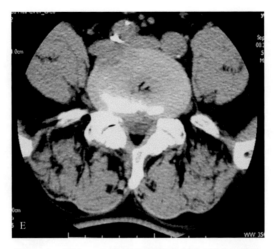

图 5-26　腰 4 ～ 5 椎间盘脱出并向右后下方移位

图 A ～ C. 腰 4/5 椎间盘脱出，可见马尾终丝及腰 4/5 双侧神经根受压；图 D、E. 同一患者 CT 扫描，由于只扫描椎间盘层面，因此只做出椎间盘膨出的诊断

16. 椎间盘脱出伴移位似肿瘤　见图 5-27。

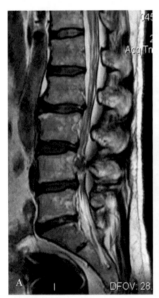
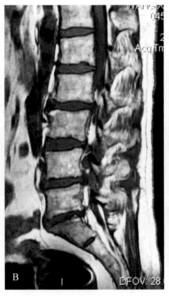
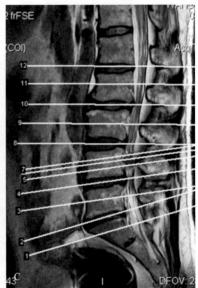

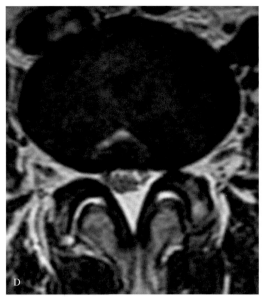
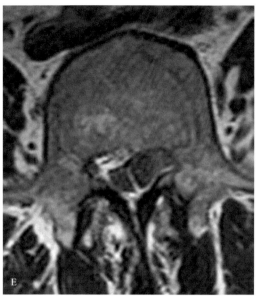
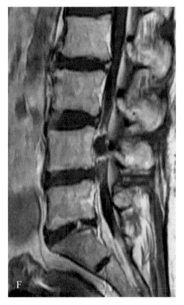

图5-27　腰4椎体水平椎间盘脱出

图A、B. 腰4椎体水平椎体后方结节状低信号灶脱出椎间盘？肿瘤？图C. 为定位图；图D. 为轴位第四层；图E. 为第六层，若轴位只观察椎间盘层面会得出腰间盘膨出的错误诊断（若不行增强检查，不能除外肿瘤性病变，请参阅下一个病例）；图F. 增强扫描病灶未见强化，诊断为腰4～5椎间盘脱出并向左后上方移位，并经手术证实

17. 椎管内肿瘤似椎间盘脱出　见图5-28。

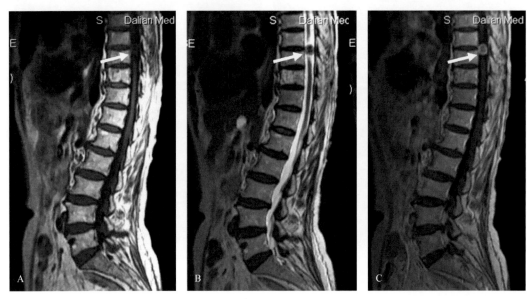

图5-28　胸椎椎管内肿瘤似椎间盘脱出

图A. 胸8～9椎间盘水平椎管内结节状T₁WI稍低信号；图B. 病灶量，T₂WI低信号灶，脱出椎间盘？肿瘤？图C. 增强检查示椎管内病灶明显强化。手术病理：脊膜瘤（请参阅上一个病例）

18. 许莫氏结节（Schmorl结节）　见图5-29。椎体的软骨板破裂，髓核可经裂隙突入椎体内，造成椎体内出现半圆形缺损阴影，称为许莫氏结节。如果不合并向椎体后缘突出，临床可无神经根受压体征，此型椎间盘突出勿误认为椎体其他病变。

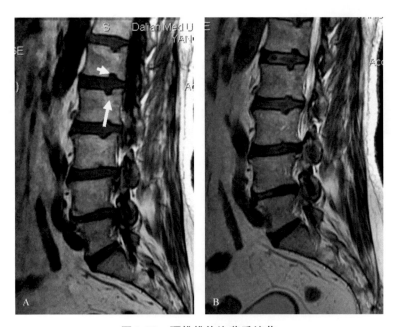

图5-29　腰椎椎体许莫氏结节

图A、B. 腰1～3椎体关节面相对像见半圆形缺损影

19.终板骨软骨炎　见图5-30～图5-32。腰椎Modic改变是指腰椎终板及终板下骨质在MRI上的信号改变。De Roos于1987年率先报道，Modic于1988年对此进行了系统描述。

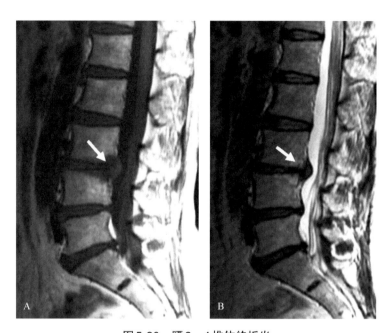

图5-30　腰3、4椎体终板炎

图A、B. Modic Ⅰ型腰椎终板及终板下骨质在T_1加权像上为低信号，在T_2加权像上为高信号（白箭）

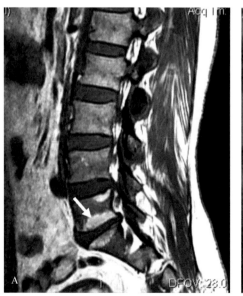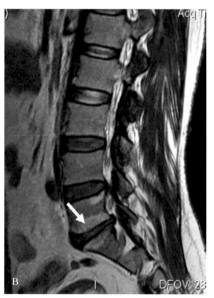

图5-31　腰4、5椎体终板炎

图A、B. Modic Ⅱ型腰椎终板及终板下骨质在T_1、T_2加权像上均为高信号

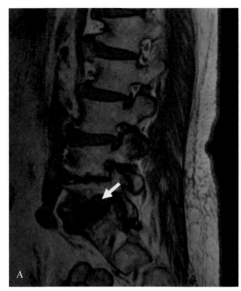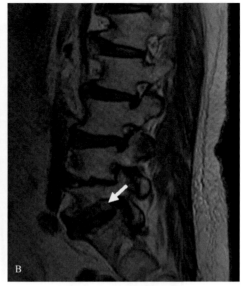

图5-32　腰5,骶1椎体终板炎

图A、B. Modic Ⅲ型腰椎终板及终板下骨质在T₁和T₂加权像上均为低信号（白箭）

Ⅰ型（炎症期或水肿期）：在T₁加权像上为低信号，在T₂加权像上为高信号（图5-30）。

Ⅱ型（脂肪期或黄骨髓期）：在T₁加权像上为高信号，在T₂加权像上为等信号或轻度高信号（图5-31）。

Ⅲ型（骨质硬化期）：在T₁和T₂加权像上均为低信号（图5-32）。

Dominik分级：根据MRI正中矢状面图像上异常信号累及椎体的高度分为三度。正常：T₁WI及T₂WI均无异常；轻度：终板异常不超过椎体高度25%；中度：终板异常介于椎体高度25%～50%；重度：终板异常大于椎体高度50%。当椎间盘头尾两侧均受累及时，以严重一侧为准。

鉴别诊断：终板骨软骨炎需与椎间盘感染、脊柱结核和化脓性关节炎相鉴别。终板骨软骨炎常发生在椎间盘退变的基础上，完全退变的椎间盘在T₁WI、T₂WI上均为低信号。终板骨软骨炎中，终板及邻近椎体的信号异常区与正常椎体的界线清楚，且无椎体骨皮质破坏，而椎间盘感染的病变多起自椎体，伴皮质破坏，椎间盘T₂WI信号明显升高。脊柱结核和化脓性脊柱炎中的骨破坏明显，前者伴有椎间隙变窄、消失，后者多有较重的全身中毒症状，通常不难鉴别。

组织学意义：Ⅰ型改变表现为纤维血管组织替代（炎症修复期），即骨性终板撕裂，终板及终板下区域有丰富的肉芽组织长入，纤维血管组织替代了增厚的骨小梁间的正常骨髓；Ⅱ型改变表现为黄骨髓替代，在慢性受损的终板及终板下区域，大量脂肪细胞沉积；Ⅲ型改变表现为终板及终板下硬化骨替代。

20.椎管内血管畸形　见图5-33。脊髓血管畸形是一种先天性脊髓血管病变，好发于中下胸髓和腰髓，临床症状主要取决于脊髓受压情况及是否出血而表现不同，常为发作性疼痛、肢体无力或瘫痪、间歇性跛行、反复蛛网膜下腔出血及不同层面感觉异常等；病程间歇性发展，缓慢进行性加重或呈急性卒中性发作，但有的可多年保持稳定不变，而以椎间盘病变就诊，偶然发现。

脊髓血管畸形是发生在椎管内动静脉之间的异常沟通，如动静脉短路成瘘，形成动静脉直接分流，导致正常脊柱供血量减少，即产生"盗血"作用。长期较严重的盗血使脊髓相应节段产生缺血性损伤；为了适应长期静脉高压，引流静脉呈代偿性扩张、管壁增厚、血管增长和扭曲，从而导致脊髓受压及出血。MRI对脊髓血管畸形的分类一般分为：椎管内髓内、椎管内髓外硬膜下、椎管内髓外硬膜外和椎管内髓内外型。

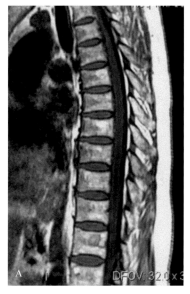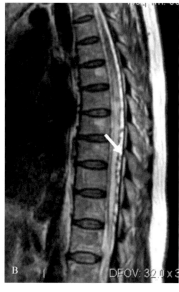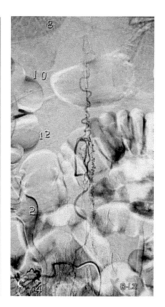

图5-33　腰椎椎管内血管畸形

图A、B. T$_1$WI和T$_2$WI见椎管蛛网膜下腔内匍匐状、条状、串珠状流空影像（T$_2$WI明显），同时可见胸段脊髓内片状T$_1$WI低信号、T$_2$WI高信号灶（考虑为脊髓缺血所致）；图C. DSA检查证实为血管畸形

21.终丝脂肪瘤　见图5-34。椎管内脂肪瘤是一种少见的良性肿瘤，约占椎管内肿瘤的1%，病程进展缓慢。多见于儿童及青少年（5岁前及青春期），2/3患者30岁前发病就诊，无明显性别差异。可发生于椎体任何节段，腰骶椎多于颈胸椎。可累及硬膜下或硬膜外，也可累及全层。腰骶椎硬膜下脂肪瘤常合并脊髓栓系、先天性脊柱裂、脊膜膨出或脊髓纵裂畸形。如无合并脊髓栓系等改变可认为是一种正常变异。

由于在MR图像，脂肪组织高信号与周围组织对比度高，病灶范围及与脊髓栓系可直接表现出来，同时可显示合并畸形病变，所以MR检查是目前该病最好的检测手段。该病的MR表现为椎管内沿终丝走行，T$_1$呈高信号，T$_2$呈中等或高信号，抑脂序列呈低信号，信号均匀，增强扫描无强化。各序列信号变化与皮下脂肪同步。轴位T$_2$可见典型化学位移伪影，即椎管内脂肪瘤轴位可见沿频率编码方向的新月形低信号影，周边包绕椭圆形等或稍高信号影。

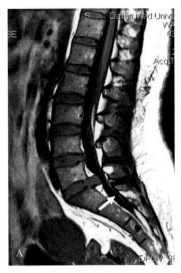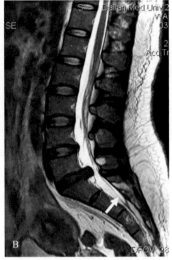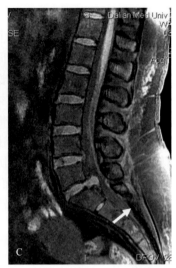

图5-34　骶管内终丝脂肪瘤

图A、B.马尾终丝走行区见纵行条带状T₁WI及T₂WI高信号影，边界清晰；图C.抑脂像呈低信号

22.脊髓萎缩　见图5-35。脊髓萎缩病因包括血供障碍、神经系统退化；臀部注射青霉素；脊椎椎体增生，后纵韧带、黄韧带增厚钙化等。患者无明确外伤、中毒、压迫、感染史。特发性脊髓萎缩症者多见于中段胸髓。

MRI诊断标准：脊髓矢状径＜6mm，脊髓矢状位上前后径与脊蛛网膜下腔前后径比值＜0.5。

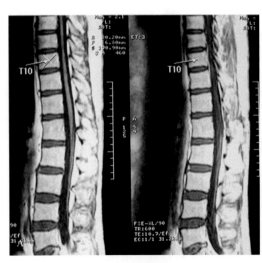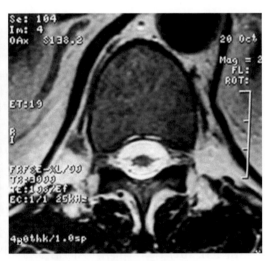

图5-35　胸段脊髓萎缩：该患者2年前下胸段脊髓炎，下胸段脊髓体积减小

图A、B.矢状面此段脊髓前后径与同水平蛛网膜下隙前后径比值小于0.5；图C.横轴位图像

23. 单纯型骶管囊肿　见图5-36。多数学者认为骶管囊肿（即骶管内脊膜囊肿）是先天性的，其发生是由于硬脊膜的先天性发育缺陷所致，在腹压增加或动脉搏动时脑脊液的流体静力压增高，脑脊液通过蛛网膜的薄弱处逐渐流入先天性缺损的憩室而形成囊肿，这一薄弱处即形成了交通孔，交通孔可能是一个瓣膜样通道，导致流入憩室的脑脊液不能回流，不断增多，蛛网膜囊肿不断增大。也有部分学者认为骶管内脊膜囊肿也可是后天获得的，如外伤造成的硬膜囊局部损伤等所致。临床表现主要由囊肿压迫周围的骶丛神经而引起，与腰椎间盘突出症、椎管狭窄等常见疾病引起的症状类似，临床症状可能与囊肿的大小、张力及骶骨受压的程度相关。根据囊肿内是否有神经纤维或细胞可将骶管囊肿分为单纯型囊肿和神经根型囊肿两种类型。MR表现：囊肿位于骶管内；呈卵圆形、串珠形或不规则形；边界清晰，囊壁菲薄；囊液信号与脑脊液信号相似；囊肿与硬膜囊末端之间有高信号脂肪相隔。

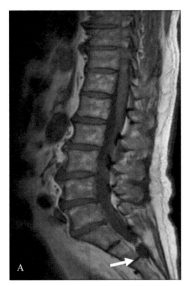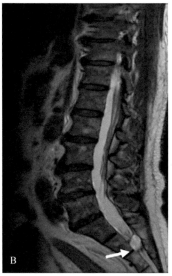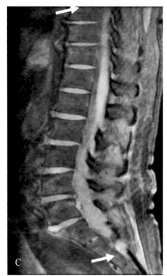

图5-36　骶2/3水平骶管囊肿

图A～C. 骶管内囊状脑脊液样信号灶，形态规则、边界清晰

24. 神经根周围囊肿　见图5-37、图5-38。神经根周围囊肿在T_1WI上呈低信号，T_2WI上呈高信号，囊肿内或周围有低信号的神经根纤维通过，邻近骨质可受压变薄。该病发生于骶管者属于骶管囊肿的一种类型。MR平扫可直接测量出囊肿大小，增强扫描可明确诊断。

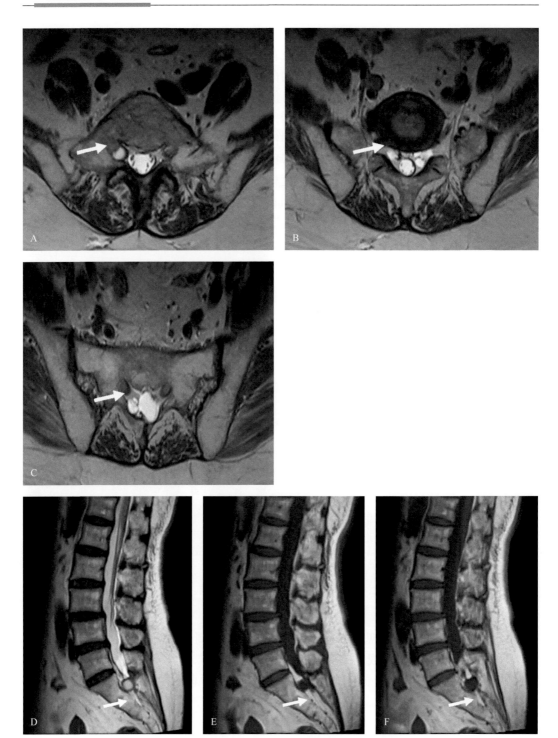

图 5-37　骶神经根周围囊肿

图 A ～ F. 沿骶椎椎管双侧神经根走行区见囊状水样信号影，其边缘见神经根通过

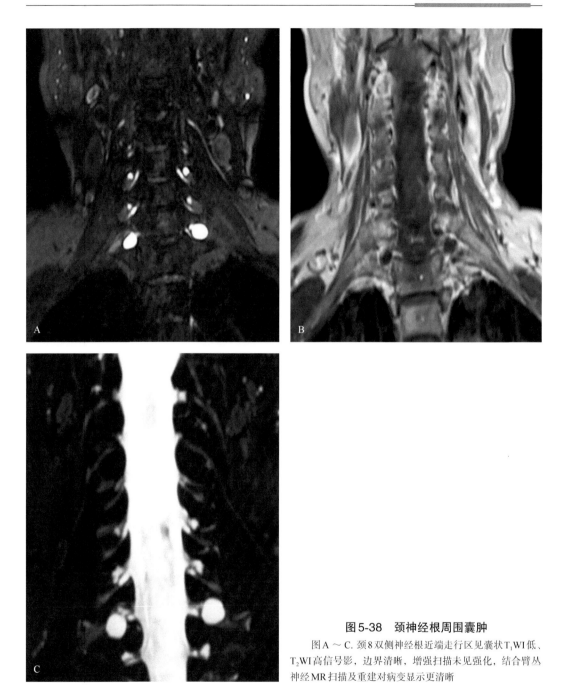

图 5-38　颈神经根周围囊肿

图 A ~ C. 颈 8 双侧神经根近端走行区见囊状 T_1WI 低、T_2WI 高信号影，边界清晰，增强扫描未见强化，结合臂丛神经 MR 扫描及重建对病变显示更清晰

　　25. 囊变的神经鞘瘤　见图 5-39。椎管内脊膜囊肿主要与囊变的神经鞘瘤相鉴别。神经鞘瘤来源于施万细胞，可位于椎管内任何节段，可以囊变，其囊壁较厚，增强扫描囊壁明显强化，而脊膜囊肿增强扫描囊壁不强化。

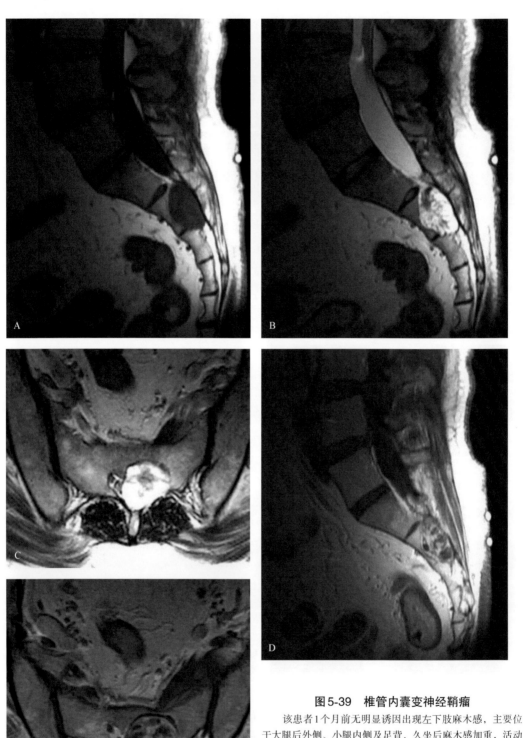

图 5-39 椎管内囊变神经鞘瘤

　　该患者1个月前无明显诱因出现左下肢麻木感，主要位于大腿后外侧、小腿内侧及足背，久坐后麻木感加重，活动或休息后可有所缓解。图 A～C. MR检查显示骶管内见囊状T₁低、T₂混杂高信号影，边界清晰，灶内见T₂WI条片状低信号影及分隔影；图 D、E. 增强扫描病灶明显不均匀强化、灶内见强化分隔影，其间见斑片状不强化影，病灶邻近骨质受压变薄。术后病理诊断符合神经鞘瘤伴出血及囊变

26.脊柱血管瘤　　见图5-40、图5-41。血管瘤是一种常见的良性肿瘤，可发生于任何年龄，但多在中年以后出现症状，女性多于男性。椎体血管瘤是一种比较常见的椎体良性肿瘤，一般认为是组织发生的错构瘤，多发生于青壮年，最常见于胸椎，其次为腰椎、颈椎和骶椎。多数患者无特殊症状，病灶较大或者继发改变时，患者可出现轴向的疼痛和局部神经功能受限的症状，多于外伤或其他检查时意外发现。

脊椎血管瘤主要包括三种组织成分：大量增生的毛细血管及扩张的血窦，血窦大小不等，其中充满红细胞，内衬单层内皮细胞；脂肪基质；残存的粗大骨小梁。脊椎血管瘤的诊断多须进行磁共振成像（MRI）检查。MRI检查时，常规行SE序列T_1WI及T_2WI横断位、矢状位、冠状位扫描，并加扫STIR抑脂序列。主要表现为以下几种信号特点：①典型脊柱血管瘤表现为T_1WI呈高信号，T_2WI呈中等信号。其脂肪含量较多，海绵状

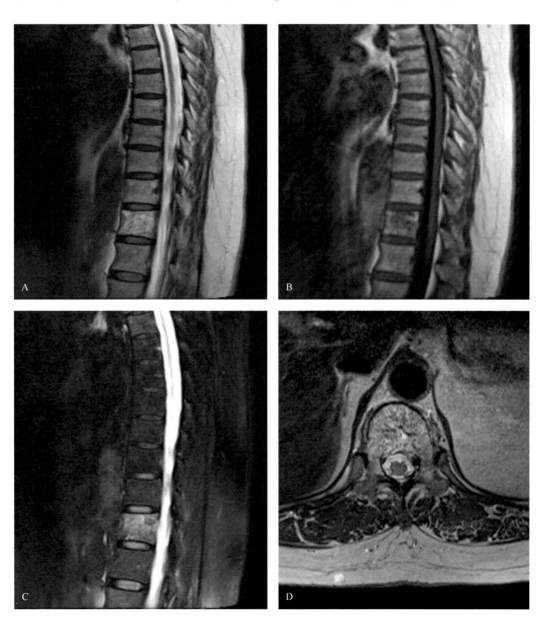

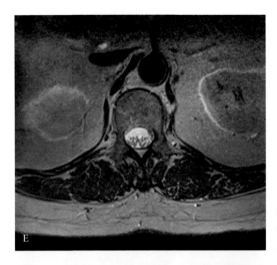

图5-40 胸椎内血管瘤

图A、B. 一椎体信号不均匀，呈T_1混杂低、T_2混杂稍高信号影，边界欠清晰，病变范围累及整个椎体；图C～E. 抑脂像呈混杂高信号影，灶内见栅栏样低信号，为血管瘤典型表现

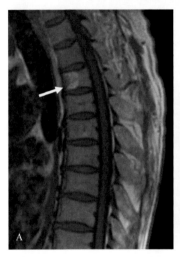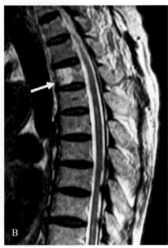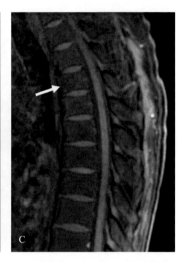

图5-41 胸椎椎体内血管瘤

图A、B. 一椎体内见类圆形T_1混杂稍高、T_2混杂稍高信号影，边缘清晰、光滑锐利，灶内见纵行线样低信号影，呈栅栏样改变；图C. 抑脂像病变信号减低，考虑含脂肪成分较丰富的血管瘤

血管瘤多表现为这样，瘤内常见到粗大骨小梁，表现为垂直线状T_1WI及T_2WI低信号影。②部分病变表现为T_1WI中、低信号，T_2WI高信号。这种信号特点的血管瘤中脂肪含量较典型者少，毛细血管和间质水肿成分比例增高，多见于毛细血管血管瘤，瘤内很少见到骨小梁影，可向椎旁蔓延生长。脊椎血管瘤在STIR抑脂序列上信号均有减低，是病变内存在脂肪基质所致；大多数患者病灶在冠状位及矢状位检查时都会出现典型的"栅栏状"改变，轴位表现为"网眼状"改变，产生此征象的组织学基础为病变内存在粗大的骨小梁交叉排列所致。脊椎血管瘤应与转移瘤、椎体局部脂肪沉积及椎板退变相鉴别。转移瘤有肿瘤病史，好发生于椎弓根部，其瘤体形态不规则，边界不清，T_1WI上多为低信号，T_2WI上瘤体信号不如血管瘤高；椎体局部脂肪沉积在STIR序列上病变处信号明显均匀减低；椎板退变病变主要位于椎体上、下缘，向椎体内蔓延，病变的分布有助于对该病的鉴别。

27.骨髓耗竭　见图5-42。骨髓耗竭发生于再生障碍性贫血、放疗或化疗、陈旧性骨折后，病理改变为红-黄骨髓转化加快，骨髓脂肪化。MR表现为红骨髓区脂肪化，T_1WI及T_2WI信号增高且均匀。

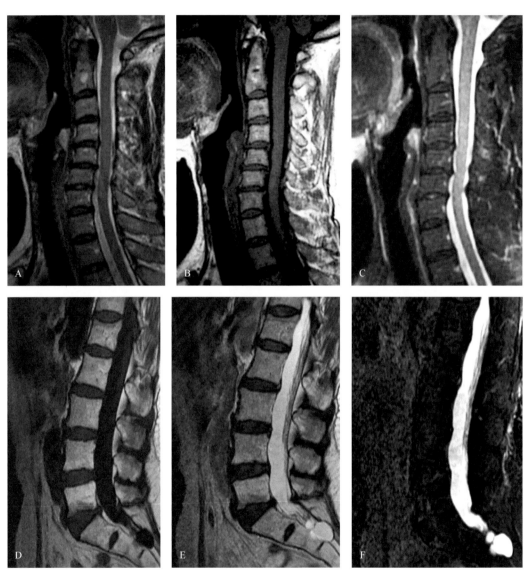

图5-42　椎体骨髓耗竭

该患者有腰椎放疗史。图A、B、D、E.腰、骶椎椎体骨质呈均匀T_1WI高、T_2WI高信号影，椎体骨质信号与邻近脂肪组织相近；图C、F.抑脂像呈低信号。对比同一患者颈椎椎体正常骨质信号可更明确其骨髓信号改变

（赵一平　沙　琳　李雨师　朱逸峰）

第六章

腹　　部

第一节　腹部磁共振常见伪影

1.运动伪影　见图6-1。

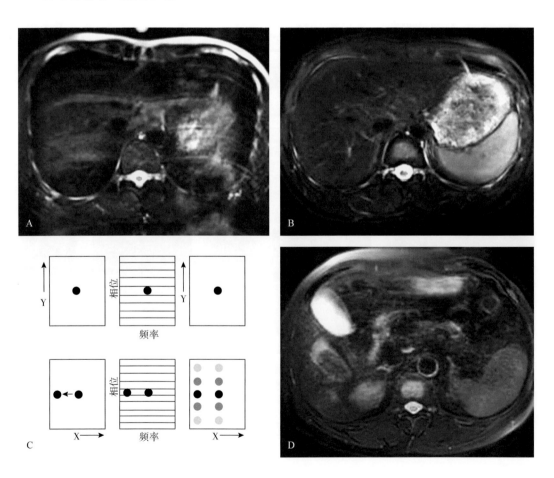

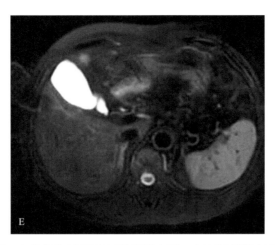

图6-1　图A、B. 同一患者上腹部FSE T₂WI抑脂序列，在T₂WI抑脂序列图像上沿相位编码方向上出现呼吸运动所导致条带状运动伪影（图A），施加Blade技术采集图像（图B），将K空间填充方式改为放射状，将运动伪影沿着放射状方向抛射到FOV以外，伪影得以消除。图C，呼吸运动伪影的原理图，由于患者自主或不自主的运动，频率编码方向采集信号的采样时间明显短于一次相位编码时间，伪影常出现于相位编码方向。图D、E. 同一患者同一扫描层面FSE T₂WI抑脂序列，图D患者在相位编码（前后方向）方向上存在运动伪影（胆囊尤为明显）；改变相位编码方向（图E），伪影的方向也相应地发生改变

2. Ⅰ类化学伪影　见图6-2。水中的氢质子以离子键存在，而脂肪中的氢质子以共价键存在，所以以导致氢质子在水中与在脂肪中的进动频率相差约3.5ppm（约150Hz/T）。在磁共振成像时，脉冲激发以水的频率为中心，水的位置不会变化。脂肪中的氢质子由于进动频率慢，在编码定位中向低频方向移动（150Hz/T），在低频率方向上，脂肪的信号就流空了，形成低信号带；在高频率方向上，脂肪向低频率方向移动（150Hz/T），刚好和水的部分信号重叠，形成在高频率方向上的高信号带。

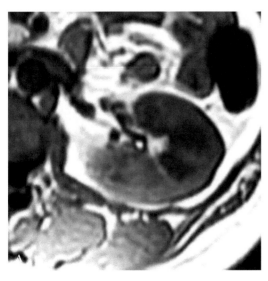
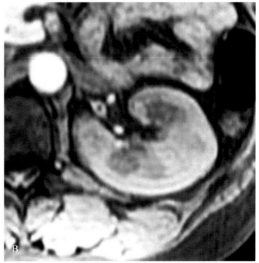

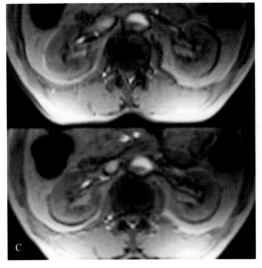

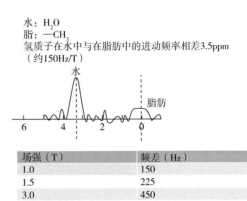

水：H$_2$O
脂：—CH$_3$
氢质子在水中与在脂肪中的进动频率相差3.5ppm
（约150Hz/T）

场强（T）	频差（Hz）
1.0	150
1.5	225
3.0	450

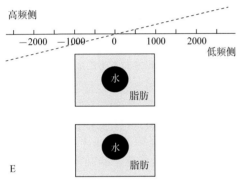

图6-2　图A. 梯度回波序列肾脏T$_1$WI，在肾脏的边缘沿着频率编码方向上出现一边高信号，一边低信号；图B. 施加了脂肪抑制后的图像，肾脏边缘高低信号消失；改变频率编码方向（图C），肾脏周围的高信号带与低信号带也相应地改变方向，出现在上下方向层面；图D和图E为Ⅰ类化学伪影原理图

3. Ⅱ类化学伪影（勾边伪影）　见图6-3。Ⅱ类化学伪影只出现在GRE序列的反相位图像上，由于成像体素内含有的水和脂肪存在相位差异，两者信号相减，在水脂交界面出现一圈黑边伪影，并不局限于频率编码方向，由于GRE序列没有180°聚相位脉冲，水和脂肪中的氢质子不能在回波终点恢复同相位，所以水和脂肪中的氢质子随着时间的延长会周而复始地出现同相位、反相位。在1.5T磁共振上，当TE = 2.25×（2n+1）ms（n = 0，1，2，3…）时，反相位图像上就会出现Ⅱ类化学伪影。

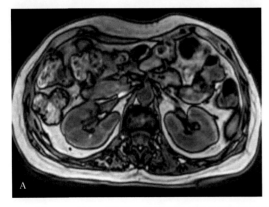

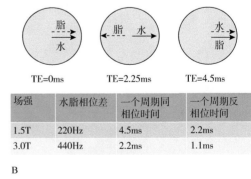

场强	水脂相位差	一个周期同相位时间	一个周期反相位时间
1.5T	220Hz	4.5ms	2.2ms
3.0T	440Hz	2.2ms	1.1ms

图6-3　图A. 肾脏二维扰相GRE T$_1$WI反相位图像，出现Ⅱ类化学伪影，表现为肾脏周边一圈低信号环，使得肾脏轮廓非常清晰，也称勾边效应；图B. Ⅱ类化学伪影原理图

4.腹主动脉搏动伪影 见图6-4。动脉搏动伪影矫正方法请参阅总论相关内容。

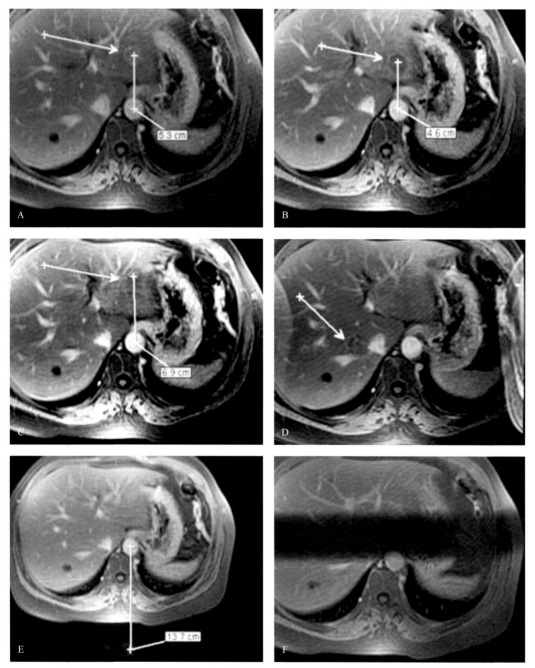

图6-4 图A～F. 同一患者的腹部轴位T₁增强图像，所用序列为FSPGR。图A.TR为175ms，肝左叶内主动脉伪影与主动脉距离为53mm；图B.TR调整为145ms，肝左叶内主动脉伪影与主动脉距离缩短为46mm；图C.TR为225ms，伪影与主动脉距离加长为69mm；图D.TR为175ms，变换相位与频率编码方向（相位编码方向由前后变换为左右），原肝左叶动脉搏动伪影消失，在主动脉的相位编码方向肝右叶内出现伪影（箭头所示），同时可见相位编码方向上出现卷褶伪影；图E. FOV扩大为46mm，其余成像参数与图A相同（图A FOV为36mm），动脉搏动伪影与主动脉距离增大为137mm；图F.主动脉施加饱和带，其余成像参数与图A相同，主动脉信号被抑制，其所引起的血管搏动伪影消失

　　5.流入增强效应　　见图6-5。在GRE序列图像上，如果血流垂直于（或基本垂直于）扫描层面时，由于GRE序列所选用的TR比较短，导致扫描层面内静止的质子池因为没有时间发生充分的纵向弛豫，质子池受到脉冲激发出现饱和现象，导致信号发生衰减。对于快速流动的血液而言，在FOV以外的未经激发的质子流入扫描层面，经射频脉冲激发后产生的信号较静止组织所产生的信号高。在血流方向上，越靠近流入层面，所产生的流入增强效应越强；当越靠近流出层面时，血液中的质子逐渐出现饱和现象，导致信号减弱。流入增强效应发生在GRE序列图像上，一般不发生在SE序列图像上。这是由于GRE序列所选用的TR比较短，在进行连续断层成像时，FOV内的血液受到射频脉冲的激发出现饱和现象。而SE序列所选用的TR较长，在进行连续断层成像时，前面受到激发的质子在下一次射频脉冲激发时已经流出了成像层面，这就是为什么流入增强效应只出现于GRE序列，而不出现于SE序列图像上的原因。

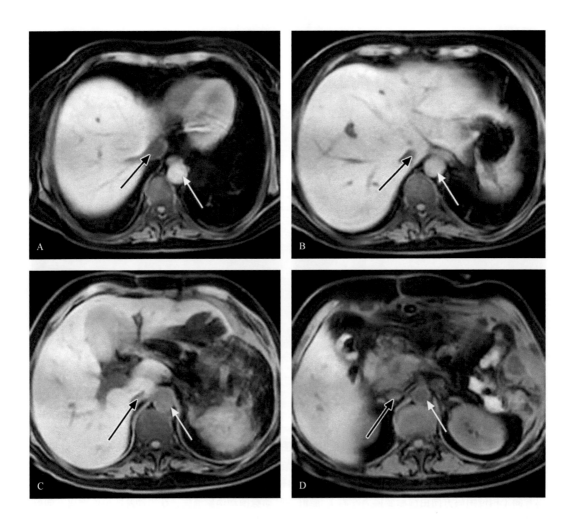

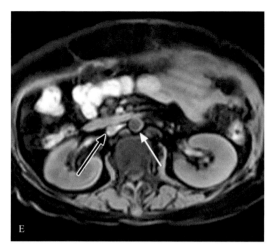

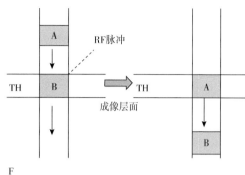

图6-5　图A～D（红色箭头指示主动脉，蓝色箭头指示下腔静脉）．LAVA-flex横断位图像依次从上到下的不同层面，没有注射造影剂时的图像，上方第一层面（图A）腹主动脉信号最高，依次向下层面，腹主动脉信号逐渐减低；而下腔静脉在最下层面（图E）信号最高，依次向上层面，下腔静脉信号逐渐减低；图F为流动增强示意图（A表示体积为A的未饱和的新鲜血液，B表示体积为B、层厚为TH的受到RF激励而饱和的血液，短TR使静止组织饱和，不接受新的RF激励，而已饱和的血流B被新流入成像层面未饱和的血流A取代，可接受RF产生信号）

6. 并行采集伪影　见图6-6。并行采集是利用局部高梯度场，在相位方向上隔行采集K空间来减少采样密度，每个线圈单元采集一半的相位方向的信息，即多个线圈配合起来形成一个类似大线圈的作用和功能，在小FOV内，应用特殊的计算方式重建，在保证分辨率不降低的情况下缩短扫描时间，即在扫描时间固定的情况下，增加分辨率和扫描层数的快速成像方法。由于它属于隔行采集，又是对每一线圈单元仅采集部分的FOV，故存在明显的相位卷褶，需要利用线圈敏感性数据重建图像并去掉卷褶后重建出完好的图像。并行采集伪影类似卷褶伪影，但多出现在图像中心，呈条带状，可使图像信噪比明显降低。对于并行采集伪影，我们可以通过增加FOV值及减少并采数来减少并行采集伪影，提高图像质量，但是减少并采数也同时增加了扫描时间。

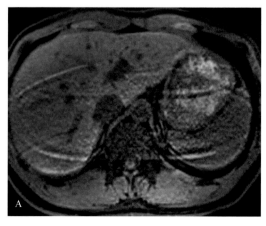

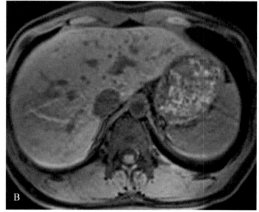

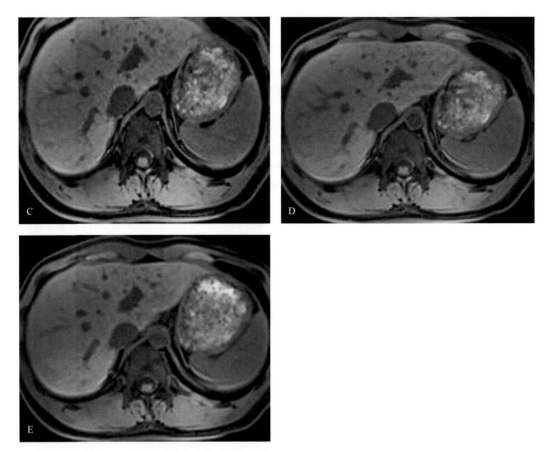

图6-6　图A～E. 同一患者横断位T₁WI抑脂序列图像。图A.成像参数：FOV＝300mm，并采数为4，在T₁WI抑脂序列图像上，图像的中心出现条带状异常信号影，且图像中央部分的信噪比较图像边缘低；图B. FOV＝340mm，并采数为3，图像中央依然能见到条带状异常信号影，但较图A比较图像质量明显改善，图像中央的信噪比也提高；图C. FOV＝300mm，并采数为2，图像中央未见异常条带状信号影，信噪比较图B明显提高；图D. FOV＝340mm，并采数为2，图像中央未见到异常条带状信号影，信噪比较图C进一步提高，但依稀见到图像中央的信噪比较边缘低；图E. FOV＝380mm，并采数为2，图像中央未见到异常条带状信号影，图像中央较边缘信噪比一致

7.斑马伪影 见图6-7。

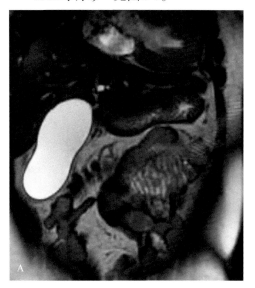

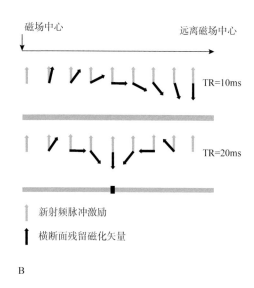

图6-7 图A. 在FIESTA图像上，可见黑白相间的条带状异常信号，即斑马伪影；图B. 斑马伪影的原理图，由于局部磁场不均匀，造成横向磁化矢量沿着磁场波动的方向，产生强弱过渡变化的失相位，故图像表现为黑白相间的波纹状变化

8.压脂不均匀伪影 见图6-8。

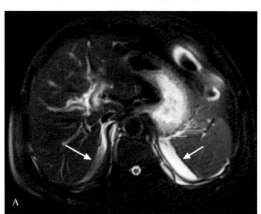

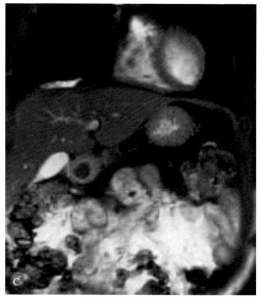

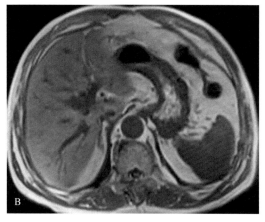

图6-8 图A. 腹部T_2WI抑脂序列箭头所示在右膈脚及左膈脚出现条片状高信号影，为压脂不均匀所致，容易误诊为胸腔积液；图B. 同一患者同一扫描层面梯度回波T_1WI同相位示图A箭头所指为脂肪信号；在FIESTA图像上（图C），腹腔内出现团片状高信号影，此为压脂不均匀所致，影响图像的质量

9.金属伪影 见图6-9。

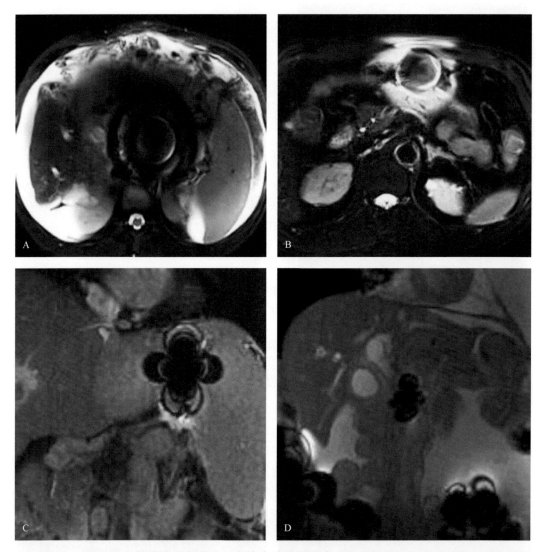

图6-9 图A. T₂WI抑脂序列图像上，在腹主动脉周围出现环形低信号及高信号带，周边脏器显影不佳；图B. T₂WI抑脂序列图像上，在上腹腔内可见环形及片状高信号影；图C、D. 不同患者FIESTA图像在腹腔内出现多发蝴蝶结样异常信号影；以上异常信号为体内金属异物所致的伪影，影响图像的质量

10.磁化率伪影 见图6-10。磁化率伪影出现在不同磁化率物质的交界处，由于磁化率不同导致局部磁场不均匀，进而导致自旋失相位，产生信号错误或损失。

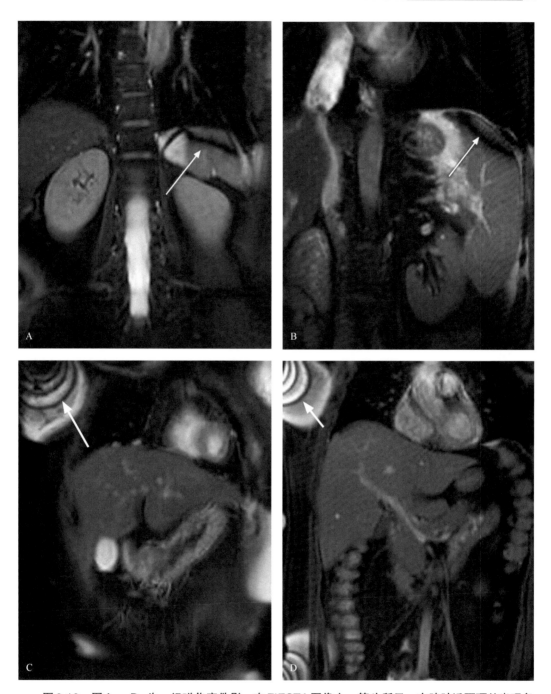

图6-10　图A～D.　为一组磁化率伪影：在FIESTA图像上，箭头所示，在脾脏近膈顶处出现条带状低信号带（图A、B）；在FIESTA图像的边缘（空气与人体组织交界处）出现明暗相间的条带状伪影（图C、D）

11.电解质效应　见图6-11。所谓电解质效应，是指在额外电场作用下电偶极矩形成、束缚电荷的现象，而产生这一现象的物质就是电解质。在MR成像时，由于人体被周围巨大的磁场包绕，当施加射频脉冲时，由振荡电磁波的磁场分量激励人体质子并产

生一个振荡的磁场 B_1，由于人体不同组织的介电常数（dielectric constant）不同，又会产生局部磁场 B_1 叠加所致的驻波效应，从而导致射频脉冲在人体内分布不均匀，出现信号丢失，形成电解质伪影，其伪影特点为图像信号强弱不均匀，中心信号偏低。场强越高，射频脉冲的频率越高，电解质效应就越明显。本例患者在行1.5TMRI检查时，电解质效应明显减轻。

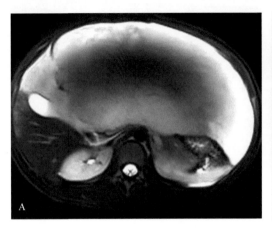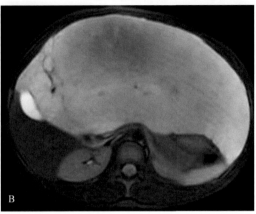

图6-11　图A～B. 肝脏巨大血管瘤患者：3.0T MRI检查 T_2WI 抑脂序列图像（图A），病灶的内部信号不均，呈现中间信号，较病灶边信号低；1.5T MRI检查 T_2WI 抑脂序列图像（图B），病灶中央信号依然较边缘信号低，但较图A病灶信号变均匀，此为电解质效应

12.拉链伪影　见图6-12。

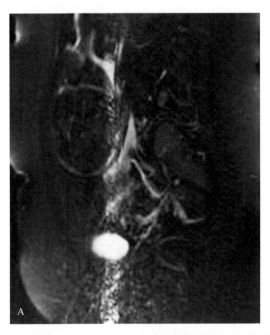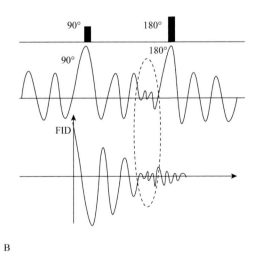

图6-12　图A. T_2WI 矢状位抑脂序列，图像上沿频率编码方向上出现带状明暗相间的信号影，形似拉链，此为拉链伪影；图B. 拉链伪影原理图，在自由感应衰减尚未完全结束之前，180°脉冲的侧缝就与它产生重叠，或邻近层面不精确射频脉冲造成一个未经相位编码就被激励的回波

13. Ghost 伪影 见图6-13。Ghost 伪影是 EPI 特有的伪影。EPI 技术是基于方向相反的频率读出梯度交替采集 MR 信号的奇、偶回波。由于静磁场的不均匀性、梯度磁场的高速切换所形成的涡流及化学位移等因素，使 K 空间的奇、偶回波之间呈现一定的相位差，导致在相位编码方向产生 Ghost 伪影。EPI 的 K 空间偏移在第 q 个回波的大小为：

$$\Delta \kappa_{shift \cdot q} = (-1)^q \gamma G_0 T_{Eq}$$

式中：γ 为氢质子的磁旋比，G_0 为静磁场大小，T_{Eq} 为第 q 个回波时间。由此可以看出，奇数回波与偶数回波所产生的 K 空间的偏移方向不同，从而出现相位编码方向上的相位震荡，从而产生 Ghost 伪影。

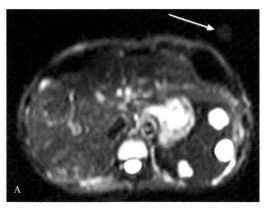
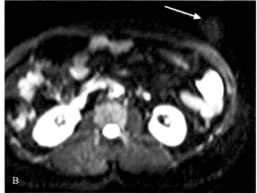

图6-13 图 A、B，腹部 DWI 图像（ b=0s/mm² ）箭头所示在左上腹部体外见到类圆形稍高信号影，此为 Ghost 伪影

14. DWI T_2 相关伪影——T_2 穿透效应 见图6-14。简要原理介绍：DWI 信号强度 = 体素内 T_2 基础信号强度 - 水分子扩散运动失相位后信号丢失之和。具体计算公式如下：

$$A = \exp^{(-TE/T_2)} \cdot \exp^{(-bD)}$$

DWI 信号强度与 T_2 值成正比，与 b 值、D 值成反比。当病变内 T_2 基础信号强度较高时，由水分子扩散运动失相位后丢失的信号强度对总体 DWI 信号强度的影响微乎其微，因此 DWI 仍表现为高信号，换言之 T_2 高信号 "穿透" 弥散效应所带来的信号衰减效应，称为 T_2 穿透效应。此效应常见于囊肿、血管瘤等富水性病变。

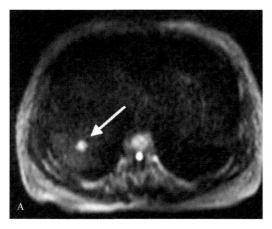
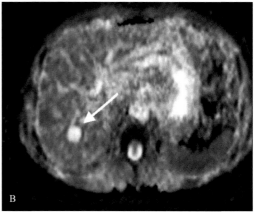

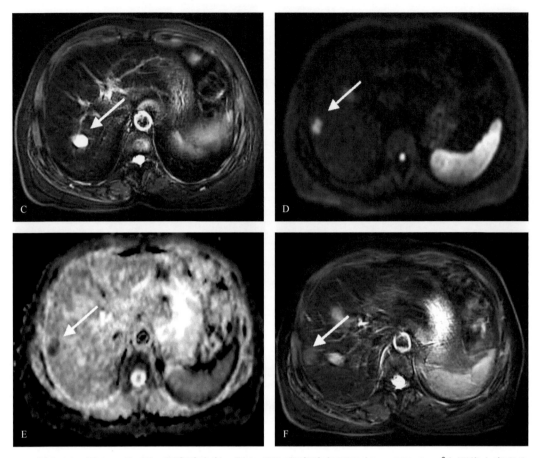

图6-14　图A～C. 同一肝囊肿患者：图A. 肝Ⅶ段囊肿在DWI（b＝600s/mm²）图像上表现为类圆形高信号影（箭头所示）；图B. 囊肿ADC图上呈高信号，提示病变DWI高信号是由于T₂穿透效应所致；图C. 囊肿在T₂WI上呈明显高信号，进一步证实病灶富水的特性；图D. 该患者同时患有小肝癌，肝脏Ⅵ段小肝癌在DWI（b＝600s/mm²）上呈高信号；图E. 小肝癌在ADC图上呈低信号，提示病变弥散受限；图F. 小肝癌在T₂WI上呈稍高信号

15. DWI T₂相关伪影——T₂ blackout效应　见图6-15。

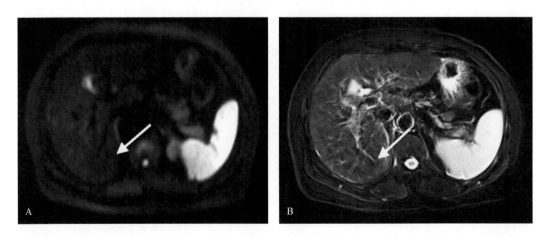

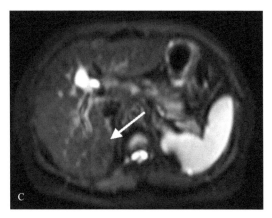
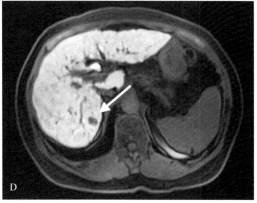

图6-15 图A～D. 同一患者肝脏MRI图像: DWI（b＝800）图像（图A），肝脏Ⅵ段结节呈低信号；图B. T₂WI，病灶呈低信号；图C. DWI(b＝0)图像，病灶仍呈低信号；图D. 肝细胞期图像，病灶呈低信号，术后病理证实为小肝癌

简要原理介绍：DWI信号强度＝体素内T₂基础信号强度-水分子扩散运动失相位后信号丢失之和。当T₂基础信号较低时，尽管病灶弥散受限（即由水分子扩散运动失相位造成的信号丢失相对较少），但病灶在DWI上仍表现为低信号，此种效应常见于具有顺磁性物质沉积的组织，如肝硬化结节、出血组织、结节性髓外造血等。

第二节 腹部正常变异及诊断陷阱

1.獭尾肝 见图6-16。肝左叶向左后方的突起称为獭尾肝，又名包围肝，是临床常见的肝脏正常变异，见于约5%的成年人。值得注意的是，作为正常变异，獭尾肝含有正常的肝、胆组织，同样可以发生肝硬化及肝脏各种占位性病变。此种变异需与脾大、脾肿块、脾破裂及脾周病变进行鉴别。

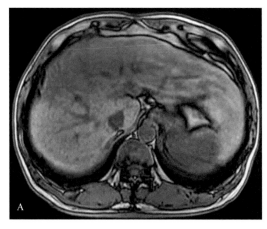
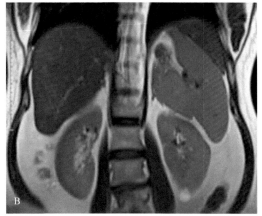

图6-16 该病例为獭尾肝

T₁WI反相位（图A）示肝左叶体积明显增大，左肝缘达左侧腋中线；图B. 同一患者增大肝左叶与脾脏重叠

2.肝脏动脉期异常灌注　　见图6-17。肝脏灌注异常（hepatic perfusion disorders，HPD）是指由各种原因引起的肝段、亚段及肝叶之间的血流灌注差异，MRI动态增强扫描表现为动脉期正常肝实质一过性楔形、三角形或类圆形强化，门脉期及平衡期即恢复正常，有时病灶内可见正常血管穿行。HPD的出现反映了肝血流动力学改变，提示肝内有影响血供的病理因素存在。

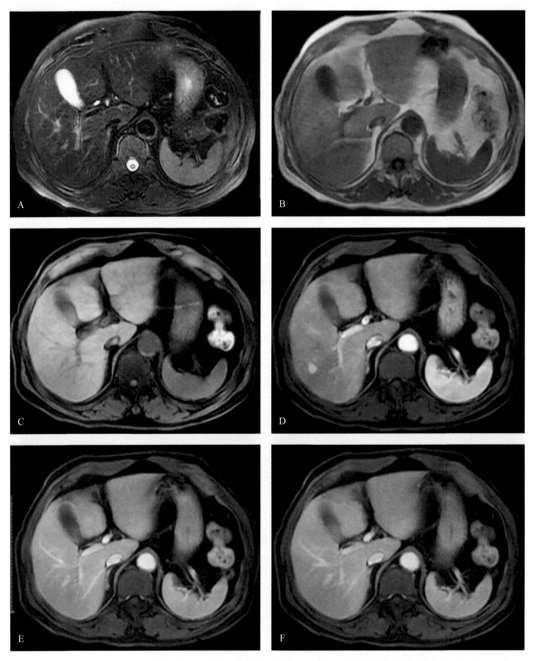

图6-17　图A～F. 该病例为肝脏动脉期异常灌注：肝脏增强MRI动脉期肝右叶可见类三角形明显强化灶，边界清晰，未见占位效应，余平扫及增强扫描各期该病灶均未见确切显示

3.肝硬化肝叶比例失调　　见图6-18。肝硬化（cirrhosis）早期肝脏可能表现增大，中晚期肝硬化可出现肝叶增大和萎缩，也可出现全叶萎缩。更多表现为尾状叶、左外叶增大，肝右叶、左内叶萎缩，部分也可表现为右叶增大并左叶萎缩或尾状叶萎缩，最终出现肝各叶比例失调，如尾状叶/右叶横径比＞0.65。主要原因为门静脉左支发出后先于镰状韧带内穿行一段后才进入肝左叶实质，使肝左叶有相对较多的血液供应；肝尾叶血供来自于门脉右支，其在肝内行程较短，在一定程度上保护了尾状叶供血，而且肝硬化时该区域引流未被明显破坏，进而避免了尾状叶的明显萎缩。

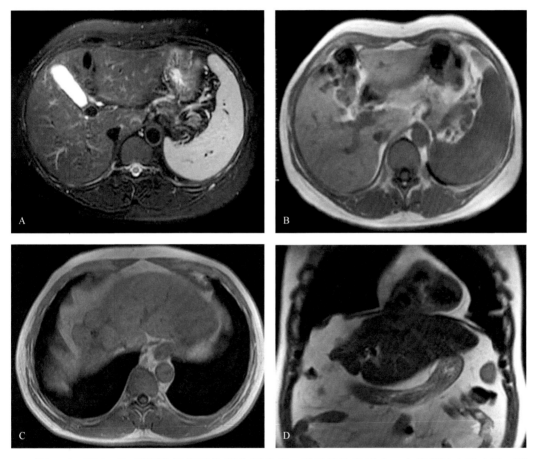

图6-18　图A、B.肝硬化致肝叶比例失调患者：尾状叶体积增大，左缘超过中线水平；图C、D. 为另一例肝硬化患者，肝左内叶萎缩，肝左外叶体积明显增大，冠状位示邻近横结肠向下移位

4.肝脏铁沉积　见图6-19。当发生肝脏铁沉积，肝细胞内的三价储存铁是顺磁性物质，含铁血黄素可以缩短质子弛豫时间，导致肝脏的T_1WI、T_2WI信号明显降低，形成全肝低信号的"黑肝"征象，尤其在梯度回波和自旋回波T_2WI图像上，肝脏的信号强度甚至可接近背景噪声。

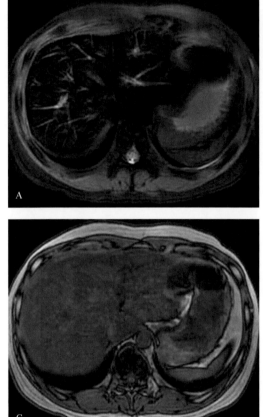

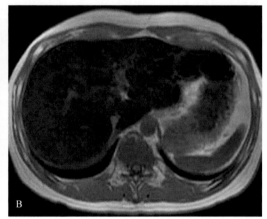

图6-19　该组病例为肝脏铁沉积：再生障碍性贫血患者的肝脏MRI检查，T_2WI（图A）肝实质信号明显降低，T_1WI同相位（图B）肝实质信号显著低于反相位（图C）

5.肝镰状韧带旁假病灶　见图6-20。肝镰状韧带旁假病灶（FLP）是肝脏常见假病灶之一，表现为肝左叶内侧段或肝左叶外侧段前缘镰状韧带附近的门静脉期局限性灌注缺损，无占位效应，假性病变的最大径多在纵轴方向上。肝脏具有双重血供，即肝动脉及门静脉，而肝内某些区域可由异常静脉系统供血，假病灶则是由镰状韧带小静脉丛供血，造成该区域组织在门脉期表现为低信号，但由于异常血供的存在，该区域发生脂肪变性的概率较正常肝组织增大，因此部分镰状韧带旁假病灶常伴有局部脂肪变性。

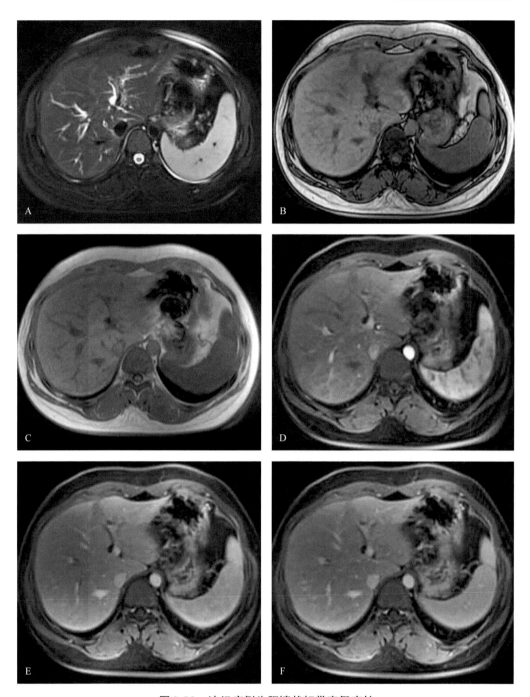

图6-20　该组病例为肝镰状韧带旁假病灶

图A～C. MRI化学位移成像示肝左内叶镰状韧带旁见一含脂肪成分楔形病灶，T₂WI病灶呈等信号；图D～F. 同一患者增强扫描，门脉期呈低信号，动脉期及平衡期呈稍低信号，稍低于正常肝实质信号

6.术后肝脏残叶增大　见图6-21。肝脏具有旺盛的再生及恢复能力，能在经历部分切除导致体积减小或缺血、炎症等化学损伤后，通过一系列细胞和细胞因子的协同作用，在几周至几个月内迅速修复，恢复正常生理功能。

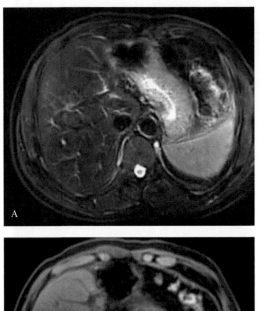

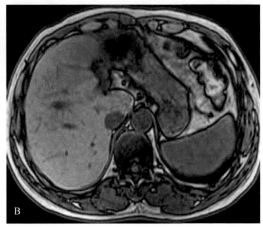

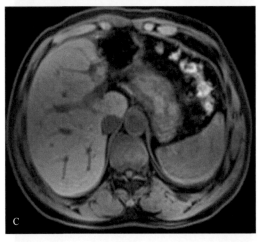

图6-21　本组病例为术后肝脏残叶增大表现：肝细胞癌患者肝左外叶切除术后4年，残肝形态饱满，边缘圆钝（图A. T₂-F₃；图B. T₁WI；图C. T₁-FS）

7.肝脏局部脂肪浸润　见图6-22。脂肪（三酰甘油和脂肪酸）在肝组织细胞质内贮积量超过肝脏重量的5%以上定义为脂肪肝。脂肪肝可分为弥漫性和局灶性两大类。局灶性脂肪肝以叶、段分布，呈扇形或不规则形，常延及肝脏表面，少数病灶可呈单个、数个甚至数十个球形或结节状，病灶边缘一般不十分清晰，无占位效应，肝脏边缘无膨出。增强扫描病灶内可稍有强化，有时病灶中心可有较明显强化，但远不及周围正常肝组织强化明显，有时可见走行及形态正常的血管影。

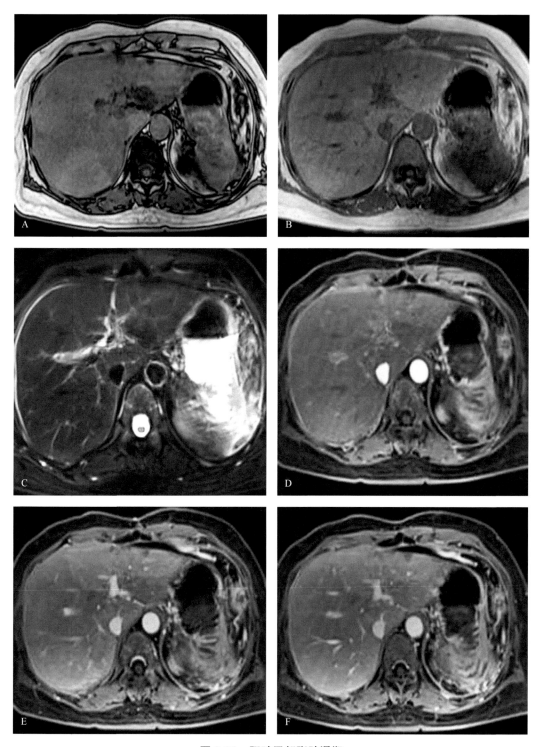

图6-22　肝脏局部脂肪浸润

　　图A～C.MRI化学位移成像示不均匀脂肪肝背景下肝左叶见多个T₁WI反相位（图A）更低信号灶，T₂WI（图C）呈等信号；图D～F.增强扫描三期病灶可见强化，但始终低于正常肝实质

8.肝纤维化后网格状高信号　见图6-23。肝纤维化的病因较多，如病毒性感染、寄生虫病、自身免疫性疾病及遗传代谢性疾病等，其中最常见的病因是病毒性肝炎。慢性病毒性肝炎引起的肝纤维化病死率很高，若能及早地诊断肝纤维化及肝硬化，并进行适当的干预，对其预后有着很重要的价值。常规扫描可以直观地发现肝脏形态改变，早期肝纤维化MRI扫描图像可能未见异常，或仅表现为信号不均匀改变，晚期肝纤维化（含肝硬化）可表现为T$_1$WI低信号、T$_2$WI高信号的弥漫纤维分隔。

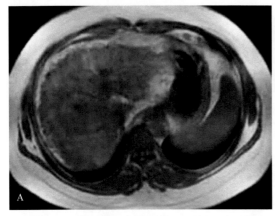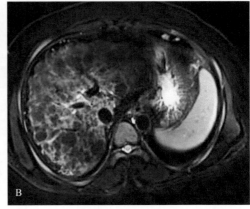

图6-23　肝硬化患者肝实质内可见弥漫纤维分隔，T$_1$WI呈低信号、T$_2$WI呈高信号，同时可见肝内多发肝硬化增生结节，T$_1$WI呈低信号、T$_2$WI呈低信号（图A. T$_1$WI；图B. T$_2$-FS）

9.肝脏副叶畸形　见图6-24。肝脏副叶是一种少见的肝脏解剖变异，属于肝脏先天发育异常的一种，为通过肝组织蒂或系膜与正常部位肝组织相连的异位肝组织，最常见于肝脏下表面附近的腹腔内，位于胸腔内的肝脏副叶更为罕见。CT及MR扫描均可清晰显示肝副叶的正常肝实质特征及其与膈肌和固有肝的解剖关系。正确认识胸腔内肝副叶非常重要，虽然其本身并不需要特殊处理，但往往因被误诊为其他病变，如肺部肿瘤、膈肌肿瘤、膈肌膨出等而接受不必要的手术治疗。此外，它还易与膈疝相混淆，后者主要依据病变的裂孔位置及其特定的薄弱部位进行诊断。

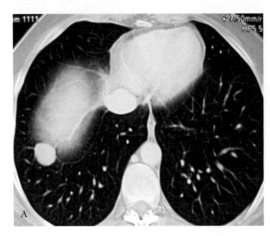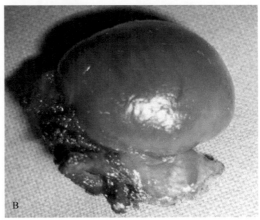

图6-24　肝脏副叶畸形

图A. 右侧胸腔下部见类圆形异常密度灶，边界清晰；图B. 同一患者术后大体标本，病理证实为肝脏副叶

10.肝 Riedel 叶　见图 6-25。肝脏 Riedel 叶畸形是一种较单纯的肝叶变异，临床上无须治疗，认识该变异有助于防止误诊和手术损伤。病理上肝脏 Riedel 叶与肝脏 V、Ⅵ段过度增生、肥大有关，肥大副叶向胆囊及髂窝方向"舌样"生长。儿童肝脏 Riedel 叶畸形并非一成不变，随着年龄增长可能出现的并发症包括癌变、扭转、破裂出血等，因此需要定期随诊复查，观察副叶大小、密度及形态改变。先天性肝脏副叶畸形分为 5 型。1 型：副叶与正常肝脏不连，单独起自胆囊或韧带；2 型：副叶异位起自胆囊壁，多小于10g；3 型：较大副叶通过蒂与肝脏相连；4 型：小的副叶与肝脏直接相连（10～28g）；5 型：肝脏 Riedel 叶畸形。

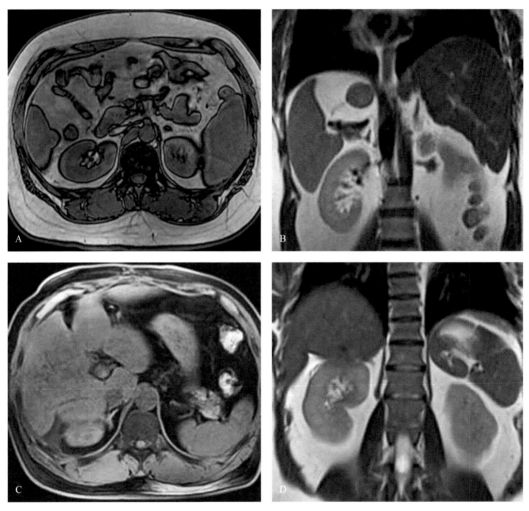

图 6-25　肝脏 Riedel 叶

图 A、B.肝脏右后叶下段见局限性突起，信号与正常肝实质信号一致；图 C、D.另一患者肝脏右后叶下段形态不整，信号与正常肝实质信号一致

11.胆总管囊肿　见图6-26。胆总管囊肿为胆总管的囊状或梭形扩张，为先天性胆总管壁发育不良所致；根据囊肿所在位置和形态另可分为以下几型：Ⅰ型为胆总管囊状扩张型；Ⅱ型为胆总管呈单发憩室样扩张型；Ⅲ型为十二指肠壁内段胆总管呈囊状膨出型；Ⅳ型为多发胆管囊肿型，位于肝内和肝外或肝外多发；Ⅴ型又称Caroli病，为肝内胆管多发囊状扩张。诊断时应熟知胆总管囊肿的表现，以免误诊为其他疾病。

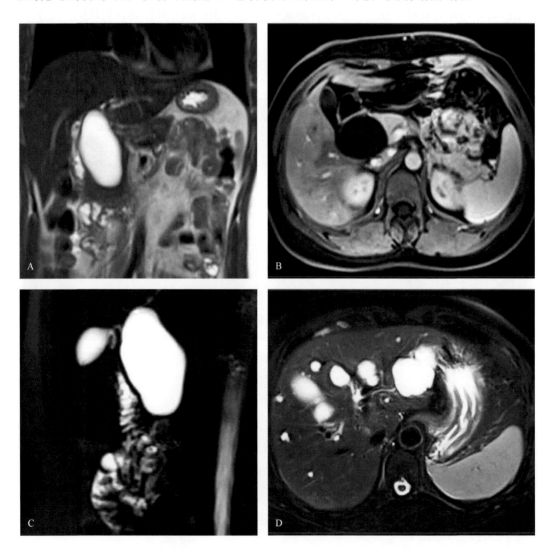

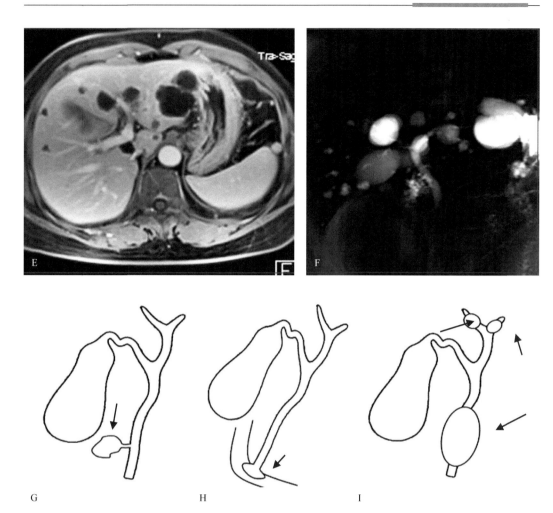

图6-26　胆总管囊肿

　　T2WI冠状位（图A）示胆总管呈囊状扩张；T1WI横断位增强（图B）示扩张的胆总管未见强化；MRCP（图C）示囊状扩张的胆总管，此为胆总管囊肿Ⅰ型。T2WI（图D）示肝内胆管内见多发囊状扩张影；T1WI横断位增强（图E）示扩张的肝内胆管未见强化；MRCP（图F）可清晰显示肝内胆管分支的囊状扩张影，此为Caroli病，即胆总管囊肿Ⅴ型。图G红箭头示囊肿所在部位位于胆总管下段，向胆总管右侧呈憩室样突出，以细颈与胆总管相连，此为胆总管囊肿Ⅱ型。图H红箭头示囊肿所在部位，位于近十二指肠乳头处，此为胆总管囊肿Ⅲ型。图I红箭头示囊肿所在部位，肝内胆管及肝外胆管多发囊肿，此为胆总管囊肿Ⅳ型

12.胆总管流动伪影　　见图6-27。

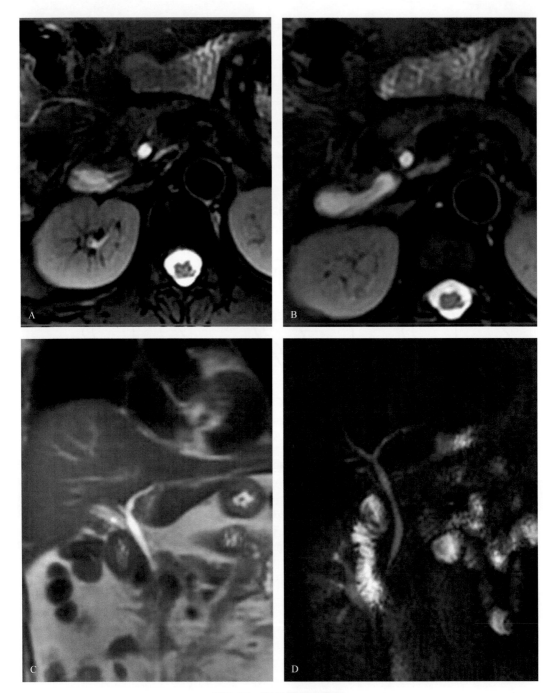

图6-27　胆总管流动伪影

T_2WI压脂序列横断位（图A、B）胆总管内见连续线样低信号影；T_2WI冠状位（图C）及MRCP（图D）示胆总管内均未见明显低信号结石影，为胆总管流动伪影所致，勿误诊为胆总管结石

13.胆囊腺肌症　见图6-28。胆囊腺肌症是以腺体和肌层增生为主的良性增生性疾病。

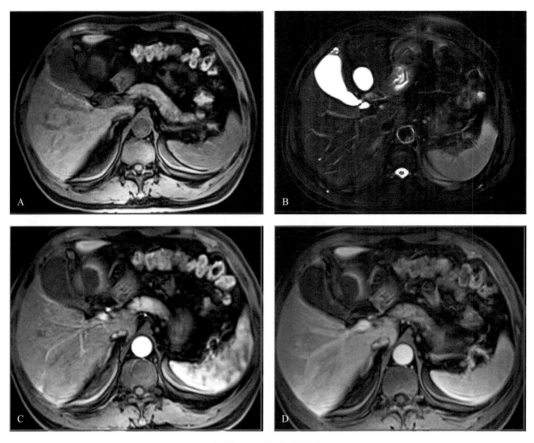

图6-28　胆囊腺肌症

T$_1$WI压脂序列横断位（图A）及T$_2$WI压脂序列横断位（图B）示胆囊底部壁局限性增厚；T$_1$WI增强动脉期（图C）及T$_1$WI增强静脉期（图D）示增厚处呈结节样强化，诊断为胆囊腺肌症

14.折叠型胆囊　见图6-29。胆囊折叠属于胆囊形态异常，有些是先天性的，有些由慢性胆囊炎引起。

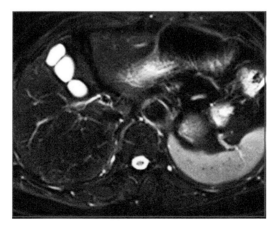

图6-29　折叠型胆囊：T$_2$WI压脂序列横断位示胆囊底部及体部可见两处折叠

15.胰腺头部局限性脂肪沉积　见图6-30。

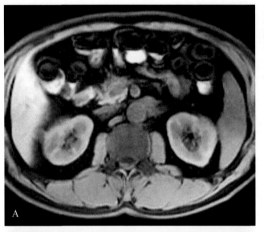
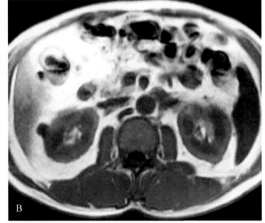
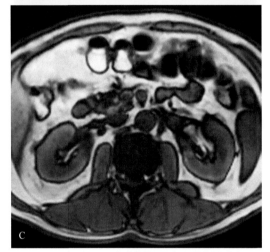

图6-30　胰头局限性脂肪沉积

T$_1$WI压脂序列（图A）上胰腺头部可见类圆形低信号影；同相位（图B）胰腺头部信号尚均匀；反相位（图C）胰腺头部可见类圆形信号减低区，需要注意的是部分胰腺脂肪沉积是局灶性的

16.年龄相关性胰腺萎缩　见图6-31。

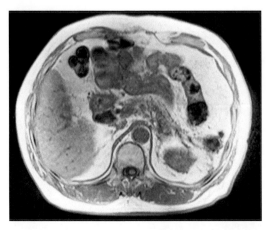

图6-31　老年男性患者，无胰腺疾病病史，T$_1$WI横断位示胰腺体积减小，该患者胰腺萎缩与年龄相关

17.异位胰腺合并假性囊肿 见图6-32。异位胰腺为胚胎发育时期背侧和腹侧胰始基融合异常所致，为存在于正常胰腺之外的孤立胰腺组织，与正常胰腺结构无解剖结构关系。

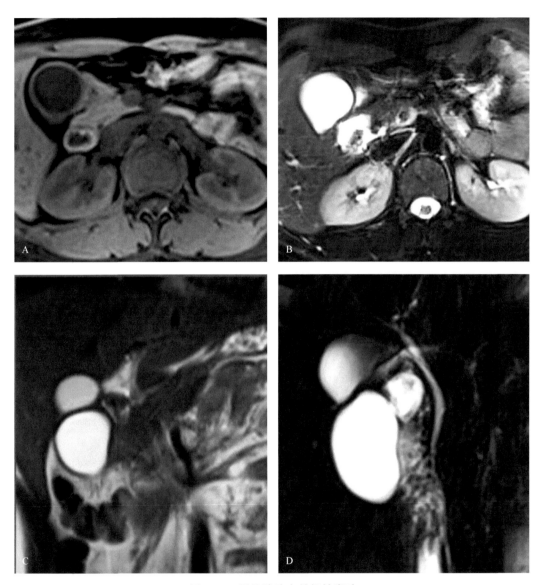

图6-32 异位胰腺合并假性囊肿

T₁WI压脂序列横断位（图A）示胆囊窝旁均匀低信号影，边缘绕以等信号成分；T₂WI压脂序列横断位（图B）呈均匀高信号，边缘呈低信号；T₂WI压脂序列冠状位（图C）示病灶与胆囊窝界限清晰；MRCP（图D）示病灶与胆管系统无交通，为异位胰腺继发胰腺炎后假性囊肿形成

18.胰腺异常突起 见图6-33。

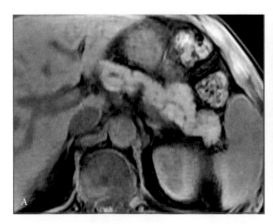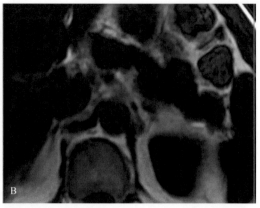

图6-33　胰腺异常突起

LAVA-FLEX水相（图A）及LAVA-FLEX脂相横断位（图B）示胰腺体尾部局限性突起，信号均匀，与胰腺信号一致，呈球形突向网膜囊区

19.环状胰腺　见图6-34。环状胰腺为胰腺组织胚胎发生异常，胰头部胰腺组织部分或完全环绕十二指肠降部。其中完全环绕十二指肠全周为完全型，不完全环绕十二指肠全周为不完全型。

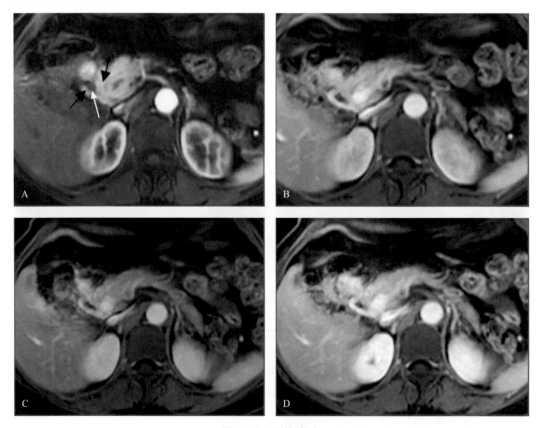

图6-34　环状胰腺

T₁WI动脉期增强（图A）、T₁WI静脉期增强（图B）、T₁WI增强平衡期（图C）及T₁WI增强延迟期（图D）示胰腺头部形态饱满（黑色箭头示），呈钳样包绕十二指肠，致十二指肠肠腔局部狭窄（红色箭头所示低信号影），以动脉期最为明显；增强四期扫描胰腺均未见异常强化影

20.十二指肠憩室　见图6-35。十二指肠憩室形成的原因主要是十二指肠肠壁先天性发育不良，造成十二指肠肠壁局限性向外呈囊袋状突出所致，其内可见气体及肠内容物。

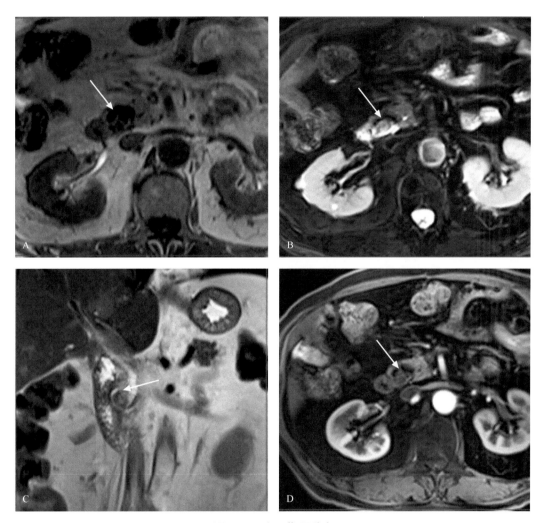

图6-35　十二指肠憩室

T₁WI横断位（图A）及T₂WI压脂序列横断位（图B）示十二指肠降部见一囊袋状突起影；T₂WI冠状位（图C）示囊袋物突起与十二指肠降部关系密切；T₁WI压脂序列增强（图D）示囊袋状突起强化不明显

21.髓质海绵肾　见图6-36。髓质海绵肾多散发，是指肾髓质及肾乳头部分集合管的先天性发育不良。特征性表现是肾椎体部乳头管及集合管囊状扩张，可合并髓质肾结石。

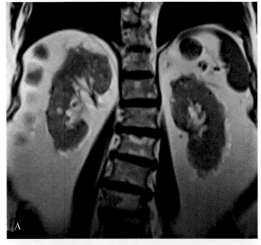

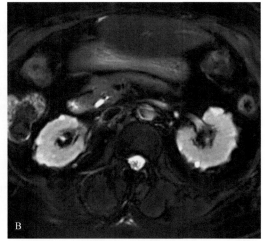

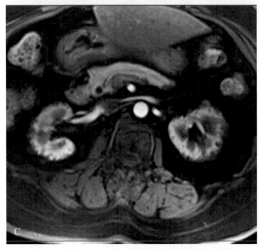

图6-36　髓质海绵肾

T₂WI冠状面（图A）及T₂WI压脂序列横断位（图B）示双肾肾窦部可见多发类圆形T₂WI高信号影；T₁WI压脂序列增强（图C）示囊状扩张影未见强化

22.重复肾输尿管畸形　见图6-37。重复肾输尿管畸形是指正常肾区有两个肾脏和两套集合系统，可为单侧，亦可为双侧。重复肾多数融合为一体，不能分开，但有各自的肾盂、引流输尿管和血管，两肾常上下排列，肾盂被肾实质带完全分隔，表面有一浅沟，通常上肾较小仅有1个肾盏，而下肾较大，常具有2个肾盏。输尿管开口可为异位开口，亦可为正常开口。异位开口常无正常输尿管功能，因狭窄致引流不畅，输尿管扭曲、扩张，使肾脏出现肾积水、感染、肾实质萎缩。

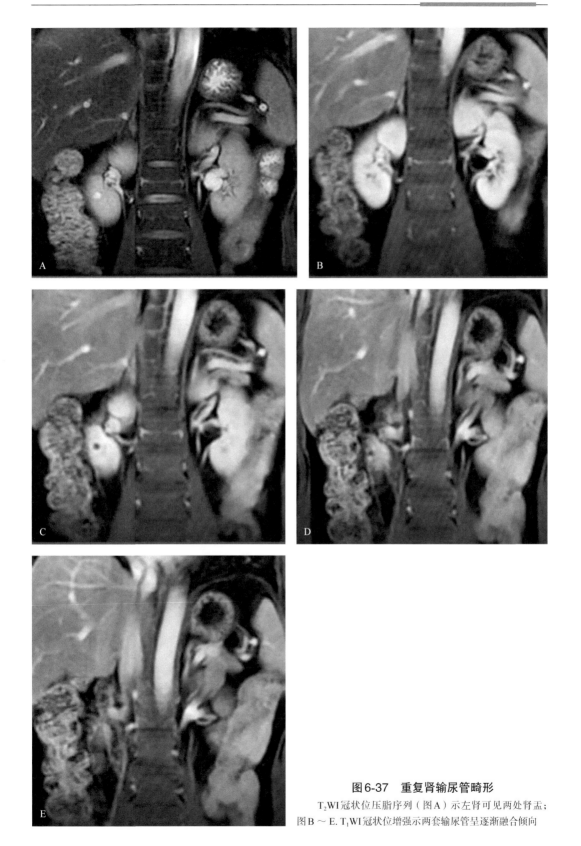

图6-37 重复肾输尿管畸形

T_2WI冠状位压脂序列（图A）示左肾可见两处肾盂；
图B～E. T_1WI冠状位增强示两套输尿管呈逐渐融合倾向

23.**肾旋转不良** 见图6-38。肾旋转不良为肾蒂位置异常而造成的少见的先天性异常，正常肾脏肾盂开口向中线内侧，否则称之为肾脏旋转异常。

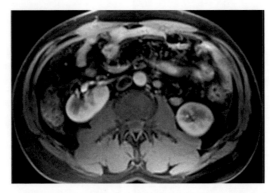

图6-38 肾旋转不良：T_1WI横断面压脂序列示右肾肾门朝向前方

24.**马蹄肾** 见图6-39。马蹄肾是指两侧肾的上极或下极在脊柱大血管前相互融合在一起，形成"马蹄"形的先天性肾畸形，多在下极相融合，少数发生上极融合。

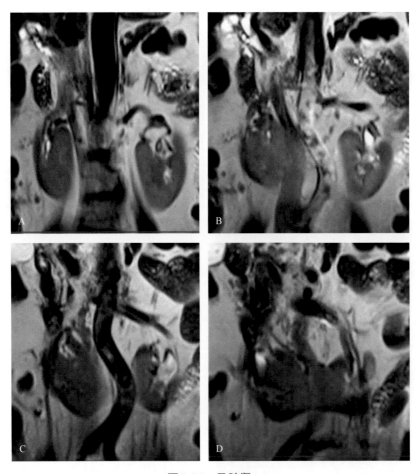

图6-39 马蹄肾

图A～C.T_2WI冠状面示双肾下极呈逐渐融合倾向；图D.T_2WI冠状面示双肾下极发生融合

25.驼峰肾　见图6-40。驼峰肾为肾脏的一种正常变异，常见于左肾，极易被误认为肿瘤性病变。

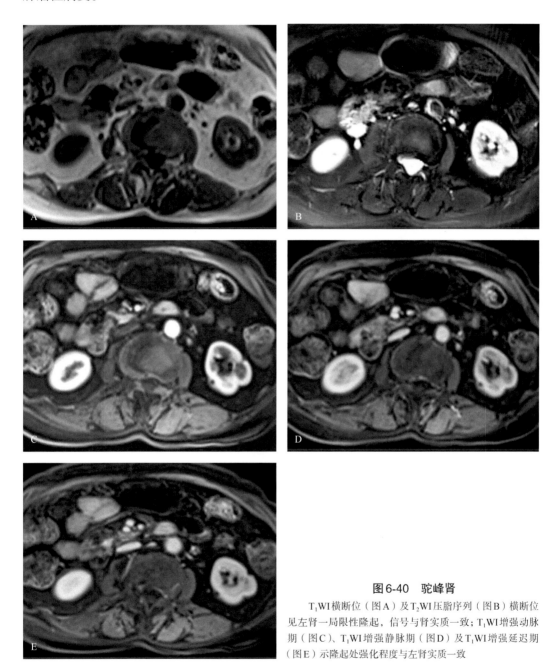

图6-40　驼峰肾

T_1WI横断位（图A）及T_2WI压脂序列（图B）横断位见左肾一局限性隆起，信号与肾实质一致；T_1WI增强动脉期（图C）、T_1WI增强静脉期（图D）及T_1WI增强延迟期（图E）示隆起处强化程度与左肾实质一致

26.副脾 见图6-41。副脾是指先天发育的独立于正常脾脏之外的脾结节，通常位于脾门处，与主脾结构相似，信号相近，强化方式一致，为有一定功能的脾组织。

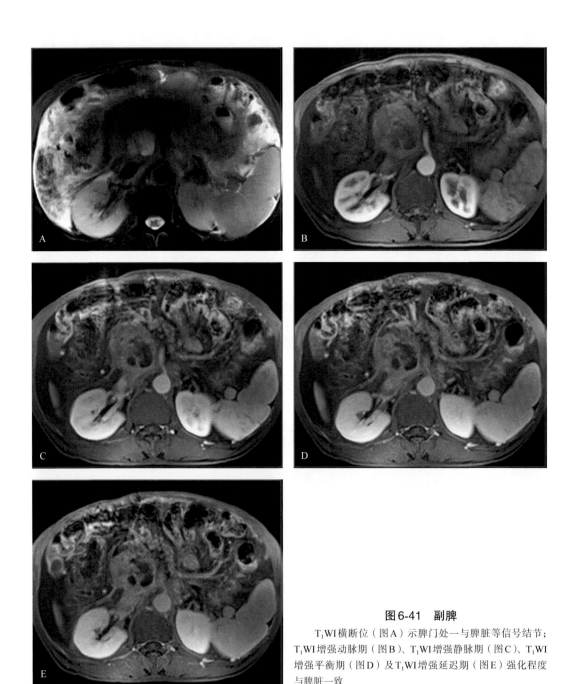

图6-41 副脾

T₁WI横断位（图A）示脾门处一与脾脏等信号结节；T₁WI增强动脉期（图B）、T₁WI增强静脉期（图C）、T₁WI增强平衡期（图D）及T₁WI增强延迟期（图E）强化程度与脾脏一致

27.脾脏铁沉积Gamna-Gandy小体　见图6-42。脾脏铁沉积Gamna-Gandy小体常见于肝硬化及门静脉高压患者的脾内，门静脉高压引起脾静脉淤血、脾大，从而导致脾网织内皮系统增生，长此以往致使红细胞破坏加重，含铁血黄素释放增多，进而被纤维组织包裹及钙盐附着，是长期门静脉高压形态学上的证据。

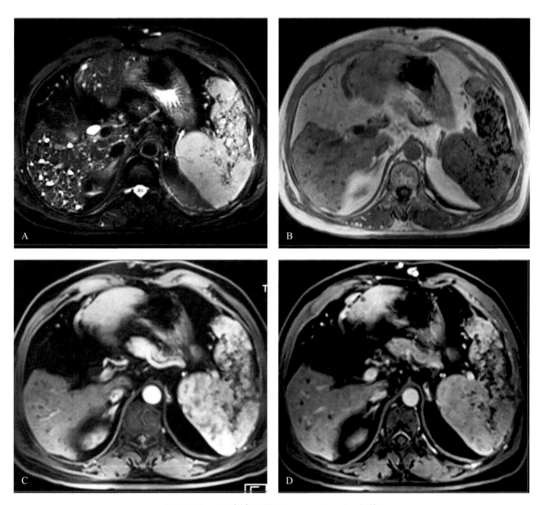

图6-42　肝脏铁沉积Gamna-Gandy小体

T₂WI压脂序列横断位（图A）及T₁WI横断位（图B）见脾脏内多发斑点样及条状低信号影；T₁WI增强动脉期（图C）及T₁WI增强静脉期（图D）示低信号影均未见明显强化

28.后倾子宫　见图6-43。后倾子宫主要是由于子宫先天发育不良，造成子宫韧带松弛，使子宫底部向后方或向左右两侧倾倒，但子宫纵轴不变。

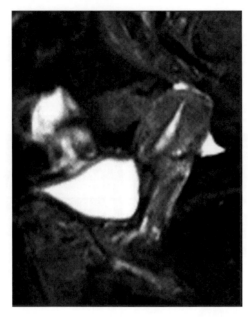

图6-43　后倾子宫：T₂WI压脂序列矢状位示子宫底往后方倾倒

29.纵隔子宫　见图6-44。纵隔子宫的诊断要点主要包括两个方面：①宫底内轮廓凸向宫腔的深度大于宫底肌层厚度的1/2；②宫底外形可以稍有凹陷，但凹陷的深度小于肌层厚度的1/2。子宫腔中部的分隔从子宫底部向宫颈方向延伸，其中分隔止于宫颈内口以上部位者诊断为不完全纵隔子宫。

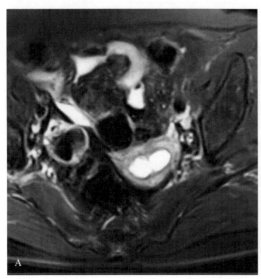

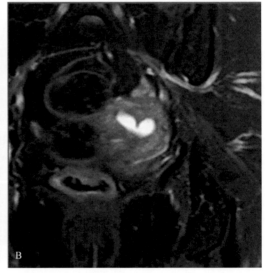

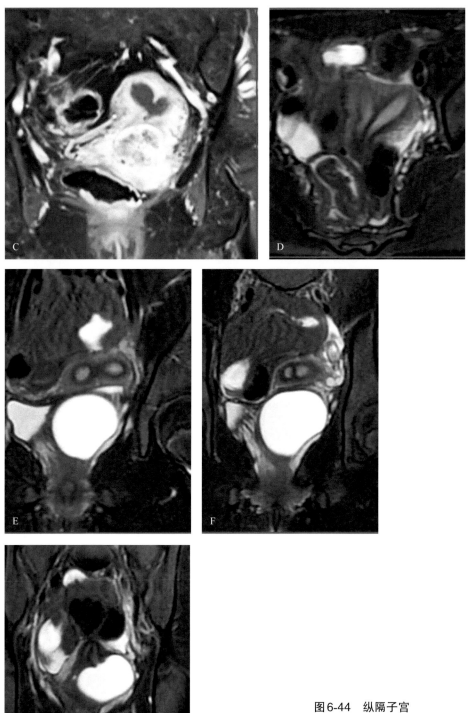

图6-44　纵隔子宫

　　T$_2$WI压脂序列横断位（图A）及T$_2$WI压脂序列冠状位（图B）示子宫腔内可见分隔；T$_1$WI增强（图C）清晰显示分隔结构，可见分隔未达宫颈内口，属于不完全纵隔子宫。T$_2$WI压脂序列横断位（图D）及T$_2$WI压脂序列冠状位（图E、F）示子宫腔内见一与纵轴平行的低信号分隔；T$_2$WI压脂序列冠状位（图G）示分隔达阴道，呈双阴道改变，为完全纵隔子宫（双阴道）

30.输卵管积水 见图6-45。在慢性炎症刺激下，输卵管出现阻塞、增粗，输卵管伞端闭锁、浆液性渗出物聚集形成输卵管积水或输卵管积脓，脓液吸收后被浆液性渗出物代替形成输卵管积水。

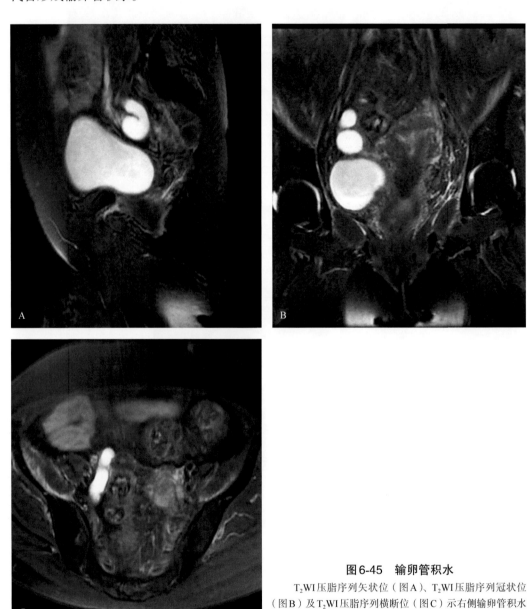

图6-45 输卵管积水

T$_2$WI压脂序列矢状位（图A）、T$_2$WI压脂序列冠状位（图B）及T$_2$WI压脂序列横断位（图C）示右侧输卵管积水扩张

（罗佳文 赵一平 牟 彬 周坤鹏 段亚阳 高晓宁 李 响 孙连鑫 王 倩）

第七章

四 肢 关 节

第一节　四肢关节常见伪影

1.卷褶伪影　见图7-1。当受检物体的尺寸超出扫描视野（FOV）的大小，FOV 外的组织信号将折叠到图像的另一侧，这种折叠被称为卷褶伪影。MR信号在图像上的位置取决于信号的相位和频率，信号的相位和频率分别由相位编码和频率编码梯度场获得。信号的相位和频率具有一定范围，这个范围仅能对 FOV 内的信号进行空间编码，当 FOV 外的组织信号融入图像后，将发生相位或频率的错误，把 FOV 外一侧的组织信号错当成另一侧的组织信号，因而把信号卷褶到对侧，从而形成卷褶伪影。卷褶伪影主要产生在相位编码方向上。卷褶伪影轻者影响美观，重者影响对病变的观察。

卷褶伪影的矫正策略主要有：①加大FOV扫描视野，使 K 空间数据的相对密度增大，使相位编码和频率编码两个方向的光栅都增加，从而使两个方向的高序伪影间距增加；②空间预饱和技术；③无相位卷褶技术（no phase wrap）；④切换相位编码的方向与频率编码的方向；⑤在西门子的机器上在相位编码方向上进行过采样；⑥在飞利浦的机器上应用卷褶抑制。

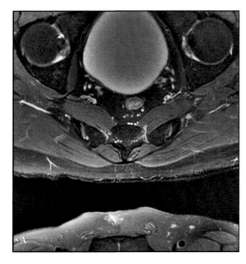
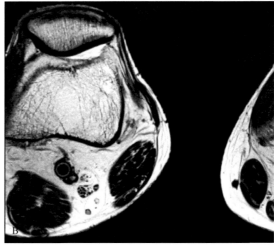

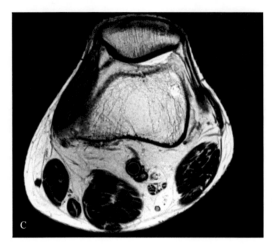

图7-1 卷褶伪影（骶髂关节与膝关节）

骶髂关节横轴位T$_2$WI（图A），因FOV小于盆腔尺寸，致盆腔腹侧的组织信号卷褶到背侧（相位编码方向为上下）。膝关节横断位T$_2$WI、相位编码方向为左右（图B），因扫描中心点未置于膝关节中心位置，膝关节未被FOV覆盖，致膝关节内侧部分结构折叠到图像的另一侧，出现卷褶伪影；图C为同一患者T$_2$WI，相位编码方向为左右，将扫描中心点置于膝关节中心位置，使FOV覆盖全膝关节，卷褶伪影得以矫正

2.截断伪影　见图7-2。截断伪影也称环状伪影。MRI 图像是由多个像素构成的，数字图像要想真实展示实际解剖结构，其像素应该无限小，但实际上像素的大小是有限的，因此图像与实际解剖存在差别，这种差别实际上就是截断差别，当像素较大时其失真将更为明显，就可能出现肉眼可见的明暗相间的条带，这就是截断伪影。其特点：①在空间分辨力较低的图像比较明显；②场强越高，截断伪影越明显；③高对比的界面（如膝关节内的半月板/液体）；④主要见于相位编码方向；⑤常表现为平行于交界面、多条同中心的弧线状高低信号交替影。

四肢及关节截断伪影的验证与矫正策略：①增加图像空间分辨力；②增加矩阵；③降低带宽或缩小像素体积；④减小FOV。

3.近线圈伪影　见图7-3。与体线圈相比，表面线圈包括相控阵线圈接收MR信号在整个采集容积区域是不均匀的，越靠近线圈的部位采集到的信号越高，这种现象称为近线圈效应，由此产生的伪影称近线圈伪影，表现为在靠近线圈的部位组织信号较高。

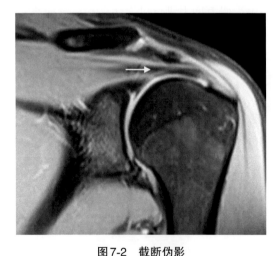

图7-2 截断伪影

肩关节冠状位T$_2$WI，显示与盂肱关节面平行的多条同中心的弧线状高低信号交替影（箭头）

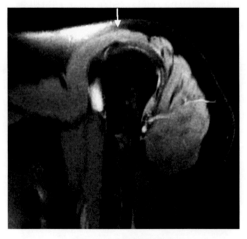

图7-3 近线圈伪影

肩关节冠状位PDWI，示靠近线圈的部位信号较高（箭头）

　　四肢及关节近线圈伪影验证与矫正策略：①采用滤过技术，是图像后处理技术的一种，使距离线圈不同远近的组织信号尽可能接近。②利用表面线圈敏感度信息与体线圈比对的方法。具体做法是：在成像序列扫描前，先利用表面相控阵线圈进行校准扫描或称参考扫描，再利用体线圈扫描一次。

　　4.血管搏动伪影　　见图7-4。血管搏动引起的伪影排列在相位编码的方向上。在TR、TE时间长的序列上容易出现，例如在脂肪抑制 TSE PDWI 上较常见。

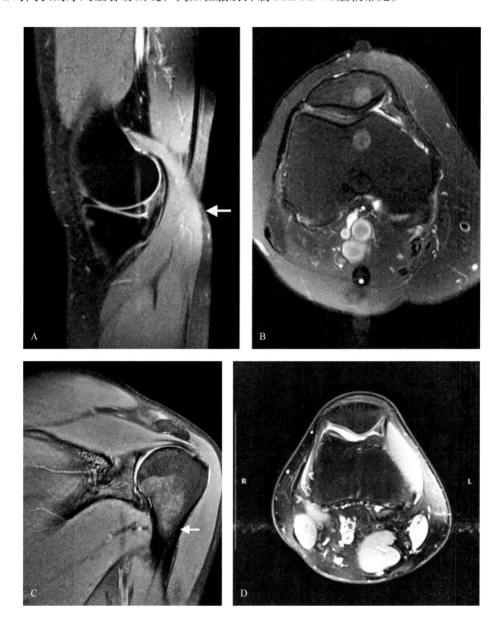

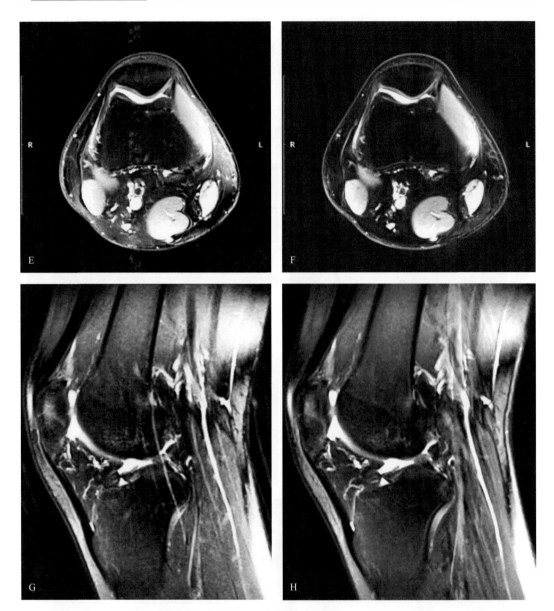

图7-4　血管搏动伪影

膝关节矢状位PDWI（图A），搏动伪影表现为经过半月板后角的纵行高信号条状影（箭头）；膝关节横断位PDWI（图B），腘动脉伪影表现为多个圆形高信号影排列在经过腘动脉的上下方向直线上；肩关节冠状位抑脂PDWI（图C），在右肱骨内侧可见与腋血管平行的血管搏动伪影（箭头）；图D为膝关节横轴位PDWI（相位编码方向为左右方向），显示经过腘动脉左右方向可见条形伪影；图E为膝关节横轴位PDWI（相位编码方向为上下方向），显示经过腘动脉上下方向可见条形伪影；图F为膝关节横轴位PDWI（相位编码方向为上下方向），施加Blade技术，腘动脉搏动伪影消除；图G为膝关节矢状位T$_2$WI（相位编码方向为左右方向），显示左右方向可见多个条形伪影；图H为膝关节矢状位T$_2$WI（相位编码方向为上下方向），未见明显腘动脉搏动伪影

5.呼吸运动伪影　见图7-5。

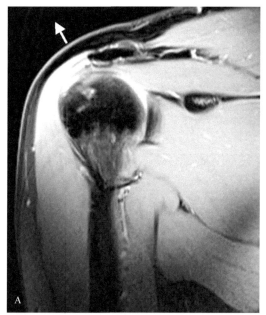

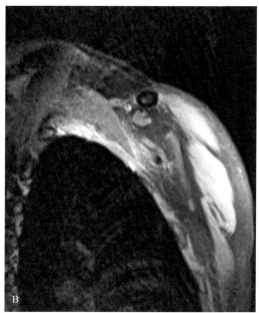

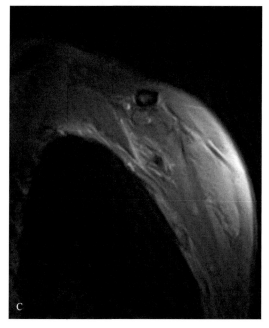

图7-5　呼吸运动伪影

肩关节冠状位PDWI TSE FS（图A），示肱骨外侧软组织内可见多个条纹状呼吸运动伪影（箭头）；肩关节PDWI冠状位常规TSE序列（图B），肩周及肺野内可见多个模糊条状呼吸运动伪影；肩关节PDWI冠状位BLADE TSE序列（图C），呼吸运动伪影消失，相应区域结构显示清晰

6.磁化率伪影　见图7-6。磁化率是指一种物质放入磁场后被磁化的程度。磁化率伪影来源于金属材料和人体自身组织。①金属材料产生的磁化率伪影：铁磁性材料由于其强的磁敏感性，非铁磁性金属材料主要因其在射频脉冲激励下产生涡电流，引起局部磁场的不均匀，从而导致沿频率编码方向的读出梯度呈非线性变化，引起空间位置和信号的失真（偶尔也可表现为选层方向）；自旋失相，引起信号丢失。②人体自身组织产生的磁化率伪影：不同组织内的氢核因其所处的分子环境不同，故其磁化率也存在差异。一般血液的磁化率大于组织，而组织的又大于空气。磁化率伪影在频率编码方向最明显。

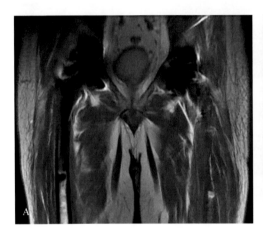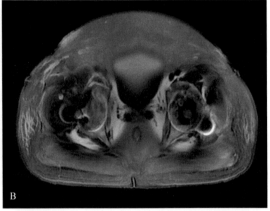

图7-6　磁化率伪影

双侧髋关节冠状位T_2WI FSE（图A）和双侧髋关节横轴位T_2WI（图B）示双侧髋关节人工金属置换物及其周围可见大片低信号区，边缘可见散在小片状高信号影，相应髋关节结构变形失真

金属材料产生的磁化率伪影表现为金属物处大片低信号区，其边缘和附近存在小区域高信号，有时这些高信号向后上方延伸且区域变小，邻近组织发生严重的变形失真。人体自身组织产生的磁化率伪影常出现于两种具有不同磁敏感性组织的交界面（空气与组织、骨与组织、血液与组织），在SE序列长TR像上不同层面可表现为高信号区或低信号区；在GRE序列多表现为低信号区。

四肢及关节磁化率伪影的验证与矫正策略：①低场强。②尽量使用快速自旋回波序列。③增加读出梯度的幅值，增加接收器带宽。④使用短TE，减少自旋失相时间。⑤薄扫或3D成像，减少层间失相。⑥适当选择频率编码方向，选择与交界面垂直的成像平面可以区别伪影和病变信号。⑦在长TE高场强时，利用梯度回波层间激励轮廓成像技术可以减少或消除磁化率伪影。⑧交互射频半傅里叶单次激发快速自旋回波灌注成像，可以减少或消除磁化率伪影。⑨对磁体进行匀场。⑩患者体位：当主磁场方向与置入物长轴平行时伪影明显减少。⑪抑脂技术：与频率选择脂肪饱和技术及选择性水激发技术相比，STIR对局部主磁场的不均匀性相对不敏感。⑫视角倾斜技术：被用来降低金属伪影。该技术应与增加接收器带宽、读出梯度强度、减小体素大小联合应用，即形成所谓的金属伪影消减序列（MARS）。

7.抑脂不均匀伪影　见图7-7。

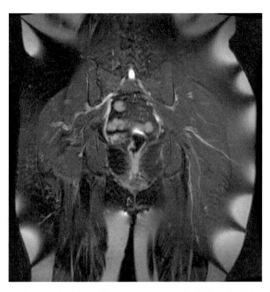

图7-7　抑脂不均匀伪影：双侧髋部冠状位T$_2$WI FSE脂肪饱和抑脂技术，图像边缘区域见片状高低信号影间断显示，为抑脂不均匀所致伪影

8.魔角效应　见图7-8。魔角效应（magic angle effect）又称磁角效应，最常见于肌腱和韧带走行与磁场方向成54.74°（约55°）时出现偶极-偶极效应的作用下。正常情况下，水分子与肌腱的胶原纤维具有很短的T$_2$时间，此时相应组织在图像上表现为极低信号。当肌腱与主磁场夹角在55°时，偶极效应消失，组织T$_2$时间延长1倍，肌腱表现为等或稍高信号。肩袖或膝关节肌腱上常可以看到此现象。在短TE成像时，魔角现象造成信号增加，信号强度与主磁场B$_0$的角度有关。当TE增高或使用STIR序列成像时魔角

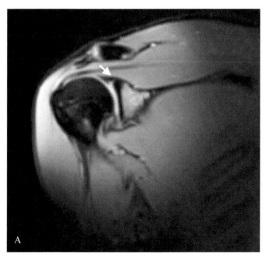
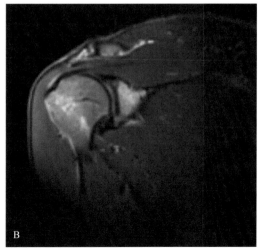

图7-8　魔角效应

PDWI 图A示右侧冈上肌局部可见斑片状稍高信号影；TIRM序列（图B. 西门子序列名称，相当于STIR序列）示右侧冈上肌相应部位未见高信号

效应消失，该伪影最常出现在肩关节冈上肌肌腱成像，在冠状位脂肪抑制PDWI成像上冈上肌肌腱附着处表现为稍高信号，极似冈上肌肌腱附着处撕裂，这种情况下，建议用脂肪抑制 T_2WI 扫描，以排除魔角效应。

第二节　四肢关节常见假象及诊断陷阱

1. 盂肱下韧带前束与盂唇之间的正常凹槽　见图7-9。

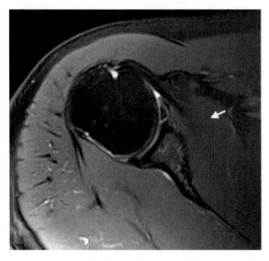

图7-9　盂肱下韧带前束与盂唇之间的正常凹槽
肩关节横轴位 T_2WI，示盂肱下韧带前束与盂唇之间的正常凹槽（箭头），易误诊为前下盂唇撕裂

2. 肩关节Buford复合体　见图7-10。Buford复合体是指索条状增厚的盂肱中韧带直接附着在肱二头肌前方的上盂唇，伴有前上盂唇的缺失。

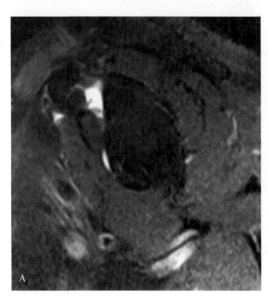

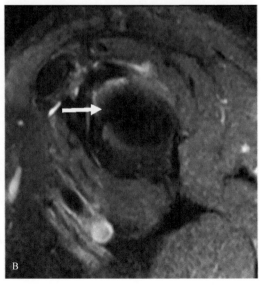

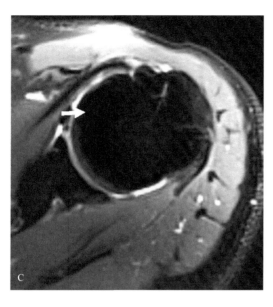

图7-10　肩关节Buford复合体

矢状位抑脂T₂WI（图A）示前上盂唇部分缺失；另一层面矢状位抑脂T₂WI（图B）示盂肱中韧带呈索条状增厚，直接附着在肱二头肌前方的上盂唇；横轴位抑脂T₂WI（图C）示条索状盂肱中韧带位于盂唇的前方

3.肩峰分型　见图7-11。肩峰依据形态不同，分为4型：Ⅰ型呈线形，Ⅱ型呈凹状下表面弧形，Ⅲ型呈钩形，Ⅳ型呈凸状下表面弧形。

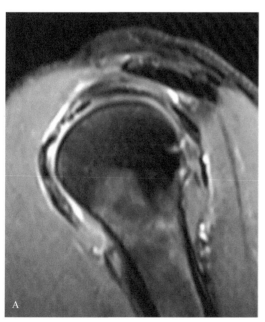

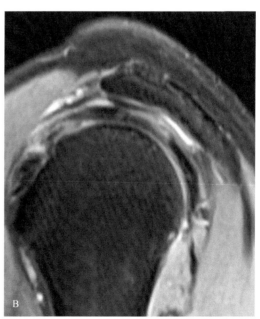

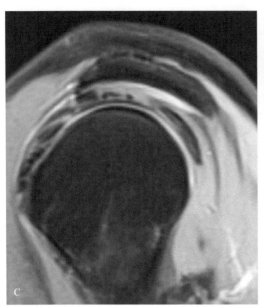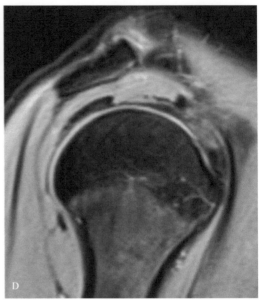

图7-11 肩峰分型

肩关节矢状位抑脂PDWI TSE，Ⅰ型肩峰（图A）；Ⅱ型肩峰（图B）；Ⅲ型肩峰（图C）；Ⅳ型肩峰（图D）

4.正常成人骨髓信号 见图7-12。

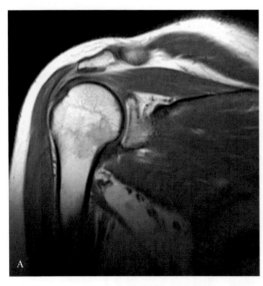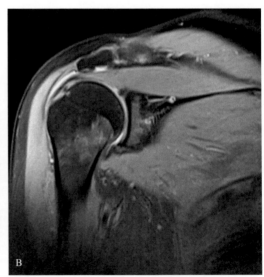

图7-12 正常人骨髓信号

正常成人（女/50岁）肩关节磁共振图像，冠状位T₁WI（图A）及T₂WI抑脂（图B）示肱骨近段、关节盂、肩峰、锁骨骨髓主要呈T₁WI高信号、T₂WI抑脂低信号（黄骨髓信号），肱骨近端、关节盂另可见斑片状T₁WI稍低信号、T₂WI抑脂稍高信号影（红骨髓信号）

5.扫描角度对膝关节后交叉韧带显示的影响　见图7-13。

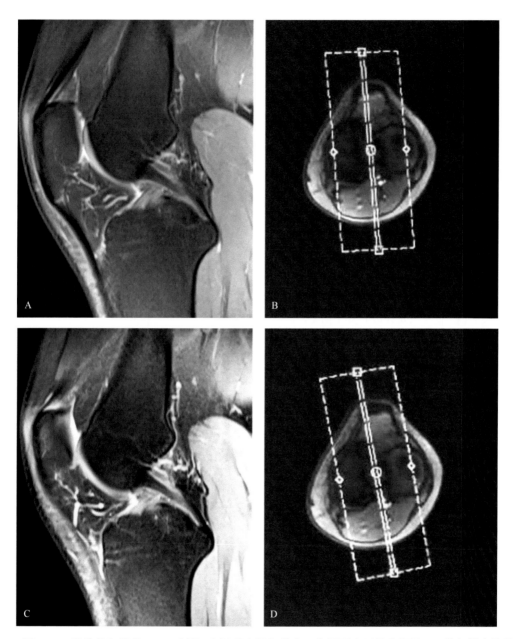

图7-13　膝关节矢状位PDWI（图A）示后交叉韧带在一个层面内不能全程显示，其扫描定位线如图B所示；膝关节矢状位PDWI（图C），后交叉韧带在一个层面内得以全程显示，其扫描定位线如图D所示，扫描定位线平行于后交叉韧带走行方向

6.膝横韧带　见图7-14。膝横韧带为外侧半月板前角上缘向内略向前延伸的非恒定纤维带；从前交叉韧带前方通过，于前交叉韧带胫骨附着点上方与内侧半月板前上缘融合；厚1～4mm。矢状位位于半月板前角前方，易误诊为半月板撕裂。矢状位连续观察可见连续走行的膝横韧带，冠状位和横断位可以显示全部。

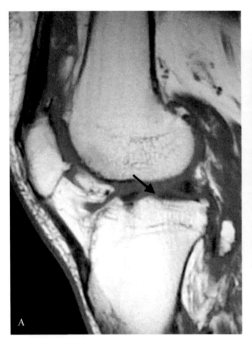
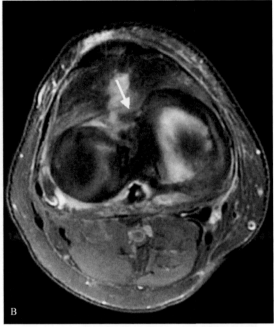

图7-14　膝关节矢状位T₁WI（图A）示外侧半月板前角上方见点状低信号影（箭头），有时易误诊为半月板撕裂，连续层面观察可见其为连续走行的韧带；膝关节横断位抑脂T₂WI（图B）示膝横韧带为位于内外侧半月板前角之间横行的条状低信号影（箭头）

7.膝关节板股韧带——Humphery 韧带　见图7-15。

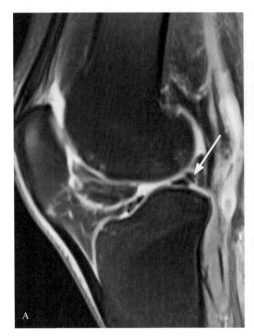
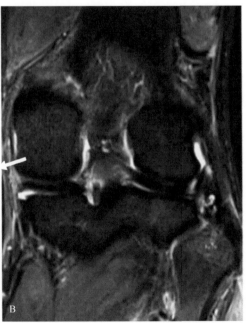

图7-15　膝关节矢状位抑脂PDWI（图A），外侧半月板后角后上方可见三角形低信号影（箭头）；膝关节冠状位抑脂PDWI（图B），自外侧半月板后角斜向内上通向股骨内侧髁外侧面的条状低信号影

8.膝关节板股韧带——Wrisberg韧带 见图7-16。板股韧带起自外侧半月板后角的后上缘距后角7～10mm处，向内上方止于股骨内侧髁外侧面，厚1～4mm，出现率30%～50%，作用为增加股骨外侧髁与半月板间的一致性和稳定外侧半月板，限制外侧半月板后移。根据其与后交叉韧带的位置关系，分为Wrisberg韧带（位于后交叉韧带后方走行）和Humphery韧带（位于后交叉韧带前方走行）。矢状位板股韧带易误诊为外侧半月板后角撕裂。

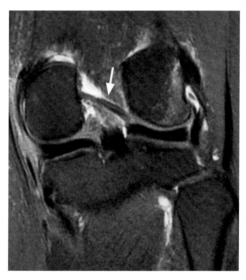

图7-16 膝关节冠状位抑脂PDWI，自外侧半月板后角斜向内上通向股骨内侧髁外侧面的条状低信号影（箭头），其位于后交叉韧带后方

9.膝关节内侧副韧带术后改变 见图7-17。

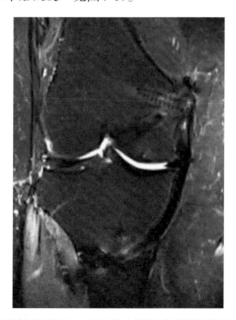

图7-17 右膝关节冠状位抑脂PDWI，右股骨内侧髁内侧副韧带起点可见内固定钉影，右侧胫骨近端可见骨道影，两者之间可见通行的修复内侧副韧带

10.膝关节前交叉韧带重建　见图7-18。

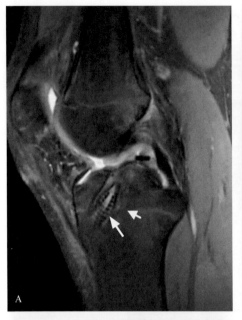

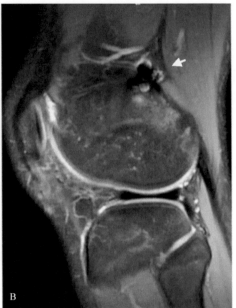

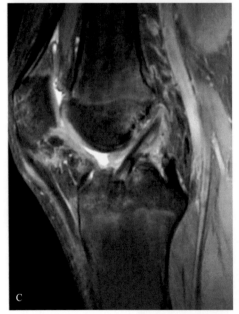

图7-18　膝关节矢状位抑脂PDWI不同层面（图A～C），示右胫骨近端及股骨外侧髁可见内固定物影（箭头），其间可见置换韧带影

（孙　闯　孙海艳　王　倩）

参 考 文 献

［1］赵喜平.磁共振成像系统的原理及其应用［M］.北京：人民卫生出版社，2005.

［2］张泽宝.医学影像物理学［M］.第2版.北京：人民卫生出版社，2005.

［3］张平寅，钱英.磁共振成像技术探讨［J］.医疗卫生装备，2005（2）.

［4］胡新民.医学物理学［M］.第6版.北京：人民卫生出版社，2005.

［5］Ray H. Hashemi，William G. Bradley，Jr. ChristopherJ. Lisanti，等.MRI基础［M］.尹建忠，译.
天津：天津科技翻译出版公司，2004：205-235.

［6］韩鸿宾.临床磁共振成像序列设计与应用［M］.北京：北京大学医学出版社，2003：181-191.

［7］孙杰，徐子森，解桂花，等.MR图像伪影的种类及消除方法的探讨［J］.医疗设备信息，2007，
22（1）：82-84.

［8］刘炳然.核磁共振系统典型故障维修及体会［J］.中国医疗设备，2014，29（4）：146-147.

［9］蒋秉梁，王晓棠.磁共振成像基本原理及临床应用［J］.中国医学装备，2013，10（1）：49-51.

［10］窦社伟，连建敏，闫峰山，等.高场强腹部MRI伪影及补偿技术研究［J］.中华实用诊断与治
疗杂志，2015，29（1）：84-86.

［11］朱礼涛，吴慧，朱朝喆.基于EPI方法的功能磁共振成像质量问题实例分析：主要成因与应对方
案［J］.磁共振成像，2012，3（2）：144-148.

［12］禹智波，李锦青.偏头痛BOLD-fMRI研究新进展［J］.西南国防医药，2015，25（5）：568-570.

［13］陈玉林，吴力源，胡晓云，等.刀锋伪影校正技术在颅脑高场MRI中的临床应用价值［J］.中
国现代医学杂志，2011，21（23）：2929-2931.

［14］王秋霞，陈亮，罗馨，等.3.0T MRI上腹部常规FSE序列与PROPELLER序列的图像质量对比研
究［J］.重庆医科大学学报，2014，38（2）：257-261.

［15］杨勤宇，蒋孝先，何丹.心脏磁共振成像在心肌病中的临床应用［J］.中国现代医生，2011（26）：
23-25.

［16］杨刚，李林.MRI静磁场性伪影产生机理分析及解决措施探讨［J］.医疗卫生装备，2007，28（11）：
66-67.

［17］李伟，兰勇，罗学毛，等.扫描优化对消除高磁场MRI伪影的效果研究［J］.医疗设备，2008，
21（3）：5-7.

［18］胡丽丽，夏黎明，曾仁端，等.MRI伪影探讨与分析［J］.放射学实践，2002，16（1）：87-88.

［19］魏斌，张富强，余强.衔铁引起MRI伪影的研究［J］.上海口腔医学，2002，11（1）：138-140.

［20］任翠萍，张勇，程敬亮.流动伪影在颅内动脉瘤MRI诊断中的价值［J］.临床放射学杂志，2004，
23（10）：846-848.

［21］程流泉，高元桂，马林，等.呼吸导航回波触发冠状动脉磁共振成像［J］.中国医学影像学杂志，
2006，14（2）：81-84.

［22］刘启泽，刘国瑞.高磁场MRI伪影的产生及抑制方法探讨分析［J］.实用医技杂志，2004，11（10）：
691-693.

［23］戈明媚，王秋良，刘志钦，等.MR螺旋桨扫描技术在消除伪影方面的临床应用［J］.中华放射
学杂志，2006，40（2）：208-212.

［24］刘鹏飞，邓贺民，王晓睿，等.磁共振DWI对脑脓肿与坏死囊变性胶质瘤的鉴别诊断价值［J］.
中国临床神经外科杂志，2006，11（12）：711-714.

［25］燕树林，王鸣鹏，余建明，等.全国医用设备使用人员上岗考试指南［M］.北京：军事医学科学出版社，2009：30-39，300.

［26］王骏，吴虹桥.ROC曲线在医学影像技术学中的应用及科研设计［J］.医学影像学杂志，1999（1）：59-61.

［27］孟春玲，有慧，冯逢，等.对比分析螺旋桨与线性K空间填充方式在颅脑MRI中的应用［J］.中国医学影像技术，2007，23（4）：487-490.

［28］李海学，赵瑞峰，任子敬，等.FLAIR序列脑室内脑脊液搏动伪影的表现及初步分析［J］.实用医学影像杂志，2004，5（5）：243-245.

［29］陈汉芳，钟兴，李恒国，等.FLAIRT1序列在颅脑MRI中的应用评估［J］.实用放射学杂志，2002，18（12）：1032-1033.

［30］黄飚，梁长虹，刘红军，等.MR增强后FLAIR序列对脑膜病变诊断价值［J］.中国医学影像技术，2006，22（5）：671-673.

［31］刘广顺，任庆云，孟令强，等.口腔金属材料对磁共振成像的影响［J］.华西口腔医学杂志，2010，28（5）：505-508.

［32］姚旭峰，徐小萍.磁共振弥散张量成像图像的伪影研究［J］.实用医技杂志，2008，15（28）：3811-3812.

［33］姚旭峰，徐小萍.磁共振弥散张量成像去畸变方法［J］.东南大学学报（医学版），2010，29（2）：185-188.

［34］马林，翁旭初.功能磁共振成像正从基础走向临床应用［J］.中华放射学杂志，2002，36（3）：197.

［35］李兆申，杨敏，徐晓蓉，等.应用功能性磁共振成像技术研究非糜烂性反流病患者食管酸灌注时大脑功能活动模式的变化［J］.胃肠病学，2006，11（8）：454-457.

［36］曾亚伟，张磊，金真，等.EPI序列翻转角对功能磁共振成像激活信号的影响［J］.实用放射学杂志，2004，20（8）：673-675.

［37］张磊，金真，曾亚伟，等.EPI序列的TE参数对功能磁共振成像信号的影响［J］.放射学实践，2004，19（9）：627-630.

［38］叶德荣，赵媛媛，李冬果.MR图像局部增强技术的研究［J］.医疗设备信息，2005，20（4）：6.

［39］朱宁玉.低场四肢MRI膝关节扫描技术应用［J］.医疗设备信息，2007，22（2）：89-90.

［40］赵喜平.磁共振成像系统的原理及其应用［M］.北京：科学出版社，2000：444-452.

［41］刘俊敏，黄忠全，王世耕，等.医学图像处理技术的现状及发展方向［J］.医疗卫生装备，2005，26（12）：25-26.

［42］杨正汉，冯逢，王霄英.磁共振成像技术指南［M］.第2版.北京：人民军医出版社，2011.

［43］刘海滨，张蔚.磁共振图像伪影的产生机理及其解决办法的研究［J］.中国医疗设备，2011，26（10）：114-117.

［44］朱小飞，孙颖志.高场强磁共振常见伪影分析［J］.医疗卫生装备，2012，33（6）：138.

［45］李登维.颅脑MRI运动伪影的产生原因和抑制消除办法［J］.中国CT和MRI杂志，2015，13（4）：11-13.

［46］钟美花，易本清，吕敦召，等.BLADE技术在肩关节MR成像中的应用［J］.中国医学装备，2014，11（8）：160-161.

［47］唐利荣，蒋韩琴，冯建国.BLADE技术在脑肿瘤术后3.0T磁共振检查中的临床应用价值［［J］.中国医学装备，2014，11（8）：284-286.

［48］李朝伟，贺建林，姚翔.医院磁共振机房的屏蔽原理和设计原则［J］.中国医学装备，2012，9（1）：62-63.

［49］龙响云，方向军，罗祖孝，等.高场磁共振成像常见伪影与消除分析［J］.中南医学科学杂志，2011，39（3）：296-298.

［50］王传兵，邹月芬，储斌.磁共振场强及序列选择对金属植入物伪影大小影响探讨［J］.生物医学

工程与临床，2014，18（1）：5-9.

［51］昌仁民，周新韩，文戈，等.3.0T磁共振常见伪影的产生机理、表现及解决措施［J］.中国医疗设备，2008，23（6）：95-99.

［52］徐桓，赵庆军，张秋实.一种磁共振成像装置质量控制测试体模的研制［J］.中国医学装备，2014，11（10）：83-85.

［53］岳彩法.临床工程师在MRI质量保证和控制中的作用［J］.世界最新医学信息文摘（连续型电子期刊），2015（16）：158-159.

［54］杨正汉.磁共振成像技术指南［M］.北京：人民军医出版，2007：56-420.

［55］靳二虎.磁共振成像临床应用入门［M］.北京：人民卫生出版社，2009：444-445.

［56］周康荣，陈祖望.体部磁共振成像［M］.上海：复旦大学出版社，2008：96-97.

［57］彭振军.医用磁共振成像技术［M］.武汉：湖北科学技术出版社，1997：141.

［58］杨沛钦，郑晓林，郭友.MRI多种成像技术在小肝癌诊断中的价值［J］.中国CT和MRI杂志，2006，4（3）：21-24.

［59］杨正汉，冯逢.磁共振成像技术指南［M］.修订版.北京：人民军医出版社，2010：449.

［60］陈家祥，宋桂芳，马岩.退行性膝关节软骨损伤的MRI表现［J］.中国CT和MRI杂志，2008，6（2）：55-57.

［61］李萌，陈本佳.影像技术学［M］.第2版.北京：人民卫生出版社，2008：303.

［62］Sinha N，Ramakrishnan AG. Quality assessment in magnetic resonance images［J］. Crit Rev Biomed Eng，2010，38（2）：127-141.

［63］Kurihara Y，Yakushiji Y，Tani I，et al. Coil sensitivity encoding in MR imaging［J］. AJR，2002，178：1087-1091.

［64］Pruessmann KP，Weiger M，bomert P，et al. Advances insensitivity encoding with arbitrary K-space trajectories［J］. Magn Reson Med，2001，46：638-651.

［65］Collins CM，Liu W，Schreiber W. Central brightening due to constructive interference with，without，and despite dielectric resonance［J］. J Magn Reson Imaging，2005，21（2）：192-196.

［66］Nakada T. Clinical experience on 3.0 T systems in Niigata，1996 to 2002［J］. Invest Radiol，2003，38（7）：377-384.

［67］Nael K，Fenchel MC，Kramer U，et al. Whole-body contrast-enhanced magnetic resonance angiography：new advances at 3.0 T［J］. Top Magn Reson Imaging，2007，18（2）：127-134.

［68］Nakada T. Clinical application of high and ultra high-field MRI［J］. Brain & Development，2007，29（6）：325.

［69］Yablonskiy DA，Haacke EM. Theory of NMR signal behavior in magnetically inhomogeneous tissues：the static dephasing regime［J］. J Magn Reson Med，1994，32（6）：749-763.

［70］Bernstein MA，Huston J 3rd，Ward HA. Imaging artifacts at 3.0T［J］. J Magn Reson Imaging，2006，24（4）：735-746.

［71］Merkle EM，Dale BM，Thomas J，et al. MR liver imaging and cholangiography in the presence of surgical metallic clips at 1.5 and 3 Tesla［J］. Eur Radiol，2006，16（10）：2309-2316.

［72］Graf H，Lauer UA，Berger A，et al. RF artifacts caused by metallic implants or instruments which get more prominent at 3 T：an in vitro study［J］. J Magn Reson Imaging，2005，23（3）：493-499.

［73］Wieben O，Francois C，Reeder SB. Cardiac MRI of ischemic heart disease at 3 T：potential and challenges［J］. Eur Radiol，2008，65（1）：15-28.

［74］Deshpande VS，Shea SM，Li D. Artifact reduction in true-FISP imaging of the coronary arteries by adjusting imaging frequency［J］. Magn Reson Med，2003，49（5）：803-809.

［75］Merkle EM，Dale BM. Abdominal MRI at 3.0 T：the basics revisited［J］.AJR Am J Roentgenol，2006，186（6）：1524-1532.

［76］Collins CM，Liu W，Schreiber W，et al. Central brightening due to constructive interference with， without, and despite dielectric resonance［J］. J Magn Reson Imaging, 2005, 21（2）: 192-196.

［77］Setsompop K, Wald L L, Alagappan V, et al. Parallel RF transmission with eight channels at 3 Tesla［J］. Magn Reson Med, 2006, 56（5）: 1163-1171.

［78］Collins CM, Liu W, Swift B J, et al. Combination of optimized transmit arrays and some receive array reconstruction methods can yield homogeneous images at very high frequencies［J］. Magn Reson Med, 2005, 54（6）: 1327-1332.

［79］Amartur S, Haacke EM. Modified iterative model based on data extrapolation method to reduce Gibbs ringing［J］. J Magn Reson Imaging, 1991, 1（3）: 307-317.

［80］Koktzoglou I, Simonetti O, Li D. Coronary artery wall imaging: initial experience at 3 Tesla［J］. J Magn Reson Imaging, 2005, 21（2）: 128-132.

［81］Gabriel M, Brenman NP, Peck KK, et al. Bold f MRI for presurgical planning: part Ⅱ［J］. Functional Brain Tumor Imaging, 2014: 79-94.

［82］Lee KJ, Barber DC, Paley MN, et al. Image-based EPI ghost correction using an algorithm based on projection onto convex sets（POCS）［J］. Magn Reson Med, 2002, 47（4）: 812-817.

［83］Zhang Y, Wehrli FW. Reference-scan-free method for automated correction of Nyquist ghost artifacts in echoplanar brain images.［J］. Magn Reson Med, 2004, 51（3）: 621-624.

［84］Xu W, Zhang J, Li X. Designing shield radio-frequency phased-array coils for magnetic resonance imaging［J］. Chin Phys B, 2013, 22（1）: 1-8.

［85］Samsonov AA, Velikina J, Jung Y, et al. POCS-enhanced correction of motion artifacts in parallel MRI［J］. Magn Reson Med, 2010, 63（4）: 1104-1110.

［86］Zotev V, Yuan H, Phillips R, et al. EEG-assisted retrospective motion correction for fMRI: E-REMCOR［J］. Neuro Image, 2012, 63（2）: 698-712.

［87］Barish MA, Jara H. Motion artifact control in body MR imaging［J］. Magn Reson Imaging Clin N Am, 1999, 7（2）: 289-301.

［88］Arena L, Morehouse HT, Safir J. MR imaging artifacts that simulate disease: how to recognize and eliminate them［J］. Radio Graphics, 1995, 15（6）: 1373-1394.

［89］Mirowitz SA. Motion artifact as a pitfall in diagnosis of meniscal tear on gradient reoriented MRI of the knee［J］. J Comput Assist Tomogr, 1994, 18（2）: 279-282.

［90］Mcgee KP, Grimm RC, Felmlee J P, et al. The shoulder: adaptive motion correction of MR images［J］. Radiology, 1997, 205（2）: 541-545.

［91］Iii J PM, Brookeman JR. The design of pulse sequences employing spatial presaturation for the suppression of flow artifacts［J］. Magn Reson Med, 1992, 23（2）: 201-214.

［92］Dosdá R, Martí-Bonmatí L, Ronchera-Oms CL, et al. Effect of subcutaneous butylscopolamine administration in the reduction of peristaltic artifacts in 1. 5-T MR fast abdominal examinations［J］. Euro Radiol, 2003, 13（2）: 294-298.

［93］Yamashita Y, Yokoyama T, Tomiguchi S, et al. MR imaging of focal lung lesions: elimination of flow and motion artifact by breath-hold ECG-gated and black-blood techniques on T2-weighted turbo SE and STIR sequences［J］. J Magn Reson Imaging, 1999, 9（5）: 691-698.

［94］Lewis CE, Prato FS, Drost D J, et al. Comparison of respiratory triggering and gating techniques for the removal of respiratory artifacts in MR imaging［J］. Radiology, 1986, 160（3）: 803-810.

［95］Bailes DR, Gilderdale DJ, Bydder GM, et al. Respiratory ordered phase encoding（ROPE）: a method for reducing respiratory motion artefacts in MR imaging［J］. Comput Assist Tomogr, 1985, 9（4）: 835-838.

［96］Korin HW, Riederer SJ, Bampton A EH, et al. Altered phase-encoding order for reduced sensitivity to motion in three-dimensional MR imaging［J］. J Magn Reson Imaging, 1992, 2（6）: 687-693.

［97］Choe KA, Smith RC, Wilkens K, et al. Motion artifact in T2-weighted fast spin-echo images of the liver: Effect on image contrast and reduction of artifact using respiratory triggering in normal volunteers [J]. J Magn Reson Imaging, 1997, 7 (2): 298-302.

[98] Ehman RL, Felmlee JP. Flow artifact reduction in MRI: a review of the roles of gradient moment nulling and spatial presaturation [J]. Magn Reson Med, 1990, 14 (2): 293-307.

[99] Pattany PM, Phillips JJ, Chiu L C, et al. Motion artifact suppression technique (MAST) for MR imaging [J]. Comput Assist Tomogr, 1987, 11 (3): 369-377.

[100] Stark DD, Hendrick RE, Hahn PF, et al. Motion artifact reduction with fast spin-echo imaging [J]. Radiology, 1987, 164 (1): 183-191.

[101] Schorn C, Fischer U, Döler W, et al. Compression device to reduce motion artifacts at contrast-enhanced MR imaging in the breast [J]. Radiology, 1998, 206 (1): 279-282.

[102] Quencer RM, Pattany PM. Fluid-attenuated inversion recovery now with another acronym: "KRISP FLAIR" [J]. AJNR Am J Neuroradiol, 2001, 22 (5): 805-806.

[103] Wu HM, Yousem DM, Chung HW, et al. Influence of imaging parameters on high-intensity cerebrospinal fluid artifacts in fast-FLAIR MR imaging [J]. AJNR Am J Neuroradiol,2002,23 (3): 393-399.

[104] Herlihy AH, Hajnal JV, Curati WL, et al. Reduction of CSF and blood flow artifacts on FLAIR images of the brain with k-space reordered by inversion time at each slice position (KRISP) [J]. AJNR Am J Neuroradiol, 2001, 22 (5): 896-904.

[105] Wood ML,Henkelman RM. MR image artifacts from periodic motion [J]. Med Phys,1985,12 (2): 143-151.

[106] Korin HW,Farzaneh F,Wright RC,et al. Compensation for effects of linear motion in MR imaging[J]. Magn Reson Med, 1989, 12 (1): 99-113.

[107] Medley M, Yan H, Rosenfeld D. An improved algorithm for 2-D translational motion artifact correction [J]. IEEE Trans Med Imaging, 1991, 10 (4): 548-553.

[108] Atkinson D, Hill DL, Stoyle PN, et al. Automatic correction of motion artifacts in magnetic resonance images using an entropy focus criterion [J]. IEEE Trans Med Imaging, 1997, 16 (6): 903-910.

[109] Manduca A, Mcgee KP, Welch EB, et al. Autocorrection in MR imaging: adaptive motion correction without navigator echoes [J]. Radiology, 2000, 215 (3): 904-909.

[110] Kim EK, Park NP, Choi M, et al. Cancellation of MRI motion artifact in image plane [C]. Instrumentation and Measurement Technology Conference, 2002: 329-334.

[111] Jiang GP, Chen WF, Hou ZS. Inverse iterative correction for translational motion artifact of magnetic resonance imaging based on histogram entropy minimization] [J]. Academic Journal of the First Medical College of PLA, 2005, 25 (6): 655-659.

[112] Fiebach JB, Schellinger PD. Tansen O, et al. CT and diffusion-weighted MR imaging in randomized order: diffusion-weighted imaging results in higher accuracy and lower interrater variability in the diagnosis of hyperacute ischemic stroke [J]. Stroke, 2002, 33: 2206-2210.

[113] Pipe,JG,Farthing ViG,Forbes KP. Multishot diffusion-weighted FSE using PROPELLER MRI [J]. Mage Reson Med, 2002, 47: 42-52.

[114] Li HX, Zhao RF, Ren ZJ, et al. FLAIR sequence intraventricular cerebrospinal fluid pulsation artifact (VCSFA) performance and the preliminary analysis [J]. J Prac Med Imaging,2004, (5): 400-402.

[115] Chen HF,Zhong X,Li HG,et al. FLAIR sequence T1 application in the cerebral MRI evaluation [J]. Journal of Practical Radiology, 2002, 18 (12): 1032-1033.

[116] Huang B, Liang CH, Liu HJ, et al. MR FLAIR sequence of meningeal lesions enhanced diagnostic value [J]. Chinese Journal of Medical Imaging Technology, 2006, 22 (5): 671-673.

［117］Parmar H, Sitoh YY, Anand P, et al. Contrast- enhanced FLAIR imaging in the evaluation of infectious leptomeningeal diseases［J］. Eur J Radiol, 2006, 58（1）: 89-95.

［118］Splendiani A, Puglielli E, De Amicis R, et al. Contrast-enhanced FLAIR in the early diagnosis of infectious meningitis［J］. Neuroradiology, 2005, 47（8）: 591-598.

［119］Liu GS, Ren QY, Meng LQ, et al. The influence of dental metallic materials for magnetic resonance imaging［J］. Huaxi Oral Medical Journal, 2010, 28（5）: 505-508.

［120］Huang TY, Tseng YS, Tang YW, et al. Optimization of PROPELLER reconstruction for free-breathing T1- weighted cardiac imaging［J］. Med Phys, 2012, 39（8）: 4896-4902.

［121］Holmes JH, Beatty PJ, Rowley HA, et al. Improved motion correction capabilities for fast spin echo T1 FLAIR propeller using non-cartesian external calibration data driven parallel imaging［J］. Magn Reson Med, 2012, 68（6）: 1856-1865.

［122］Nyberg E, Sandhu GS, Jesberger J, et al. Comparison of brain MR images at 1. 5T using BLADE and rectilinear techniques for patients who move during data acquisition［J］. AJNR Am J Neuroradiol, 2012, 33（1）: 77-82.

［123］Laundre BJ, Jellison BJ, Badie B, et al. Diffusion tensor imaging of the corticospinal tract before and after mass resection as correlated with clinical motor findings: preliminary data［J］. AJNR Am J Neuroradiol, 2005, 26（4）: 791-796.

［124］Gottfried JA, Deichmann R, Winston JS, et al. Functional heterogeneity in human olfactory cortex: an event-related functional magnetic resonance imaging study［J］. Journal of Neuroscience, 2002, 22（24）: 10819-10828.

［125］Gornotempini ML, Hutton C, Josephs O, et al. Echo time dependence of BOLD contrast and susceptibility artifacts［J］. Neuro Image, 2002, 15（1）: 136-142.

［126］Ogawa S, Tank DW, Menon R, et al. Intrinsic signal changes accompanying sensory stimulation: functional brain mapping with magnetic resonance imaging［J］. Proc Natl Acad Sci USA, 1992, 89（13）: 5951-5955.

［127］Boxerman JL, Bandettini PA, Kwong KK, et al. The intravascular contribution to fMRI signal change: Monte Carlo modeling and diffusion-weighted studies in vivo［J］. Magn Reson Med, 1995, 34（1）: 4-10.

［128］Vandevenne JE, Vanhoenacker FM, Parizel M, et al. Reduction of metal artefacts in musculoskeletal MR imaging［J］. JBR-BTR, 2007, 90（5）: 345-349.

［129］Toms AP, Smithbateman C, Malcolm PN, et al. Optimization of metal artefact reduction（MAR）sequences for MRI of total hip prostheses［J］. Clin Radiol, 2010, 65（6）: 447-452.

［130］Cho ZH, Kim DJ, Kim YK. Total inhomogeneity correction including chemical shifts and susceptibility by view angle tilting［J］. Med Phys, 1988, 15（1）: 7-11.

［131］Daniel BL, Butts K. The use of view angle tilting to reduce distortions in magnetic resonance imaging of cryosurgery［J］. Magn Reson Med, 2000, 18（3）: 281-286.

［132］Lu W, Pauly KB, Gold GE, et al. Towards artifact-free MRI near metallic implants［J］. Magn Reson Med, 2008, 16: 838.

［133］Bos C, Harder CJ, Yperen GV. MR Imaging near orthopedic implants with artifact reduction using View-Angle tilting and off-resonance suppression［J］. Magn Reson Med, 2010, 18: 129.

［134］Ahn S, Hu XP. View angle tilting echo planar imaging for distortion correction［J］. Magn Reson Med, 2012, 68（4）: 1211-1219.

［135］Zho S, Kim D. Time-varying view angle tilting with spiral readout gradients［J］. Magn Reson Med, 2012, 68（4）: 1220-1227.

［136］Lu W, Pauly KB, Gold GE, et al. SEMAC: slice encoding for metal artifact correction in MRI［J］. Magn Reson Med, 2009, 62（1）: 66-76.

［137］Zho SY，Kim MO，Lee KW，et al. Artifact reduction from metallic dental materials in T1-weighted spin-echoimaging at 3.0 Tesla［J］. Magn Reson Med，2013，37（2）：471-478.

［138］Chen CA，Chen W，Goodman SB，et al. New MR imaging methods for metallic implants in the knee：artifact correction and clinical impact［J］. Magn Reson Med，2011，33（5）：1121-1127.

［139］Sutter R，Ulbrich E J，Jellus V，et al. Reduction of metal artifacts in patients with total hip arthroplasty with slice-encoding metal artifact correction and view-angle tilting MR imaging［J］. Radiology，2012，265（1）：204-214.

［140］Griffin JF 4th，Archambault NS，Mankin JM，et al. Magnetic resonance imaging in cadaver dogs with metallic vertebral implants at 3 Tesla：evaluation of the WARP-turbo spin echo sequence［J］. Spine，2013，38（24）：E1548-1553.

［141］Ai T，Padua A，Goerner F，et al. SEMAC-VAT and MSVAT-SPACE sequence strategies for metal artifact reduction in 1.5T magnetic resonance imaging［J］. Invest Radiol，2012，47（5）：267-276.

［142］Hargreaves BA，Chen W，Lu W，et al. Accelerated slice encoding for metal artifact correction［J］. J Magn Reson Imaging，2010，31（4）：987-996.

［143］Lu W，Pauly KB，Gold GE，et al. Slice encoding for metal artifact correction with noise reduction［J］. Magn Reson Med，2011，65（5）：1352-1357.

［144］Koch KM，Lorbiecki JE，Hinks RS，et al. A multispectral three-dimensional acquisition technique for imaging near metal implants［J］. Magn Reson Med，2009，61（9）：381-390.

［145］Hayter CL，Koff MF，Shah P，et al. MRI after arthroplasty：comparison of MAVRIC and conventional fast spin-echo techniques［J］. Am J Roentgenol，2011，197（3）：405-411.

［146］Meftah M，Potter HG，Gold S，et al. Assessment of reactive synovitis in rotating-platform posterior-stabilized design：a 10-year prospective matched-pair MRI study［J］. J Arthroplasty，2013，28（9）：1551-1555.

［147］Koff MF，Shah P，Koch KM，et al. Quantifying image distortion of orthopedic materials in imaging［J］. J Magn Reson Imaging，2013，38（3）：610-618.

［148］Carl M，Koch K，Du J. MR imaging near metal with undersampled 3D radial UTEMAVRIC sequences［J］. Magn Reson Med，2013，69（1）：27-36.

［149］den Harder JC，van Yperen GH，Blume UA，et al. Off-resonance suppression for multispectral MR imaging near metallic implants［J］. Magn Reson Med，2015，73（1）：233-243.

［150］Koch KM，Brau AC，Chen W，et al. Imaging near metal with a MAVRIC-SEMAC hybrid［J］. Magn Reson Med，2011，65（1）：71-82.

［151］Gerdes CM，Kijowski R，Reeder SB. IDEAL imaging of the museuloskeletal system：robust water fat separation for uniform fat suppression marrow evaluation and cailage imaging［J］. Am J Roentgenol，2007，189（5）：284-291.

［152］Ma J，Singh SK，Kumar AJ，et al. Method for efficient fast spin echo dixon imaging［J］. Magn Reson Med，2002，48（6）：1021-1027.

［153］Cha JG，Jin W，Lee MH，et al. Reducing metallic artifacts in postoperative spinal imaging：usefulness of IDEAL contrast-enhanced T1-and T2-weighted MR imaging-phantom and clinical studies［J］. Radiology，2011，259（3）：885-893.

［154］Murakami M，Mori H，Kunimatsu A，et al. Postsurgical spinal magnetic resonance imaging with iterative decomposition of water and fat with echo asymmetry and least-squares estimation［J］. J Comput Assist Tomogr，2011，35（1）：16-20.

［155］Ramos-Cabrer P，van Duynhoven JP，Van der Toorn A，et al. MRI of hip prostheses using single-point methods：in vitro studies towards the artifact-free imaging of individuals with metal implants［J］. J Magne Reson Imaging，2004，22：1097-1103.

不同设备常用脉冲序列名称对照表

序列		设备名称	GE	西门子	飞利浦
自旋回波类脉冲序列	自旋回波序列		SE	SE	SE
	快速自旋回波序列		FSE	TSE	
	快速自旋回波衍生序列	快速恢复快速自旋回波序列	FRFSE	TSE-RESTORE	TSE-DRIVE
		单次激发 RARE 序列	SS-FSE	SS-TSE	SSh-TSE
		半傅里叶采集单次激发快速自旋回波序列	SS-FSE	HASTE	SS-TSE+half scan
	反转恢复序列		IR	IR	IR
	快速反转恢复序列		IR-FSE	TIR/IR-TSE	IR-TSE
	快速反转恢复序列	短反转时间反转恢复序列	STIR	Tirm	STIR
		液体抑制反转恢复序列	FLAIR	Tirm dark fluid	FLAIR
	单次激发快速反转恢复序列		IR SS-FSE	IR SS-TSE	IR SS-TSE
	多反转预脉冲序列		Dual IR-FSE	Dual IR-TSE	Dual IR-TSE
	基于螺浆技术的 FSE/FIR 序列		Propeller	Blade	/

续表

序列	设备名称	GE	西门子	飞利浦
梯度回波类脉冲序列	扰相GRE序列	SPGR/FSPGR	FLASH	T1-FFE
	三维容积内插快速扰相GRE序列	LAVA	VIBE	THRIVE
	普通稳态自由进动序列	GRE	FISP	Conventional FFE
	平衡式稳态自由进动序列	FIESTA	True FISP	Balance FFE
	双激发平衡式稳态自由进动的GRE序列	FIESTA-C	CISS	/
	采集刺激回波的GRE序列	CE-GRASS	PSIF	T2-FFE
	同时采集两种回波的GRE序列	/	DESS	/
	多回波合并的GRE序列	MEGRE/COMSIC	MEDIC	/
	平面回波成像序列	EPI	EPI	EPI